Mosaik

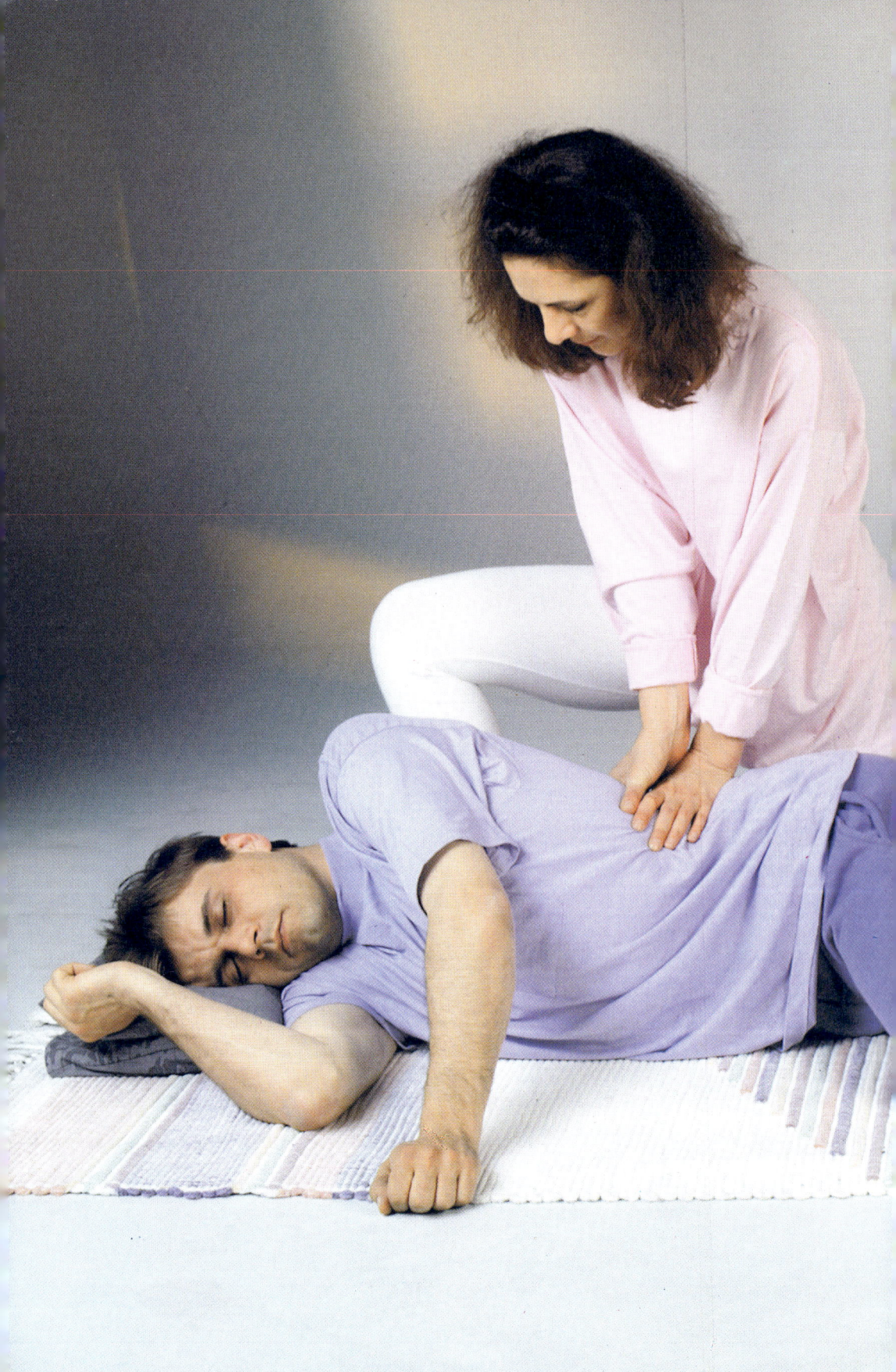

Paul Lundberg

# Die heilende Kraft des
## Shiatsu

*Mehr Energie, Gesundheit
und Wohlbefinden durch die Kunst
des Berührens*

*Fotografien Fausto Dorelli*

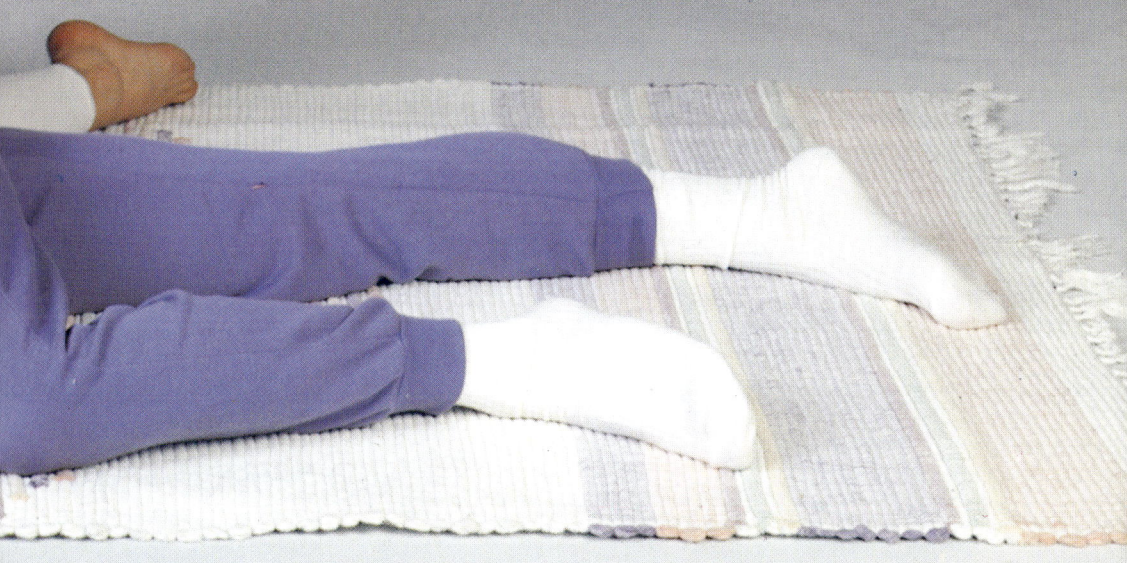

Mosaik Verlag

A GAIA ORIGINAL

| | |
|---|---|
| *Konzeption:* | Joss Pearson |
| *Design:* | Dave Throp |
| *Illustrationen:* | Sheilagh Noble<br>Paula Cox |
| *Gesamtleitung:* | Joss Pearson<br>Patrick Nugent |

*Titel der Originalausgabe: The Book of Shiatsu*
*Originalverlag:* Gaia Books, London 1992
*Übersetzung aus dem Englischen:* Petra Sporbeck
*Umschlaggestaltung:* Petra Dorkenwald

Der Mosaik Verlag ist ein Unternehmen
der Verlagsgruppe Bertelsmann

Satz: Fotosatz Stummer, München
Druck und Bindung: Imago, Singapur
Printed in Singapur · ISBN 3-576-10153-5

*Warnhinweis*
*Von den Techniken, Ideen und Empfehlungen dieses Buches macht der Leser nach eigenem Ermessen und auf eigene Gefahr Gebrauch. Beachten Sie alle Warnhinweise, und fragen Sie Ihren Arzt, wenn Sie im Zweifel über eine gesundheitliche Störung sind.*

*Shiatsu ist gesundheitlich unbedenklich, wird es gemäß den in diesem Buch beschriebenen Prinzipien angewandt. Chronische Beschwerden sowie kleinere akute Leiden und Krankheiten lassen sich mit Shiatsu wirkungsvoll lindern. Bei drei medizinischen Konditionen ist jedoch besondere Vorsicht angebracht: Schwangerschaft, Bluthochdruck und Epilepsie.*

*Zur Behandlung von Schwangeren befolgen Sie die Warnhinweise im gesamten Buch und speziell die auf Seite 176. Üben Sie keinen starken Druck auf die Schulterkuppe aus. Meiden Sie die Punkte Di 4 (S. 96) und Mi 6 (S. 103) und die Yin-Meridiane (Milz, Nieren und Leber) unter den Knien.*

*Geben Sie bei Personen mit Bluthochdruck und Epilepsie kein Shiatsu auf den Oberkopf. Die Behandlung der Gliedmaßen, besonders der Beine und Füße, ist jedoch hilfreich und ungefährlich. Stützen Sie sich auf ältere oder gebrechliche Personen nicht stark auf – das gilt besonders für jene mit Arthrose oder Osteoporose. Behandeln Sie sie in sitzender Position, wie auf den Seiten 178–185 beschrieben.*

# Zu diesem Buch

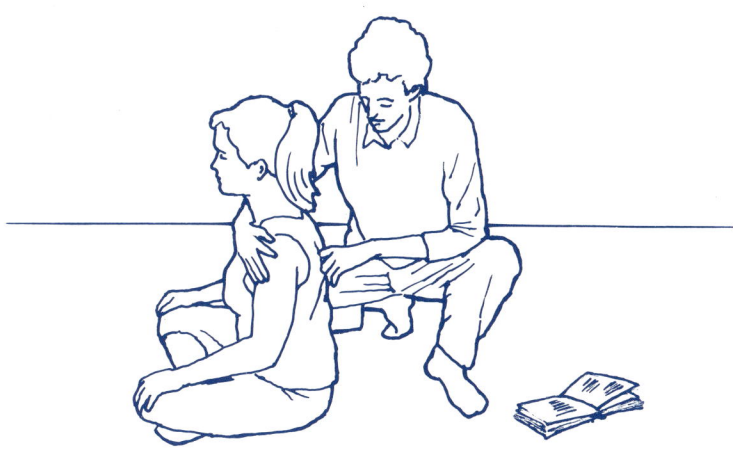

Dieses Buch ist eine umfassende Einführung in die Shiatsu-Technik der sanften Manipulation und des manuellen Drucks. Es soll Ihnen Gesundheit und Vitalität schenken und richtet sich gleichermaßen an den interessierten Neuling wie den Shiatsu-Schüler, an Shiatsu-Geber und -Empfänger. Teil 1 beschreibt detailliert die Grundlagen der östlichen Medizin, bereitet Sie körperlich und geistig auf den Einstieg ins Shiatsu vor und erläutert die anzuwendenden Techniken und zu befolgenden Prinzipien. Er schließt mit einem einfachen Shiatsu-Grundprogramm. Teil 2 stellt drei detailliertere Programme vor, die zusammen alle Behandlungsmöglichkeiten am Körper abdecken. Er beschreibt ausführlich die Funktion der Organe sowie die mit ihnen verbundenen Symptome. Teil 3 erweitert Ihr Wissen im Bereich der Diagnose und ermuntert Sie, Ihre Arbeit den speziellen Bedürfnissen Ihres Partners anzupassen.

Die in diesem Buch verwendeten anatomischen Bezeichnungen entsprechen der östlichen Medizin, die die Bedeutung weiter faßt als die westliche Medizin.

**Eine Anmerkung zur Kleidung**
Für die Shiatsu-Sitzung ist keine spezielle Kleidung erforderlich, nur sollte sie bequem sein.

**Beachten Sie die Warnhinweise auf der gegenüberliegenden Seite.**

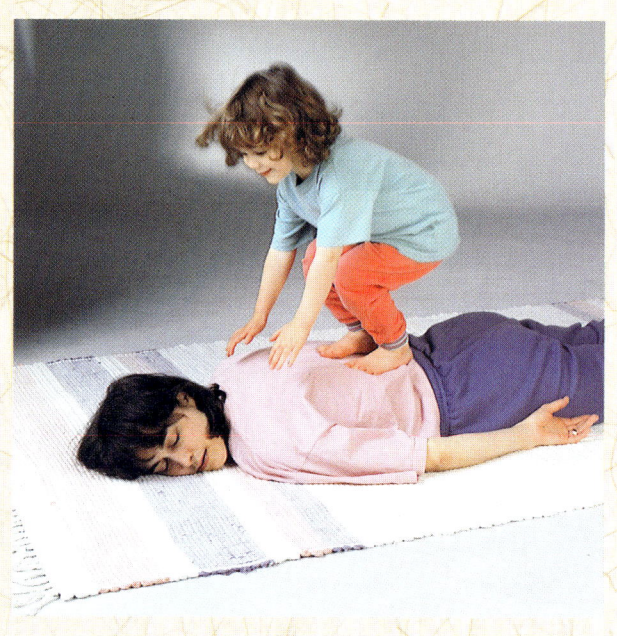

## Vorwort

Die westliche Medizin kennt viele Mittel und Wege gegen die Krankheiten und Probleme, mit denen wir es zu tun haben. Indem sie sich aber fast ausschließlich auf die Krankheit konzentriert und dabei das Wesen der Gesundheit unberücksichtigt läßt, wird sie unseren Bedürfnissen in keiner Weise gerecht.

Die östliche Medizin postuliert eine »Lebenskraft« oder »Energie« (auch Ki, Chi oder Prana genannt), die uns als Lebewesen definiert. Charakteristik und Beschaffenheit dieser Lebensenergie bestimmen die Beschaffenheit von Wohlbefinden bzw. Krankheit. Die östliche Medizin konzentriert sich also darauf, Ki in einem optimalen Zustand zu bewahren bzw. diesen wiederherzustellen – das A und O ihres Handelns. Die Vorstellung, daß wir über innere Kräfte verfügen, die wir zur Gesunderhaltung aktivieren können, findet nach und nach auch bei uns Anerkennung.

Durch die manuelle Manipulation des Körpers und den Einsatz natürlicher Substanzen – etwa Kräutern – zielt die östliche Medizin darauf ab, alle in uns schlummernden Kräfte zu aktivieren, die zu Gesundheit und Wohlbefinden beitragen. Die Erfahrung hat gezeigt, daß dies langfristig zu konstanten Ergebnissen führt. Eine Methode, solchen Einfluß auszuüben, ist die Anwendung von Shiatsu.

Shiatsu, wörtlich »Fingerdruck«, ist eine japanische Form der Körperarbeit, die auf die Förderung unserer Gesundheit durch Beeinflussung und Verbesserung von Ki ausgerichtet ist. Die Prinzipien des Shiatsu stimmen mit den Naturgesetzen überein, indem sie unsere Beziehung zur Natur respektieren und sich ihrer bedienen. Shiatsu macht sich dabei zunutze, daß wir auf Berührung ansprechen und den »Geist über die Materie« stellen können, um so den höchsten Grad an Wohlbefinden zu erreichen. Dieses Streben nach Wohlbefinden bildet den Hintergrund für dieses Buch.

Jene, die Shiatsu-Grundkenntnisse für den Hausgebrauch lernen wollen, werden die Kapitel zur Technik ausführlich, jedoch einfach nachzuvollziehen finden. Dem fortgeschritteneren Shiatsu-Schüler kann dieses Buch als Basistext dienen, das ihm Shiatsu als komplettes System, bestehend aus Theorie, Technik, Übungen zur Selbsthilfe und Diagnose, vermittelt. Das Kapitel »Ihr eigenes Wohlbefinden« ist besonders nützlich für Kräftigungstechniken. Dieses Buch ist aber auch ein exzellentes Nachschlagewerk für jene, die bereits über fundierte Kenntnisse in Shiatsu verfügen. Die Kapitel über Diagnosetechniken sind ganz besonders nützlich.

Schließlich bietet unser Buch auch jenen, die lediglich interessehalber etwas über Shiatsu lesen wollen, klar und bündig alles, was man braucht, um sich mit dem Thema vertraut zu machen. Wirkliches Verstehen kann jedoch nur aus der praktischen Erfahrung kommen. Anders ausgedrückt: Der Leser sollte nicht der Versuchung widerstehen, das, was er gelesen hat, auch in die Tat umzusetzen.

Der Grad an Entspannung und Ruhe, der mit Shiatsu erreicht wird, geht über inneren Frieden hinaus. Nutzen Sie also die Gelegenheit, und erkunden Sie die sublime Technik, die Menschen seit Jahrtausenden zu mehr Wohlbefinden verhilft.

*Pauline Sasaki,*
Leiterin des Shiatsu-Programms am
Connecticut Center for Massage Therapy

# Inhalt

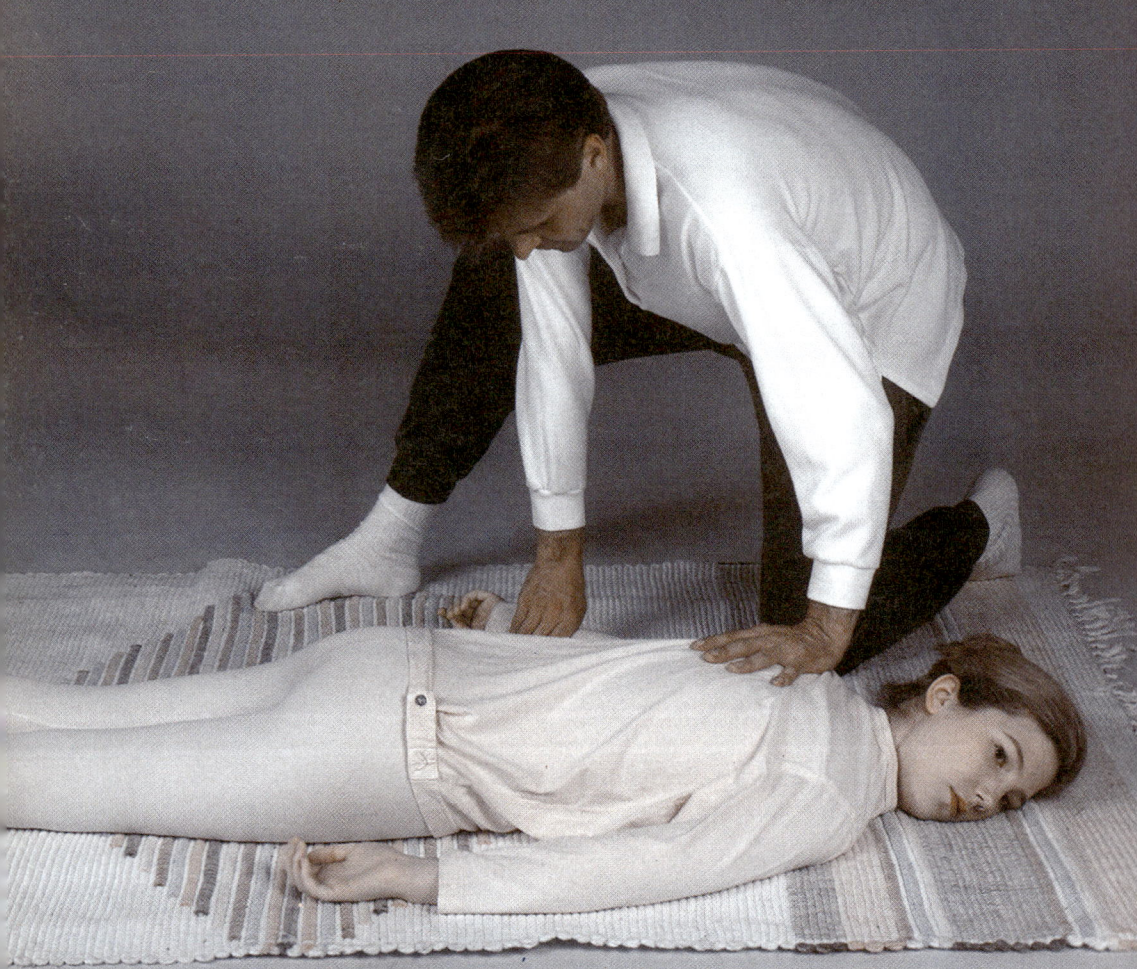

## TEIL 1

# Himmel, Erde und die Menschen

### DIE GRUNDLAGEN

## TEIL 2

# Die Wege der Lebensenergie

### ARBEIT AN DEN MERIDIANEN

## TEIL 3

# Vielseitig, und doch einfach

### ENTWICKELN SIE IHRE EIGENE TECHNIK

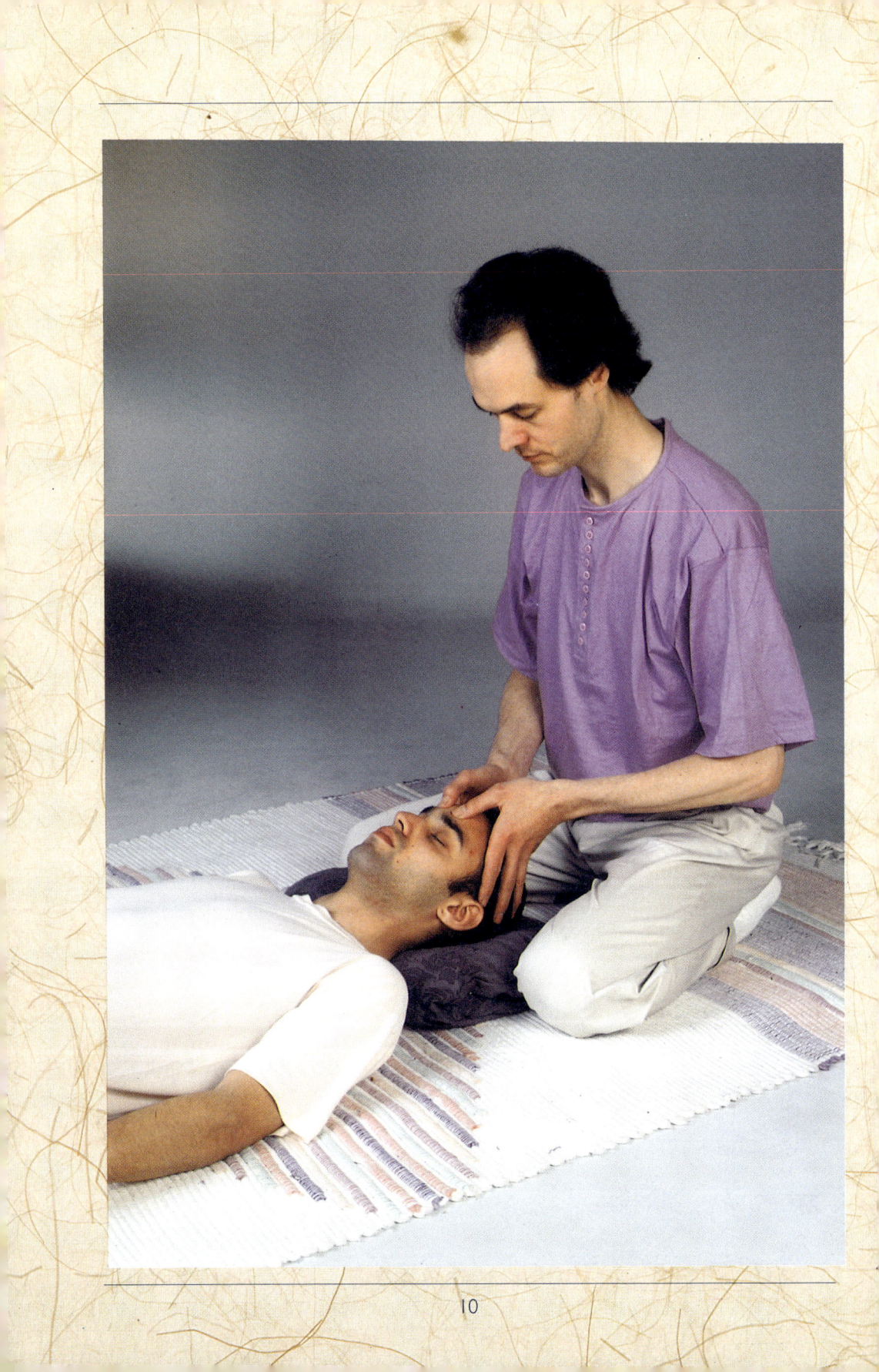

# Einleitung

Shiatsu ist Japanisch und bedeutet »Fingerdruck«. Es ist ein neuer Name für die älteste Form der Medizin – das Heilen mit den Händen. Jeder von uns besitzt die heilende Kraft des Berührens und spricht auch auf Berührung an. Dies ist eine natürliche Gabe, die heute wieder neue Anerkennung gefunden hat. Beim Shiatsu bedient man sich des Drucks der Hände und manipulativer Techniken, um die physische Struktur des Körpers zu korrigieren, seine natürlichen inneren Energien zu regulieren, um Krankheit abzuwehren und Gesundheit zu erhalten.

Shiatsu zeichnet sich durch seine große Einfachheit aus. Es entwickelte sich aus früheren Massageformen, die in Japan Anma (Anmo oder Tuina in China) genannt werden und bei denen man sich der Technik des Reibens, Schiebens und Streichens, des Zwickens, Drückens, Klopfens und Klatschens bedient, um auf die Muskeln und den Kreislauf des Körpers einzuwirken. Im Gegensatz dazu setzt man beim Shiatsu nur wenige Techniken ein – ein ruhiger, entspannter Druck mit der Hand oder dem Daumen auf verschiedene Punkte des Körpers ausgeübt, ein leicht gebeugter Ellbogen oder ein sanft gedrehtes Körperglied genügen, um tief im Innern unsere Körperenergie in Gang zu bringen.

## Die Universalkraft im Körper

Nach traditioneller östlicher Vorstellung ist Materie auf Energie zurückzuführen. Alle Dinge werden als Ausdruck dieser vitalen, universalen Kraft, die im Japanischen »Ki« und im Chinesischen »Chi« oder »Qi« genannt wird, angesehen. Ki ist die Antriebskraft allen Lebens. Ki wird meist als »Energie« beschrieben, ist aber im Japanischen und Chinesischen gleichbedeutend mit Atem.

## Ziel dieses Buches

Dieses Buch ist für den Behandelnden wie den Behandelten geschrieben. Shiatsu läßt sich nicht allein, sondern nur gemeinsam erleben. Mit Hilfe der vorgestellten Übungen können Sie Ihre Gesundheit fördern und an Lebensfreude gewinnen. Haben Sie die Grundprinzipien der traditionellen östlichen Medizin erlernt, können Sie mit Ihrem Shiatsu auch

Freunden oder Familienmitgliedern zu größerem Wohlbefinden verhelfen.

Dieses Buch liefert Ihnen das Rüstzeug für die Arbeit mit dem Körper, womit Sie Ihr Verständnis vom »energetischen« System des Körpers entwickeln können. Anstatt sich nur auf das Heilen von Krankheiten zu konzentrieren, werden Sie ein Gefühl für die Beziehung zwischen Krankheit und Gesundheit bekommen. Shiatsu hilft Ihnen, das richtige Gleichgewicht herzustellen und ein erfüllteres und kreativeres Leben zu führen.

## Die Entwicklung von Shiatsu in Japan

Shiatsu wurde Anfang des 20. Jahrhunderts von dem japanischen Therapeuten Tamai Tempaku entwickelt, der neuere westliche medizinische Kenntnisse der Anatomie und Physiologie des Menschen in verschiedene ältere Behandlungsverfahren einarbeitete. Eingangs nannte er es »Shiatsu Ryoho« oder »Heilen durch Fingerdruck«, dann »Shiatsu Ho«, »Fingerdruckverfahren«. Dieses heute als »Shiatsu« bekannte Verfahren wurde 1964 von der japanischen Regierung offiziell als Therapie anerkannt und so von der älteren traditionellen Massageform Anma abgegrenzt.

## Chinesische Ursprünge des Shiatsu

Im frühesten bekannten Buch der chinesischen Medizin, dem *Huang Ti Nei Ching* oder *Des Gelben Kaisers Lehrbuch der inneren Medizin,* fragt der legendäre Kaiser seinen Arzt Ch'i Po nach medizinischen und gesundheitlichen Problemen seines Volkes. In einer recht bekannten Passage erläutert Ch'i Po, daß die verschiedenen Behandlungsmethoden in den verschiedenen Landesregionen entsprechend dem jeweils vorherrschenden Klima und den daraus resultierenden konstitutionellen Problemen der jeweiligen Regionalbevölkerung entwickelt wurden. Kräutermedizin, Akupunktur und Wärmetherapie wurden dem Norden, Süden, Osten und Westen des Landes zugeordnet, für die Bevölkerung Zentralchinas jedoch war Physiotherapie einschließlich Massage und Atemübungen angezeigt. So begann die lange Verbindung zwischen Massage und manipulativer Therapie mit einer speziellen körperlichen Übung, Atemtechniken und heilenden Meditationen, die die höchste Stufe chinesischer Medizin darstellten. Diese wurden kollektiv bekannt unter dem Namen »Tao Yin« – Methoden, die die Lebensenergien im Körper gleichmäßig fließen lassen. Shiatsu ist das moderne Erbe dieser Tradition. Die chinesische Medizin wurde im 6. Jahrhundert durch einen buddhistischen Mönch in Japan eingeführt. Die Japaner entwickelten viele der Methoden weiter, um ihrer eigenen Physiologie, ihrem Temperament und Klima Rechnung zu tragen. Insbesondere entwickelten sie durch spezielle Techniken der Abdominal-Diagnose, -Behandlung und -Massage (S. 164-165) manuelle Heil- und Diagnosefertigkeiten.

## Verschiedene Shiatsu-Stile

Viele der frühen Shiatsu-Therapeuten entwickelten ihren eigenen Stil und manche, so Tokojiro Namikoshi und Shizuto Masunaga, gründeten Schulen, die zur Anerkennung von Shiatsu als Therapie beitrugen. Heute gibt es viele verschiedene Shiatsu-Methoden. Manche legen das Schwergewicht auf »Akupressur-(Akupunktur-)Punkte«. Andere arbeiten mehr mit dem ganzen Körper oder entlang der Energiekanäle, um das in ihnen fließende Ki zu beeinflussen. Wiederum andere stellen Diagnosesysteme wie die »fünf Elemente« oder den makrobiotischen Ansatz in den Vordergrund. Alle jedoch basieren auf der traditionellen chinesischen Medizin. Dieses Buch ist als allgemeiner Shiatsu-Leitfaden zu verstehen, der die nützlichsten und praktischsten Aspekte der verschiedenen Methoden vorstellt. Eine ganz spezielle Quelle soll jedoch kurz angesprochen werden: das »Zen-Shiatsu« von Shizuto Masunaga.

## Zen-Shiatsu

Masunaga verband seine Shiatsu-Erfahrung mit seinen Kenntnissen der westlichen Psychologie und chinesischen Medizin und entwickelte bereits bestehende Diagnosemethoden weiter. Er nahm in diese erweiterte Methode spezielle Übungen, die sogenannten Makko Ho, auf, um den Ki-Strom zu stimulieren, und erarbeitete eine Reihe von Richtlinien, um die Wirksamkeit der Techniken zu steigern. Er nannte seine Methode nach dem einfachen und direkten Zugang zur Spiritualität der japanischen Zen-Buddhisten »Zen- Shiatsu«.

## Ein Wort zum chinesischen Verständnis von Körper und Gesundheit

*Dieses Buch zeigt, daß die chinesische Medizin eine zyklische Theorie ist. Im Mittelpunkt der westlichen Medizin steht das Konzept von Ursache und Wirkung als lineare Entwicklung von Vorstellungen und Vorgängen. Nach der östlichen Philosophie bedingen sich dagegen alle Vorgänge gegenseitig und entstehen zusammen. Sie werden von dem äußeren Rahmen, in dem sie geschehen, nicht getrennt gesehen. Der Hintergrund ist ebenso wichtig wie der Vordergrund. Diesen Unterschied soll folgendes Beispiel veranschaulichen: Nach Vorstellung der chinesischen Medizin spielen sich Kopfschmerzen nicht allein im Kopf ab. Es sind nicht nur Schmerzen, die es ohne Berücksichtigung des Ursprungs abzustellen gilt. Auch ist der Behandlungsansatz nicht bei jedem gleich. Sie stellen vielmehr eine Blockierung von Ki dar und stehen in Beziehung zum Energiesystem des ganzen Körpers. Zur Behandlung können Arme oder Beine wie auch der Kopf bearbeitet werden. Beachten Sie jedoch die Warnhinweise auf Seite 4 dieses Buches.*

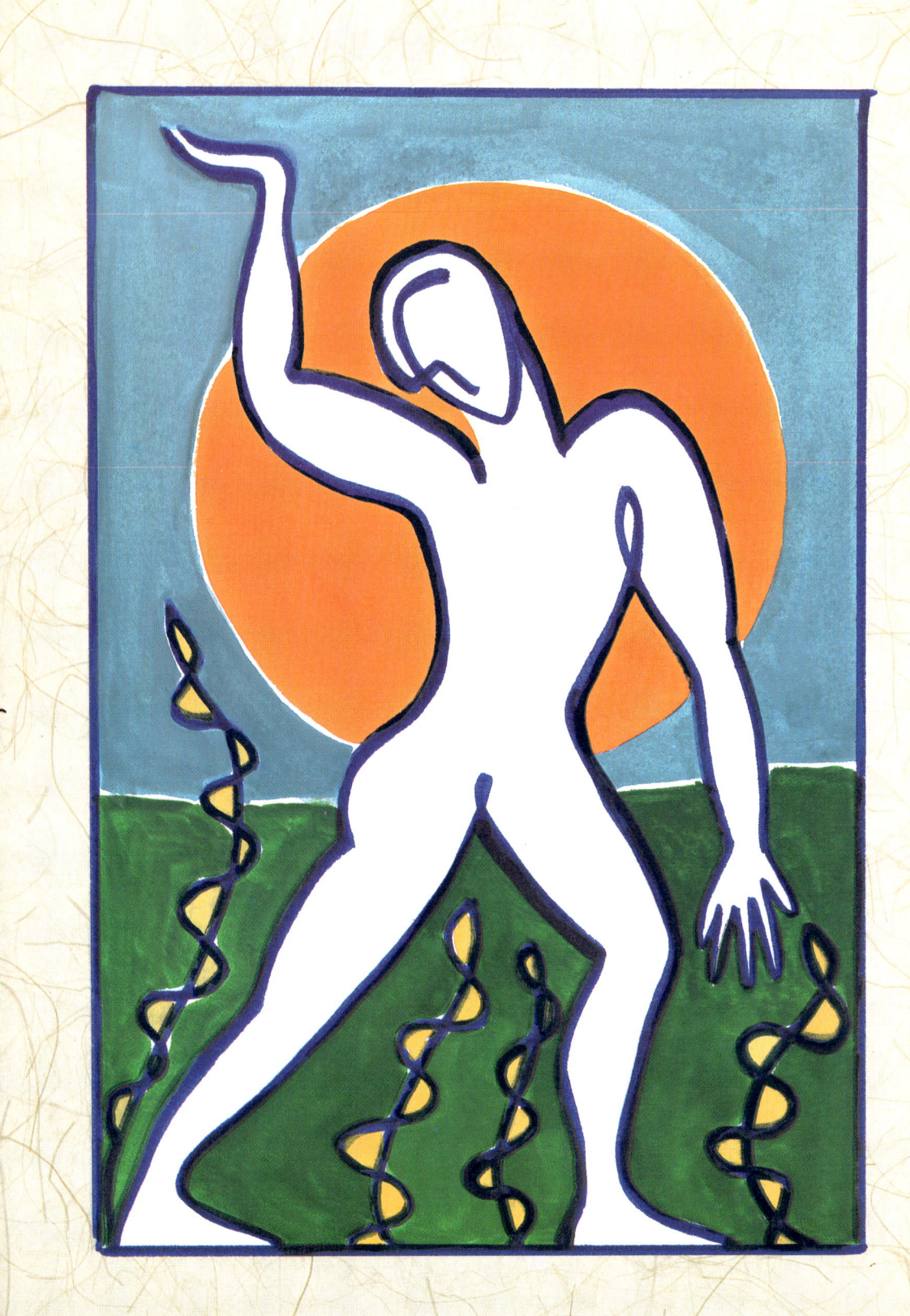

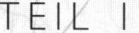

## TEIL I

# Himmel, Erde und die Menschen

## DIE GRUNDLAGEN

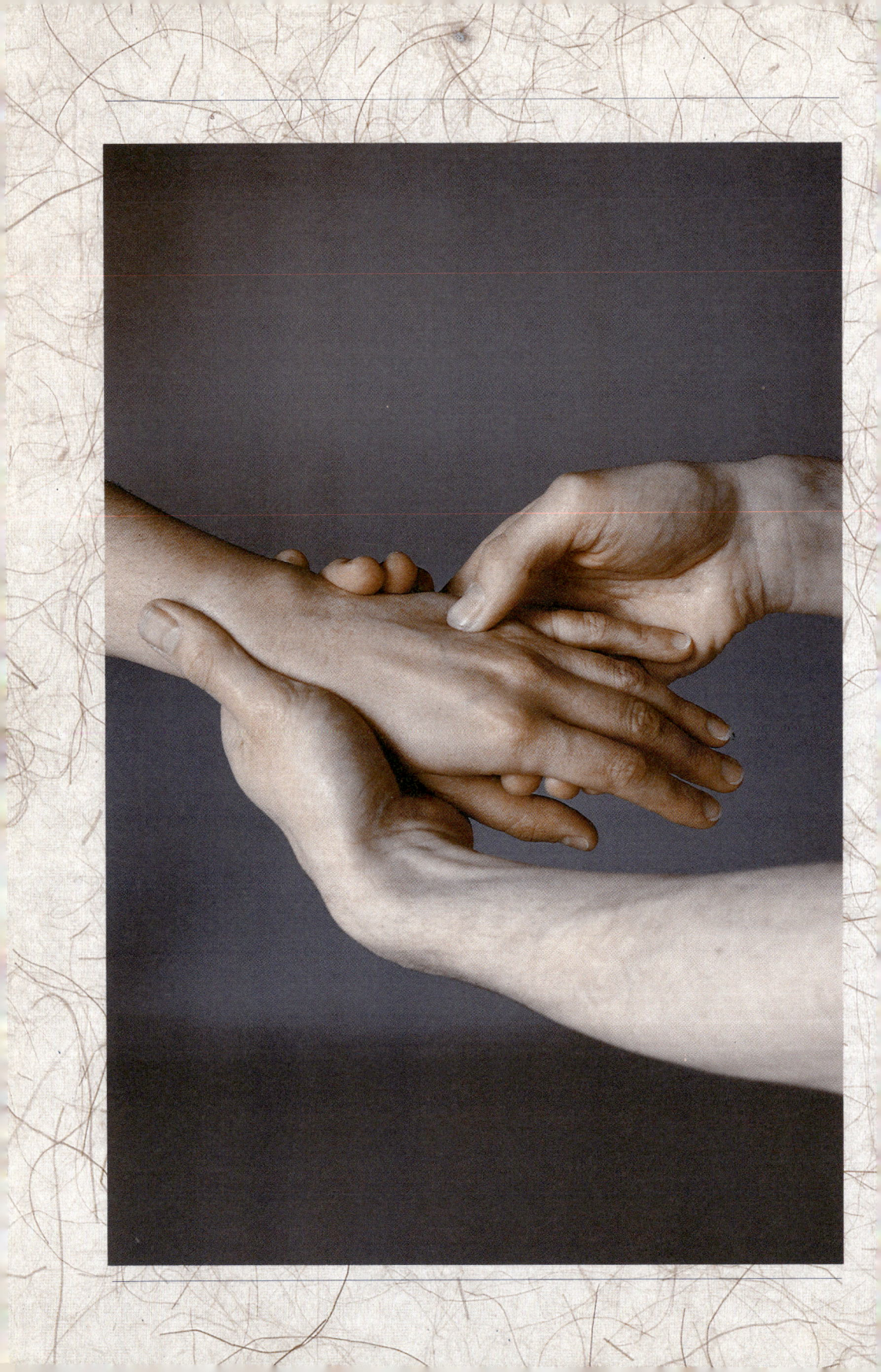

# KAPITEL I

# Die östliche Tradition

Im Mittelpunkt des traditionellen östlichen Gesundheitsverständnisses steht der Begriff der Ganzheitlichkeit: Das Universum wird als Energiefeld mit verschiedenen Ausdrucksformen von Energie angesehen. Trotz seiner unendlichen Verschiedenartigkeit ist alles, was im Universum existiert, miteinander verbunden. Menschen sind vertrauter Teil ihrer Umgebung, von der sie ebenso abhängen, wie sie sie auch beeinflussen. Grundsatz der östlichen Medizin ist es, mit der Natur in Einklang zu leben, und nicht, die Natur den Bedürfnissen des Menschen anzupassen.

Die östliche Medizin basiert auf der Tausende von Jahren währenden Beobachtung des Menschen und seiner Reaktion auf die Umwelt. Die östliche Theorie entwickelte, ohne das erst viel später verfügbare anatomische Wissen zu besitzen, ihr eigenes Erklärungsmodell der Körperfunktionen und Naturphänomene (siehe Yin und Yang, S. 18-23). Hauptaugenmerk gilt dabei der Erhaltung der Harmonie im Innern des Körpers und mit der äußeren Welt.

Die Chinesen beobachteten den Einfluß der natürlichen Welt und ordneten die Veranlagung der einzelnen Menschen zu bestimmten Krankheiten den verschiedenen Merkmalen der natürlichen Welt zu (s. »Die Fünf Elemente«, S. 23-25). Auch Gefühle und Lebensstil wurden als Gesundheit und Krankheit mitbestimmende Faktoren angesehen. Um gesund zu bleiben, muß sich der Mensch fortlaufend den sich innerhalb wie außerhalb des Körpers vollziehenden Wandlungen anpassen. Bleibt diese Anpassung aus, stellt sich Krankheit als Ausdruck gestörter Körperharmonie ein. Ki, die Universalkraft, fließt im Körper auf Wegen, die die vitalen Organe mit allen anderen Körperteilen verbinden. Schwerpunkt der Behandlung liegt darin, das Ki im Körper wieder in Harmonie zu bringen. Der Arzt hat hier zwei Aufgaben: zuerst die Ursache herauszufinden und dann sinnvolle Veränderungen der Lebensführung zu empfehlen und die gestörte Körperfunktion wiederherzustellen.

# Yin und Yang

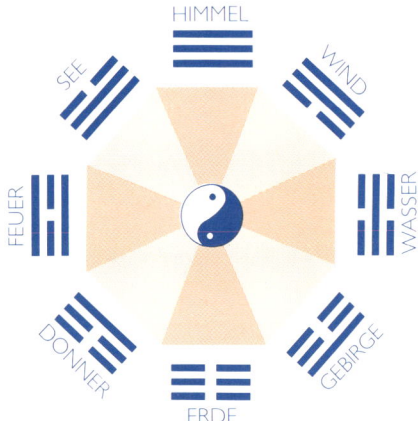

Die acht Dreierkombinationen des I Ching

*(Beschriftungen im Diagramm:)* HIMMEL · WIND · WASSER · GEBIRGE · ERDE · DONNER · FEUER · SEE

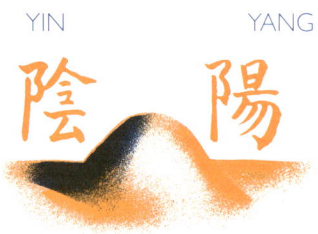

YIN     YANG

*Die chinesischen Zeichen für Yin und Yang bedeuten wörtlich schattige bzw. sonnige Seite eines Berges. Der Berg steht sinnbildlich für die Existenz, Rahmen für das konstante, aber stets sich wandelnde Wechselspiel zwischen Yin und Yang. Es gibt kein Yin ohne Yang und vice versa. Sie können weder voneinander noch von der Existenz selbst getrennt werden.*

Das Prinzip von Yin und Yang ist Grundlage der traditionellen chinesischen und japanischen Philosophie, Wissenschaft und Kultur. Aus Beobachtung von Natur und Gesellschaft bildeten sie die Basis der traditionellen chinesischen Medizin, die sich dann nach Japan ausbreitete. Um Shiatsu zu erlernen, ist es wichtig, die Rolle von Yin und Yang zu verstehen: Auf ihr basieren Diagnose und auch Behandlung.

Die Theorie von Yin und Yang wurde als erstes in dem aus dem 2. Jahrtausend v. Chr. stammenden, berühmten chinesischen Buch *I Ching*, dem Buch der Wandlungen, ausgearbeitet. Große Bekanntheit hatte es bereits zur Zeit von Konfuzius erreicht, der im 5. Jahrhundert v.Chr. seine Kommentare hinzufügte. In diesem Buch wurde Yang als eine fortlaufende oder gerade Linie ——, die eine Richtung und Bewegung ausdrückt, dargestellt, und Yin als unterbrochene oder »nachgiebige« Linie — —, die Raum und Stille versinnbildlicht. Diese Linien wurden in acht Dreierkombinationen angeordnet, die sämtliche Permutationen der Naturkräfte und -phänomene symbolisierten. So stand eine Kombination aus drei Yang-Linien ☰ für »Himmel«, das Yang-Urbild des kreativen, aktiven Prinzips. Drei Yin-Linien ☷ symbolisierten »Erde«, das rezeptive, passive Prinzip. Yang wurde als männlich und Yin als weiblich und alles Leben als von ihrer harmonischen Interaktion abhängig angesehen. Licht, Wärme und der Zeitfluß waren verbunden mit der Sonne und ihrer Bewegung durch den Himmel. Die Erde lieferte Nahrungsmittel, Obdach und Ruhe. Der Wechsel der Jahreszeiten und der Tag- und Nacht-Rhythmus wurden als natürliche Zeichen für die Wechselbeziehung zwischen Yin und Yang angesehen.

Im Gegensatz zur Vorstellung der Gegensätzlichkeit, wie sie die westliche Kultur von der frühen griechischen Philosophie übernommen hat, werden die gegensätzlichen Eigenschaften von Yin und Yang als sich ergänzend und voneinander abhängig betrachtet. Sie bringen sich gegenseitig hervor und kontrollieren sich. Nimmt Yin ab, dehnt sich Yang aus und vice versa. Es gibt aber keines von beiden in Reinform, nichts kann nur Yin oder Yang sein. Jedes trägt den Keim des anderen in sich: Yang wird zu Yin, Yin wird zu Yang.

Da alles Yin- und Yang-Eigenschaften in unterschiedlicher Ausprägung besitzt, können Yin und Yang nur relativ sein. Im Verhältnis zur Sonne ist der Mond

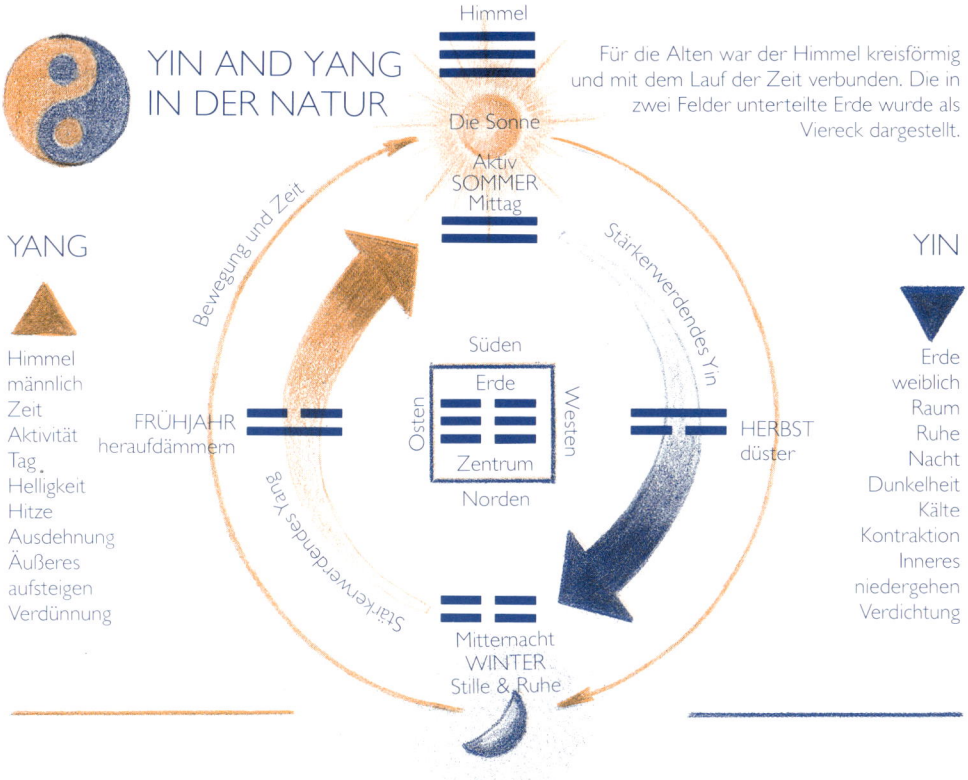

## YIN AND YANG IN DER NATUR

Für die Alten war der Himmel kreisförmig und mit dem Lauf der Zeit verbunden. Die in zwei Felder unterteilte Erde wurde als Viereck dargestellt.

Himmel

Die Sonne

Aktiv SOMMER Mittag

Bewegung und Zeit

Stärkerwerdendes Yin

**YANG**

Himmel
männlich
Zeit
Aktivität
Tag
Helligkeit
Hitze
Ausdehnung
Äußeres
aufsteigen
Verdünnung

FRÜHJAHR
heraufdämmern

Süden
Osten
Erde
Westen
Zentrum
Norden

HERBST
düster

Stärkerwerdendes Yang

Mitternacht
WINTER
Stille & Ruhe

**YIN**

Erde
weiblich
Raum
Ruhe
Nacht
Dunkelheit
Kälte
Kontraktion
Inneres
niedergehen
Verdichtung

---

Yin (kalt, dicht), doch im Verhältnis zu der umgebenden Nacht wird selbst das fahle Mondlicht zu Yang.

### Ki

Die östliche Sichtweise von Leben, Natur und Körper basiert auf der Vorstellung einer Lebenskraft oder -energie, die sich mit dem Prana der indischen Yoga-Philosophie vergleichen läßt. Da es für dieses das gesamte östliche Denken prägende »Ki« keine adäquate Übertragung gibt, läßt man es am besten, genauso wie man es von den chinesischen Begriffen Yin und Yang gewöhnt ist, unübersetzt.

### Energie und Materie

Ki entsteht durch die Interaktion zwischen Yin und Yang und ist die Ursubstanz des Universums. Diese Vorstellung hatte in den östlichen Kulturen über Jahrtausende hinweg Gültigkeit. So heißt es, daß alles, was existiert, auf Ki zurückzuführen ist und durch sein Ki

*Das Tao*
*Laut Laotse (6. Jh. v. Chr.) geht alles, was existiert, auf eine große Universalkraft oder Tai Chi, symbolisiert durch das berühmte ☯ , zurück. Alles andere war nur Leere, Wu Chi, dargestellt als leerer Kreis ○. Die hellen und dunklen Felder veranschaulichen die allen Dingen eigene Dualität sowie die Interaktion zwischen Yin und Yang: die Dynamik, aus der heraus alles Leben und alle Phänomene entstehen, sich beständig bewegen und verändern. Das Gesetz schließlich, dem all diese Transformationen zugrunde liegen, ist das sogenannte Tao, was soviel heißt wie »Weg« bzw. Gang der Natur.*

bestimmt, d.h. charakterisiert wird. Ki umfaßt Stoffliches wie Nichtstoffliches. In seiner »reineren« Form ist es subtil und vergeistigt, es ist »Substanz ohne Form«. Es ist mehr Yang. Materie dagegen ist eine verdichtete, »verlangsamte« Form von Ki, es ist mehr Yin. Zur Erläuterung, wie Ki sowohl in stofflicher als auch nichtstofflicher Form existieren kann, mögen die folgenden Beispiele der Transformation und Veränderung dienen:

Nehmen wir das einfache Beispiel von kochendem Wasser, das sich in Dampf verwandelt, um zu Tropfen zu kondensieren. Wasser ist mehr Yin-Zustand, Dampf mehr Yang. Die erforderliche Hitze des Feuers ist zutiefst Yang (aktiv) und verwandelt das Wasser in eine erweiterte, eine Yang-Form. Kälte – relatives Yin – bewirkt die Kondensation zu Tropfen, die sich auf kälteren Oberflächen sammeln oder auf die Erde niederfallen. Die am stärksten ausgeprägte Yin-Form des Wassers ist das Eis. Ki manifestiert sich sowohl in der Transformation als auch in der Substanz: Yin-Ki (von Wasser), das sich in Yang-Ki (Dampf) und dann zurück in Wasser verwandelt. Ki ist sowohl Transformation als auch Substanz. Das Universum – in seinem Zustand ständiger Bewegung und Veränderung – erlebt das stete Wechselspiel zwischen Yin und Yang, Materie und Nichtmaterie.

### Yin, Yang und Ki im Körper

Der Körper hängt ab von Ki, Blut und anderen lebenswichtigen Substanzen, die sich wandeln, fließen und zirkulieren und somit mehr Yang sind als die strukturellen Elemente des Körpers. Doch auch hier findet ein Zusammenspiel zwischen Yin und Yang statt. Im Körper zirkuliert das Ki in Kanälen, die als Meridiane bekannt sind und keine materielle Form haben. Entsprechend hat auch Ki keine körperliche Struktur und ist relativ Yang. Ki ist die Wandlungskraft der inneren Organe und mit Aktivität, Schutz und Wärme assoziiert. Ki wird traditionell entsprechend seiner Rolle im Körper in viele verschiedene Typen unterteilt.

Blut ist eine flüssige oder materialisierte Form von Ki. Seine Eigenschaften sind demnach eher Yin. Blut unterstützt das Wachstum und die Erneuerung von Körpergewebe und -organen. Es zirkuliert in den Blutgefäßen, ihm werden kühlende und lindernde Eigenschaften zugesprochen.

*Menschliches Sein entsteht aus himmlischem und irdischem Ki. Die Verbindung des Ki von Himmel und Erde wird menschliches Sein genannt. (Aus: Des Gelben Kaisers Lehrbuch der inneren Medizin«, ca. 100 v. Chr.)*

*Wenn sich Ki verdichtet, kann es Existenz hervorbringen. Zitiert nach Zhu Xi (12. Jh. nach Chr.)*

*Das Körpergefüge*
*Alles im Körper steht unter dem*
*Einfluß von Yin und Yang. Deren*
*jeweilige Rolle im Körpergefüge*
*ist rechts kurz dargestellt.*

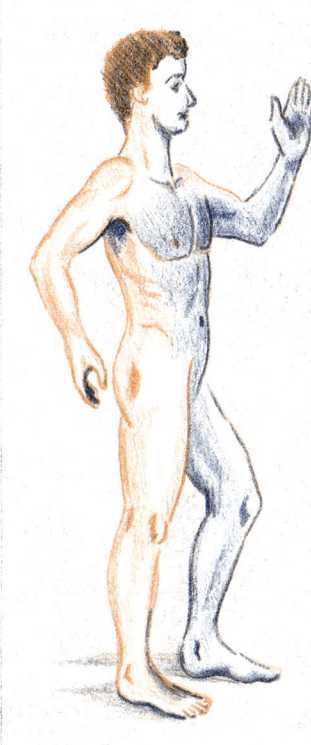

*Der lebendige Körper hat Gestalt,*
*Struktur und Gewicht. Dies sind sei-*
*ne Yin-Eigenschaften. Er ist auch*
*aktiv, warm und reagiert auf seine*
*Umwelt – im wesentlichen Yang-Ei-*
*genschaften.*

*Der Kopf und der Oberkörper*
*sind mehr Yang, sie sind dem Him-*
*mel näher. Die Füße und der Unter-*
*körper sind mehr Yin, sie sind dich-*
*ter bei der Erde.*

*Der Rücken und die Außenseiten*
*der Gliedmaßen sind Yang. Wenn*
*wir unseren Rücken dem kalten*
*Wind darbieten, betonen wir nach*
*außen hin unsere wehrhaften Sei-*
*ten.*

*Die Vorderseite des Rumpfes*
*und die geschützten Innenseiten*
*der Gliedmaßen sind Yin. Wenn wir*
*uns zur Abwehr »einigeln«, versu-*
*chen wir so, unsere weichen, ver-*
*letzlichen Innenflächen zu schützen.*

*Die Haut, äußerste Hülle unse-*
*res physikalischen Körpers, und die*
*Muskeln, das aktive Körpergewebe,*
*das uns Bewegung ermöglicht, sind*
*beide Yang.*

*Die Knochen, das zutiefst gele-*
*gene, härteste und stabilste orga-*
*nische Gewebe, sind Yin. Yin sind*
*auch die im Brustkasten und*
*Beckenraum geschützt liegenden*
*inneren Organe. Sie sind die tiefste,*
*essentiellste Schicht unseres Seins.*

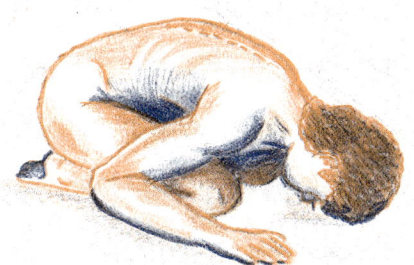

Ki und Blut unterstützen und ergänzen sich gegenseitig. Blut braucht Ki, um in Bewegung zu bleiben. Ki
braucht Blut, um die Organe zu ernähren, die es hervorbringen. Deshalb fließt ein gewisses Quantum an Ki
mit dem Blut in den Gefäßen und eine gewisse Menge
Blut mit dem Ki in den Kanälen. »Ki ist der Herr des
Blutes, Blut ist die Mutter von Ki« – So steht es im *Des
Gelben Kaisers Lehrbuch der inneren Medizin.*

## Körperflüssigkeit

Die Körperflüssigkeit ist von allen Körpersubstanzen
am meisten Yin. Diese Kategorie umfaßt sowohl die
dicke  Flüssigkeit (äußerstes Yin), die Rückenmark und
Gehirn ernährt, als auch die dünne Flüssigkeit (mehr
Yang) wie Speichel, Schweiß und Tränen, die die Haut
befeuchtet und die Öffnungen der Sinnesorgane gleit-
fähig macht.

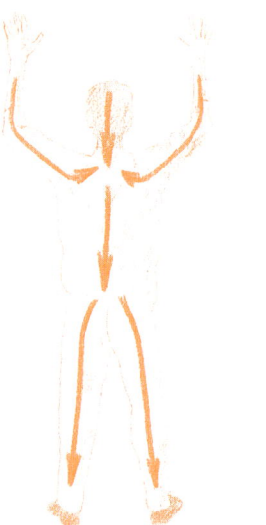

*Die Yang-Meridiane fließen abwärts auf der Rückseite von Armen und Beinen.*

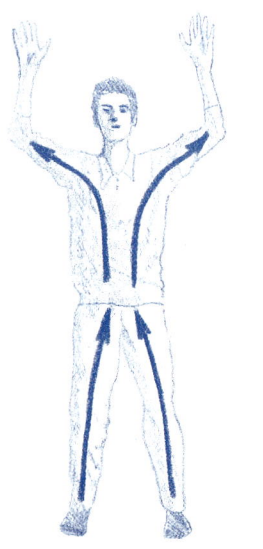

*Die Yin-Meridiane fließen auf den Körpervorder- und -innenseiten nach oben.*

### Der Geist und die seelischen Eigenschaften

Der Chinese versteht Geist oder Seele als äußerst verfeinerte Körpersubstanz, Yang in höchster Ausprägung, das mit Bewußtsein, Intelligenz und Willen assoziiert ist. Die verschiedenen Aspekte des Geistes glaubte man in den Yin-Organen beherbergt (S. 23).

### Organe, Kanäle und die Richtung von Ki

Die Yin-Yang-Theorie versucht nicht allein, die Beziehung zwischen den inneren Teilen des Körpers zu erklären, sondern beschreibt auch eine »energetische« Beziehung zwischen seinen inneren und äußeren Erscheinungen – den vitalen Organen und der Oberfläche. Die größte Leistung der chinesischen Medizin war vielleicht, die inneren Organe als Zentren der Verwandlung und Verteilung zu sehen, die den gesamten Körper buchstäblich »organisieren«. Diese »Organisation« wird durch ein Kanalnetz vermittelt, das Ki zu allen Körperteilen führt. Es fließt aus dem Inneren heraus und zirkuliert nahe der Körperoberfläche. Die innere Verfassung eines Körpers spiegelt sich auf seiner Außenseite wider. Äußere Reize können eine Wirkung auf das Innere haben. Dies ist im gesunden Zustand der Regulationsmechanismus des Körpers, der uns eine Anpassung an die Umwelt ermöglicht. Bei Krankheit setzt dieser Mechanismus aus, Symptome werden auf die Außenseite projiziert. Die Fähigkeit, den Energiestrom im Körperinnern durch Behandlung von außen her zu bewegen, rührt von der Kontinuität des Energienetzes zwischen innen und außen her. Dies ist die »energetische« Beziehung.

Die zwölf Hauptmeridiane (S. 76-85) stehen unter dem Einfluß von Himmel oder Erde und produzieren entsprechend einen entweder vom Himmel abwärts fließenden Energiestrom (Yang) oder einen von der Erde aufwärts fließenden (Yin). Die Yang-Meridiane liegen auf der Körperrückseite und den Außenseiten der Arme und Beine. Sie gehören zu den oberflächlicheren oder »Hohl«-Organen des Verdauungstraktes – Magen, Dick- und Dünndarm, Blase und Gallenblase. Yang-Organe haben die Aufgabe, Nahrungsmittel zu verarbeiten und Abfallstoffe zu beseitigen; sie sind an den Abwehrfunktionen des Körpers beteiligt und oft in die frühen oder akuten Krankheitsstadien miteinbezogen. Die Yin-Meridiane liegen auf der Vorderseite des Körpers und den Innenflächen der Extremitäten. Sie gehören zu den tiefen, »stabilen« Organen – Lunge, Milz, Herz, Nieren und Leber. Aufgabe der Yin-Organe ist die Transformation, Speicherung und Verteilung von Ki und Blut, sie sind von den langwierigeren Erkrankungen oder Schwächezuständen am meisten betroffen. Die Yin- und Yang-Organe ergänzen sich gegenseitig: Jedes Yin- Organ ist über eine Wechselbeziehung mit einem Yang-Organ verbunden (S. 79-80).

# Die fünf Elemente

Die alten Chinesen erklärten die Welt jedoch nicht nur mit der Yin-Yang-Theorie. Im frühen ersten Jahrtausend v. Chr. wurde ein weiteres Erklärungsmodell entwickelt, dem zufolge alle Naturphänomene einer von fünf Erscheinungsformen der Lebensenergie zuzuordnen sind. Man spricht hier von den fünf Elementen oder auch fünf Wandlungsphasen, die symbolisch beschrieben wurden als Wasser, Feuer, Holz, Metall und Erde. Im *Shang Shu*, einem Text aus dieser Zeit, werden ihre Eigenschaften wie folgt beschrieben: »Das nach unten sickert (Wasser), ist salzig; das auflodert (Feuer), ist bitter; das biegsam ist (Holz), ist sauer; das geformt werden kann und erhärtet (Metall), ist scharf; das Aussaat und Ernte ermöglicht (Erde), ist süß.« Die fünf Elemente wurden ebenfalls den Jahreszeiten, Farben, Klängen, Sagentieren und vielen anderen Dingen und Erscheinungen zugeordnet. So entwickelte sich dieses Beziehungsgefüge zu einem anschaulichen Gesamtbild über die Wechselbeziehungen in der Welt (Tabelle S. 25).

Im 4. Jahrhundert v. Chr., eine Zeit der Umwälzungen in China, führte die Suche nach der Ordnung und dem Sinn in der Beziehung zwischen den Menschen und ihrer Umwelt zu einem Aufschwung der Theorie von den fünf Elementen. Die Dinge wurden mehr als nur kategorisiert: Ihre Fähigkeit, sich zu verändern, sich gegenseitig zu beeinflussen, sich ineinander zu verwandeln wurde erkannt und auf verschiedene Weisen beschrieben.

Das Verständnis der damaligen Ärzte von Krankheitsursache und -entwicklung basiert auf dem System der Relation zwischen den fünf Wandlungsphasen (S. 24). Jedes Organ wurde von einem der anderen entweder stimuliert oder kontrolliert. Eine Erkrankung konnte sich von einem Organ zu einem anderen fortentwickeln durch eine Störung dieser Beziehungen. Be-

### Entwicklung der Fünf-Elemente-Theorie

Die fünf Elemente wurden rasch in die Yin-Yang-Theorie integriert und zusammen von einer philosophischen Schule, den Naturalisten, weiterentwickelt. Ein frühes Modell der Beziehungen zwischen den fünf Elementen erinnert an das Yin-Yang Diagramm (rechts und S. 19). Dieses Modell zeigt das wichtige Gleichgewicht zwischen Wasser und Feuer, wobei Wasser für eine Abwärtsrichtung und Ruhe, aber auch für mächtige Kraft steht; Feuer dagegen für eine Aufwärtsrichtung und einen Aktivitätsgipfel. Die sich ergänzenden und doch gegensätzlichen Elemente Holz und Metall symbolisieren Ausdehnung oder Auswärtsrichtung bzw. Zusammenziehung oder Richtung nach innen. Der Erde, der selbst keine Jahreszeit zugeordnet wurde, sprach man einen moderierenden Einfluß auf die Jahreszeit zu. Sie stellte eine Art Mittelpunkt für Veränderung dar.

In der Folgezeit wurden andere Modelle entwickelt, in denen die Erde den übrigen Elementen gleichgestellt wurde. Es setzten sich vor allem zwei Modelle durch, die die natürliche Ordnung in der Welt darstellten: Die Produktionssequenz – wie sich Dinge gegenseitig hervorbringen und unterstützen (rechts). Und die Kontrollsequenz – wie sie sich gegenseitig unterdrücken und hemmen (rechts außen).

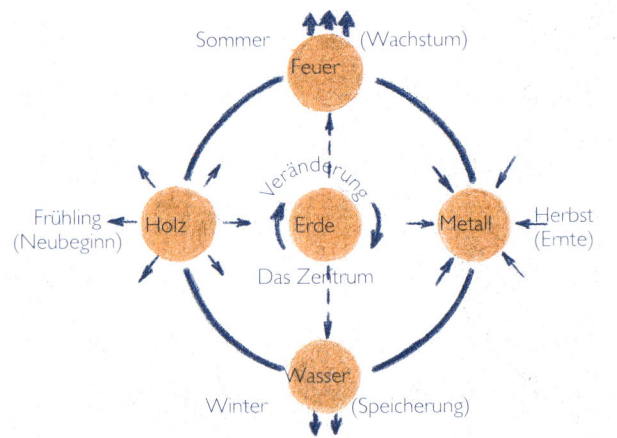

**Frühes Yin-Yang-Modell der Beziehungen zwischen den fünf Elementen**

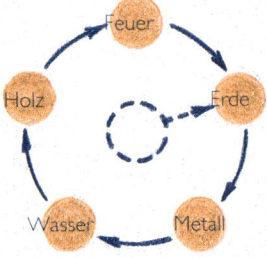

**Produktionssequenz**

Holz schürt Feuer; des Feuers Asche düngt die Erde; Metall kommt in der Erde vor; Wasser kondensiert auf Metall; und Wasser nährt Holz.

**Kontrollsequenz**

Holz (pflanzliche Materie) stabilisiert die Erde; Erde enthält Wasser; Wasser kontrolliert Feuer; Feuer schmilzt Metall und Metall (Werkzeug) schneidet Holz.

handelt wurde ein nicht- oder fehlfunktionierendes Organ oft über die Stärkung des ihm in diesem als »Produktionssequenz« (oben) bekannten Ablauf vorgeschalteten Organs.

Dieses System dient nicht nur der Darstellung einer harmonischen Wechselbeziehung, mit ihm lassen sich auch die Auswirkungen von Disharmonie, wenn sich also eine »Phasenverschiebung« und somit ein Gleichgewichtsverlust einstellt, vorhersagen und interpretieren. Ist das Feuer etwa schwach, übt das Wasser mehr als nur eine Kontrolle aus, es droht, das Feuer zu lö-

| NATUR | Holz | Feuer | Erde | Metall | Wasser |
|---|---|---|---|---|---|
| Richtung | Osten | Süden | Zentrum | Westen | Norden |
| Jahreszeit | Frühling | Sommer | Spätsommer | Herbst | Winter |
| Klima | Wind | Hitze | Feuchtigkeit | Trockenheit | Kälte |
| Stadium | Geburt | Wachstum | Reife | Ernte | Speicherung |
| Farben | grün | rot | gelb | weiß | schwarz/blau |
| Geschmack | sauer | bitter | süß | scharf | salzig |

**MENSCHLICHER KÖRPER**

| | | | | | |
|---|---|---|---|---|---|
| Yin-Organ | Leber | Herz | Milz | Lunge | Nieren |
| Yang-Organ | Galle | Dünndarm | Magen | Dickdarm | Blase |
| Sinnesorgan | Augen | Zunge | Mund | Nase | Ohren |
| Sinn | sehen | sprechen | schmecken | riechen | hören |
| Körpergewebe | Bänder u. Sehnen | Blutgefäße | Muskel (Fleisch) | Haut | Knochen |
| Erscheinungsform | Nägel | Gesicht (Farbe) | Lippen | Körperhaar | Kopfhaar |
| Körperflüssigkeit | Tränen | Schweiß | Speichel | Schleim | Urin |
| Klangfarbe | schreiend | lachend | singend | traurig | stöhnend |
| Gefühl | Zorn | Freude | Besorgnis | Kummer | Furcht |
| Geistige Aspekte | ätherische Seele | Geist | Intellekt | körperliche Seele | Wille |

*Ch'i Po, der Arzt des Kaisers Huang Ti, antwortete auf Befragen: »Der Osten bringt den Wind hervor, Wind bringt Holz hervor, Holz bringt sauren Geschmack hervor. Der saure Geschmack kräftigt die Leber, die Leber nährt die Sehnen, die Sehnen stärken das Herz und die Leber regiert die Augen. Die Augen sehen die Dunkelheit und das Geheimnis des Himmels, und sie entdecken das Tao, den rechten Weg. Zorn schadet der Leber, doch Nachdenklichkeit hemmt Zorn. Wind schadet den Sehnen, doch Hitze und Trockenheit hemmen den Wind. Saurer Geschmack kann den Sehnen schaden, doch scharfer Geschmack hemmt sauren Geschmack. (Aus: Des Gelben Kaisers Lehrbuch der inneren Medizin, ca. 100 v.Chr.)*

schen. Man spricht hier vom Phänomen des »Übergriffs«. Ist dagegen zuwenig Wasser da, kann das Feuer es verdampfen. Wendet sich, wie in diesem Fall, ein Element gegen das, von dem es normalerweise beherrscht wird, spricht man von »Mißachtung«.

Mit Ausdehnung der Lehre von den fünf Elementen auf die Hauptkörperorgane, die Sinnesorgane, das Körpergewebe, die menschlichen Gefühle und subtile seelische Eigenschaften entwickelte sich die Medizin weiter. In Kombination mit externen Faktoren wie Jahreszeit, Klima, Nahrungsmittel etc. (S. 154-165) lieferte dieses Gesamtbeziehungsgefüge eine Orientierungshilfe für Diagnose und Heilung. Eine Tabelle mit den traditionellen Beziehungen der fünf Elemente sehen Sie oben.

Während der Entwicklung der chinesischen Medizin im Verlauf der Jahrhunderte wurde den fünf Elementen mal mehr, mal weniger Bedeutung zugemessen – ihr Nutzen als allgemeines medizinisches Bezugssystem ist jedoch auch heute noch in weiten Kreisen anerkannt. Das System der fünf Elemente genießt vor allem in Japan hohes Ansehen, und der Anwendung von Shiatsu ist die Kenntnis dieses traditionellen Denkansatzes äußerst förderlich.

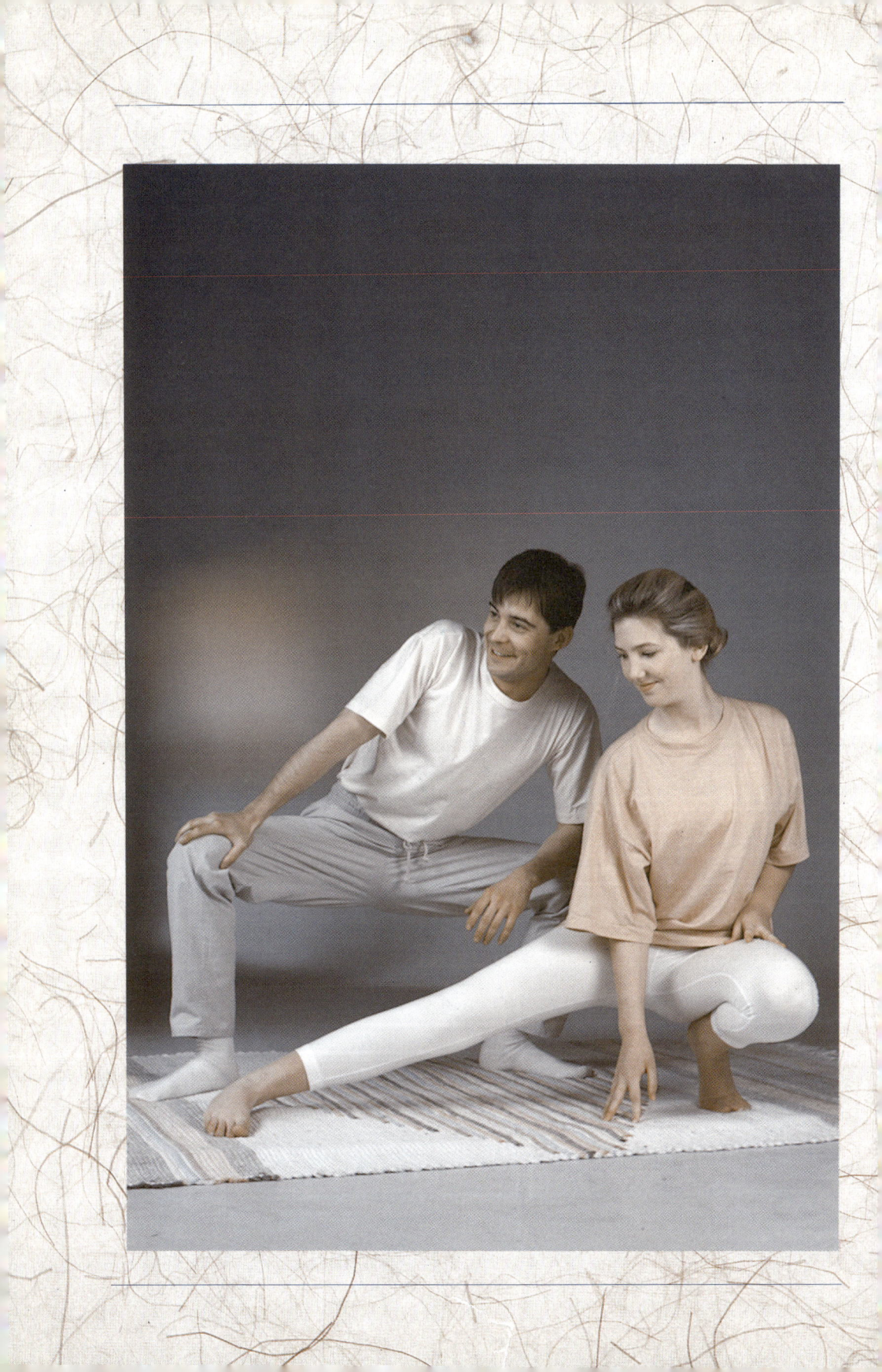

# KAPITEL 2

# Ihr eigenes Wohlbefinden

Um andere zu heilen, muß man zunächst bei sich selbst beginnen. Fühlen Sie sich müde, frustriert, schwach oder krank, wird es Ihnen schwerfallen, Shiatsu zu geben. Unabhängig von Ihrer Konstitution entspringt wahre Gesundheit einem ausgewogenen Verhältnis von Ernährung, körperlicher Betätigung, Ruhe, Sicherheit etc. Um dieses Gleichgewicht zu erlangen, müssen Sie sich um Ihren körperlichen, geistigen und emotionalen Zustand kümmern und die Verantwortung für Ihre eigene Verfassung übernehmen. Das ist sicherlich nicht einfach, denn sich selbst zu erkennen, ist eine Lebensaufgabe. Seine Schwächen wie Stärken zu erkennen; zu erkennen, wann man Hilfe braucht, und sie dann auch in Anspruch nehmen; zu nehmen wie zu geben – alles wichtige Schritte auf dem Weg zu innerer Harmonie, die den heilenden Kräften zugute kommen wird.

Shiatsu hilft Ihnen auf diesem Weg. Es als »Gesundheitsmittel" selbst anzuwenden ist ebenso angenehm, wie damit behandelt zu werden. Shiatsu fördert nicht nur Ihre körperliche Fitneß, sondern auch Ihre Intuition und Ihren Verstand. In diesem Kapitel werden traditionelle Heilübungen für den Behandelnden und Behandelten vorgestellt, die Körper, Atmung und Geist umfassen und zu einer Harmonisierung von Yin und Yang führen. Bodenübungen (S. 28-35), Atemübungen, (S. 39-41), Visualisierung und Konzentrationsübungen (S. 40-41) helfen Ihnen dabei. Diese Übungen bilden – für Anfänger wie für Fortgeschrittene – den Mittelpunkt der Shiatsu-Praxis.

Die meisten Shiatsu-Sitzungen finden auf der Erde statt. Die Bodenübungen zu Beginn dieses Kapitels sollen Ihnen ein »Gefühl« für den Boden geben und Ihre Biegsamkeit und Stärke entwickeln, die Sie brauchen, um über einen längeren Zeitraum auf Bodenniveau zu arbeiten. Daran schließen sich Übungen für die Finger an, mit denen Sie beim Shiatsu hauptsächlich arbeiten, damit sie denselben Grad an Biegsamkeit und Kraft erreichen.

# Bodenübungen

Um Shiatsu richtig anzuwenden, müssen Sie lernen, was es heißt, Kontakt mit dem Boden zu haben, und seine Wirkung auf den Körper zu spüren. Schwerkraft, die »Kraft der Erde«, prägt unsere gesamte Erfahrung. Von Kindheit an haben wir mit ihr zu kämpfen: Von Anfang an wird unser gesamtes Muskelsystem davon beansprucht, den Kopf hoch zu halten und zu krabbeln, aufstehen und gehen zu lernen. Dieser Vorgang entwickelt die Hals- und Lendenwirbelsäule und beeinflußt unsere Haltung, Anmut und unser Gleichgewicht schon im zarten Alter.

Beginnen Sie mit einigen Übungen auf der Erde, um eine bessere Beziehung zum Boden zu bekommen und um die durch das Aufrechtstehen entstandenen Spannungen abzubauen (S. 28-35). Die Übungen auf allen vieren (S. 30-31) werden die Wirbelsäule lockern und ausbalancieren und Ihrem Nervensystem guttun. Die Bodenübungen werden Ihnen ein besseres Gefühl für Ihr Körpergewicht geben und Sie lehren, den Boden als Halt zu benutzen: sich niederzulassen und Bodenfühlung aufzunehmen; zu krabbeln, zu knien oder zu hocken und sich bequem auf allen vieren fortzubewegen. Wir brauchen dieses Gefühl des Haltes, unser Körper muß davon erfüllt sein, damit wir es in die Arbeit mit anderen einfließen lassen können.

*Übungszeit*
*Entwickeln Sie aus den im folgenden beschriebenen Übungen Ihr eigenes Routineprogramm. Absolvieren Sie die Übungen, wann immer es Ihnen paßt – das muß nicht unbedingt vor der Shiatsu-Anwendung sein. Eine 10- bis 30minütige Übungsdauer genügt – mit zunehmender Ausdauer wollen Sie vielleicht mehr tun. Sie können täglich üben, doch drei- oder viermal pro Woche reicht völlig. Ihr Körper wird Ihnen sagen, was Sie brauchen, und Ihnen gegebenenfalls Grenzen setzen.*

*Bequemlichkeit und Sicherheit*
*Beim Shiatsu selbst oder bei den folgenden vorbereitenden Übungen sollten Sie weite, bequeme Kleidung tragen, damit Sie sich frei bewegen können. Kleidung aus Naturfasern wirkt einer Überhitzung entgegen. Ziehen Sie nach den Übungen einen Pullover über, damit Sie nicht auskühlen. Meiden Sie Zug.*

*Gehen Sie mit Gefühl an diese Übungen heran. Drängen und überanstrengen Sie sich nicht. Gehen Sie schrittweise gegen Steifheit oder Widerstände an. Geben Sie auf sich acht. Ziel der Übungen ist es, Ihre Heilkräfte zu fördern.*

## Sich verneigen

Sich zu verneigen, ist im Fernen Osten eine soziale wie auch religiöse Handlung. Es ist ein Zeichen der Ehrerbietung und Dienstbarkeit. Die Verneigung ist auch wesentlicher Bestandteil der asiatischen Kampfsportarten. Sie hat jedoch nicht nur symbolischen Charakter, sondern – wie viele andere Rituale auch – praktischen Nutzen. Sie übt eine sehr beruhigende, läuternde und sammelnde Wirkung auf Körper und Geist aus und ist die geeignete Ausgangsbasis für Ihre Bodenübungen.

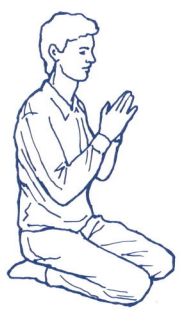

Position 1

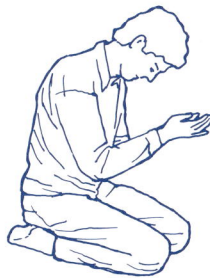

Position 2

Knien Sie bequem auf dem Boden oder auf einem Kissen. Legen Sie Ihre Handflächen auf Brusthöhe aneinander, die Arme sind dabei leicht abgespreizt (Position 1). Entspannen Sie, atmen Sie zunächst aus, dann tief ein. Stellen Sie sich vor, beim Füllen der Lungen fließe des »Himmels Energie« durch Ihre Hände oder Ihren Kopf.

Atmen Sie ruhig aus. Senken Sie den Kopf leicht, und öffnen Sie dabei die Hände, als brächten Sie der »Himmelskraft« ein Opfer (Position 2) dar. Atmen Sie ein, und kehren Sie in die Ausgangsposition zurück.

Atmen Sie nun tief aus, und beugen Sie den Oberkörper nach vorn. Legen Sie Ihre Hände getrennt voneinander mit den Handflächen nach unten auf den Boden. Berühren Sie mit Ihrer Stirn den Boden bzw. die »Erde« (Position 3). Verharren Sie so, und geben Sie für einen Augenblick all Ihr Denken auf. Lassen Sie Ihren Körper vom nächsten Atemzug durchströmen, und nehmen Sie – mit dem Gedanken, Leben einzusaugen – wieder eine aufrechte Haltung an.

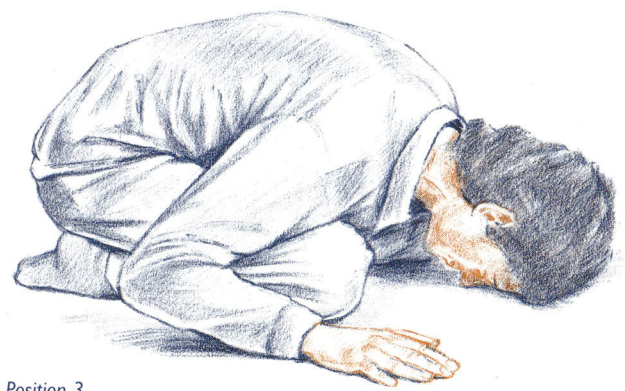

Position 3

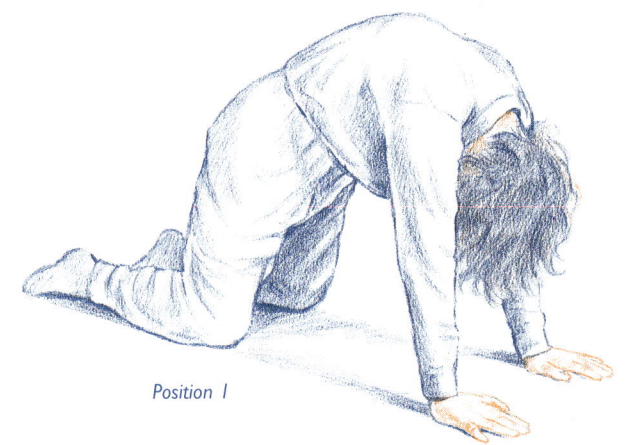

Position 1

## AUF ALLEN VIEREN

*Diese Übungsreihe, die auf den »Hundestellungen« im Yoga aufbaut, wirkt Steifheit der Wirbelsäule entgegen, indem diese zunächst gedehnt und dann entspannt wird. Sie können so das physikalische Gewicht von Brust und Bauch spüren, die beide herabhängen sollten und von Armen und Beinen gestützt werden. Jede Übung beginnt mit einer bequemen Haltung auf allen vieren, Arme und Beine stehen dabei im rechten Winkel zum Boden.*

Position 2

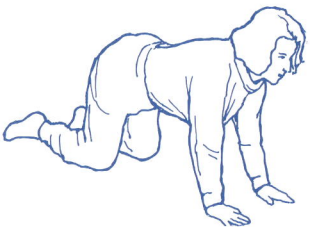

*Entspannen Sie auf allen vieren. Lassen Sie Ihren Kopf herabhängen, und atmen Sie ein, machen Sie einen Buckel (Position 1). Dehnen Sie Ihren Rücken in dieser Haltung, pausieren Sie kurz, und lassen Sie ihn dann in einem langen und lockeren Ausatemzug wieder entspannt in seine natürliche Haltung zurückfallen (Position 2). Atmen Sie kurz locker durch, und wiederholen Sie dann.*

*Beginnen Sie »auf allen vieren«. Sie ziehen die Zehen nach vorn, strecken die Beine und drücken sich hoch, das Gesäß nach oben gereckt. Drücken Sie den Körper, mit entspanntem Kopf, aus den Armen heraus zurück, so daß sich die Brust den Beinen nähert und beide ein umgekehrtes »V« bilden (Position 1). Dehnen Sie die Knie, und senken Sie die Fersen – sie müssen den Boden nicht berühren. Atmen Sie bei der Bewegung in die Position aus, desgleichen, wenn Sie sich aus ihr herausbegeben. Beim kurzen Verharren in dieser Position atmen Sie locker durch.*

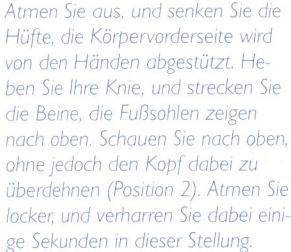

Position 2

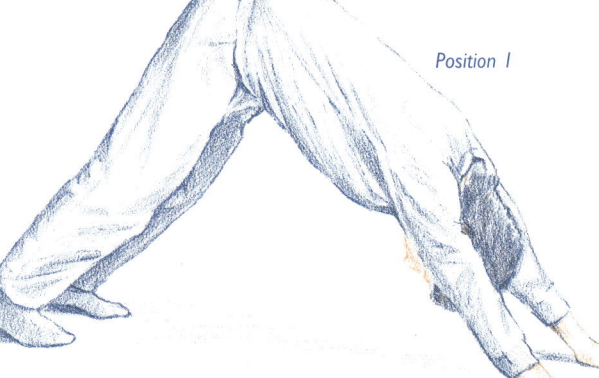

Position 1

*Atmen Sie aus, und senken Sie die Hüfte, die Körpervorderseite wird von den Händen abgestützt. Heben Sie Ihre Knie, und strecken Sie die Beine, die Fußsohlen zeigen nach oben. Schauen Sie nach oben, ohne jedoch den Kopf dabei zu überdehnen (Position 2). Atmen Sie locker, und verharren Sie dabei einige Sekunden in dieser Stellung.*

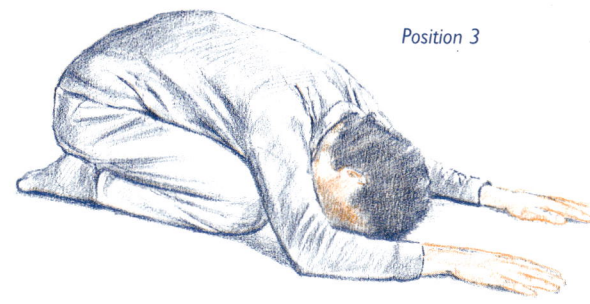

Position 3

Setzen Sie sich auf Ihre Unterschenkel, die Hüfte wird gebeugt. Ihre Brust ruht auf den Oberschenkeln, der Kopf berührt den Boden. Legen Sie die Arme vor (Position 3) oder neben den Körper. Atmen Sie tief in den Bauch. Diese »Stellung des Kindes« wirkt verjüngend und entspannt.

## Gewichtsverlagerung

Diese Übung entwickelt einen flüssigen Bewegungsablauf zwischen Hüfte, Wirbelsäule und Schultergelenken sowie Kraft und Biegsamkeit in den Handgelenken. Sie vermittelt außerdem ein Gefühl dafür, wie Sie Ihren Schwerpunkt verlagern müssen, um beim Shiatsu Schwere durch Ihre Extremitäten zu übertragen.

Immer noch auf allen vieren entspannen Sie Wirbelsäule und Bauch und pendeln dann langsam hin und her. Verlagern Sie Ihr Körpergewicht nach vorn auf die linke, dann rechte Hand, dann zurück auf die rechte und linke Hüfte. Bewegen Sie sich ein paarmal kreisförmig in die eine, dann in die entgegengesetzte Richtung.

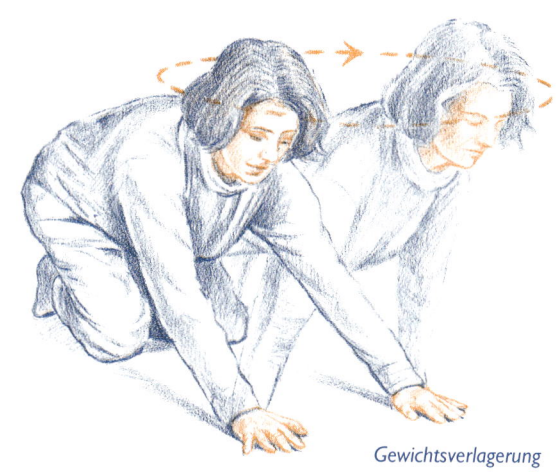

Gewichtsverlagerung

## Bauchbewußtsein

Es ist uns häufig anerzogen, die Bauchmuskeln anzuspannen – des guten Aussehens halber, oder um unser Denken und Fühlen von den unteren Körperpartien fernzuhalten. Doch besser wäre es, Sie würden die Wirbelsäule entspannen und den Bauch herunterhängen lassen. Dann werden Energie und Blut natürlich durch Ihren Leib fließen, Sie werden ein starkes Zentrum entwickeln. In Japan wird der Bauch als das »Hara« bezeichnet (s. Kapitel 3). Einziehen des Bauches ist ein Zeichen der Anspannung. Ertappen Sie sich dabei, atmen Sie aus, entspannen Sie, und lassen Sie los.

## Das natürliche Krabbeln

Viele von uns sind ewig nicht mehr gekrabbelt. Sogar in der Kindheit wurden viele ermuntert, diese wichtige Phase, der man heute einen Einfluß auf die Entwicklung der Intelligenz zuschreibt, schnell zu passieren. Kinder werden für jeden frühen Schritt gelobt und »durchlaufen« genauso karriereorientiert auch Schulzeit und Erwachsenenalter, bevorzugen dabei Intellekt und »höhere« Dinge und vernachlässigen in jeder Phase ihre Beziehung zum Boden. Wir müssen »auf eigenen Füßen stehen«, »aufrechte Bürger« werden, »es an die Spitze schaffen« etc. Um diese Erwartungen zu erfüllen, müssen wir uns leider oft verhärten. Hier kann es wohltun, niederzugehen und wieder zu krabbeln.

Ausgangsbasis ist die letzte Übung. Sie krabbeln ganz natürlich durch den Raum und beobachten dabei, wie Sie Ihr Gleichgewicht auf drei Gliedmaßen halten, wenn Sie das vierte heben und nach vorn bewegen. Verlangsamen Sie einmal, stoppen Sie, und krabbeln Sie nun rückwärts – Sie werden dabei etwas für Shiatsu sehr Wichtiges feststellen: die Fähigkeit, durch die Bewegung aus Ihrem Zentrum heraus das auf einer Extremität lastende Gewicht zu verringern oder zu vergrößern.

### SITZEN UND HOCKEN

*Bei vielen Völkern ist es durchaus üblich, auf dem Boden zu sitzen oder zu hocken. Zur Feldarbeit, beim Kochen, Handwerken und zu zeremoniellen Handlungen gehört längeres Hocken, Beugen und Knien dazu. Unsere mehr sitzende Lebensweise läßt uns diese Haltungen fremd und schwer erscheinen. Das Sitzen am Schreibtisch und die Arbeit mit modernen Geräten und Apparaturen ist Ursache vieler Rücken-, Bauch- und Beckenbeschwerden. Üben Sie sich im Knien und Hocken – es tut Ihnen gut.*

Knien in der Seiza-Stellung

### Die Seiza-Stellung

*Seiza ist für den Japaner die natürliche Sitzhaltung im täglichen Leben, das traditionell in Bodennähe abläuft. Diese Sitzhaltung hat aber auch zeremoniellen Charakter. Die Japaner sitzen im Seiza zu Beginn eine Kampfsportübung, während der Teezeremonie oder bei der Zen-Meditation, bei der reines Sitzen große Bedeutung hat. Sie liefert eine stabile Basis, es ist leicht, zu ihr zurückzukehren und sich aus ihr heraus zu bewegen. Sitzt man still da, dienen die Füße als Polster, das den Rücken hebt und für eine gerade Wirbelsäule sorgt. Deshalb ziehen viele Seiza dem Schneidersitz vor. Es ist die beste Ausgangsposition für Shiatsu, da andere kniende oder hockende Stellungen natürlich aus ihr hervorgehen.*

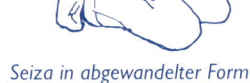

Seiza in abgewandelter Form

*Knien Sie mit entspanntem, aber dennoch geradem Rücken. Das Gesäß ruht dabei auf den Fersen, die Füße liegen aneinander (links oben) oder auf den abgespreizten Fersen, die Zehen zeigen dabei nach innen. Die abgewandelte Form (links) mit angezogenen Zehen gibt Ihnen Halt und Stütze. Sind Ihre Knie steif, knien Sie auf einem Kissen oder einer zusammengerollten Decke.*

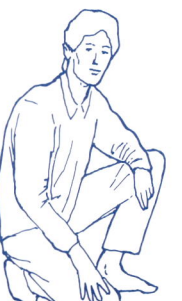

Halb kniende Stellung

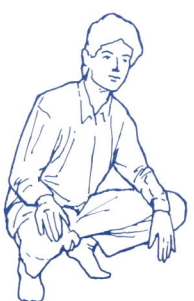

Hocken auf den Zehenspitzen

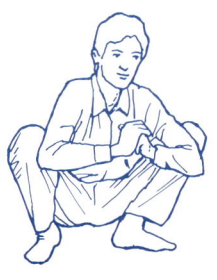

Hocken auf flachem Fuß

*Mit diesen Hockstellungen läßt sich Ihre Biegsamkeit vergrößern bzw. bewahren. Wohl tun alle: Praktizieren Sie sie beim Schwatz mit Freunden oder beim Fernsehen.*

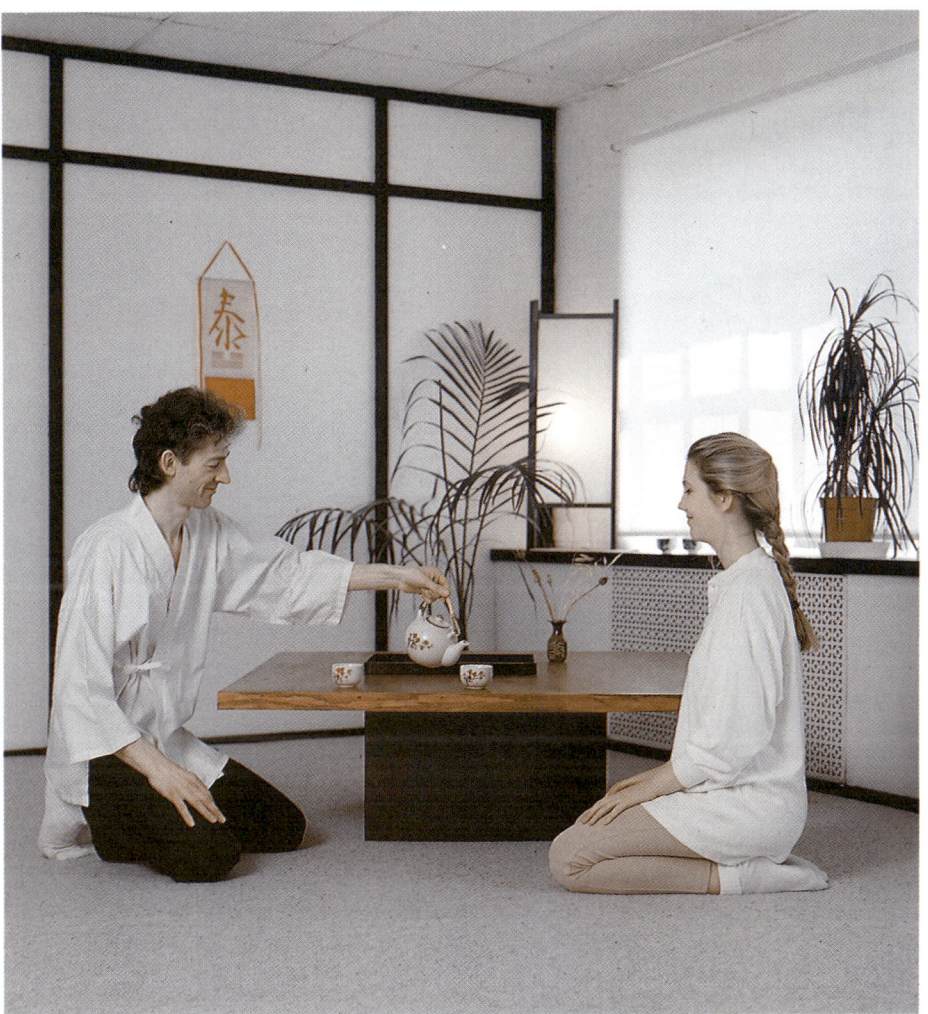

*Knien in der Seiza-Stellung – eine angenehme Art zu entspannen*

### Dehnübungen für die unteren Partien

Verständlicherweise wollen wir unsere unteren Körperregionen schützen. Viele aber verkrampfen sich dabei und lösen sich von ihrem unteren Ich. Sitzen mit übergeschlagenen Beinen drückt dieses Schutzbedürfnis aus. Solche Angewohnheiten sind weder der Haltung noch der Blutzirkulation förderlich. Die Übungen auf dieser Seite öffnen die Leistenregion und regen den Blutfluß in die Organe und Muskeln von Unterbauch und Beckenboden an. Diese Dehnübungen für die unteren Partien sind jedoch anstrengend und schwierig. Führen Sie sie sorgsam aus, und befolgen Sie die Anweisungen. Gehen Sie erst zu den anspruchsvolleren Übungen auf S. 35 über, wenn Sie mit den hier gezeigten einwandfrei zurechtkommen.

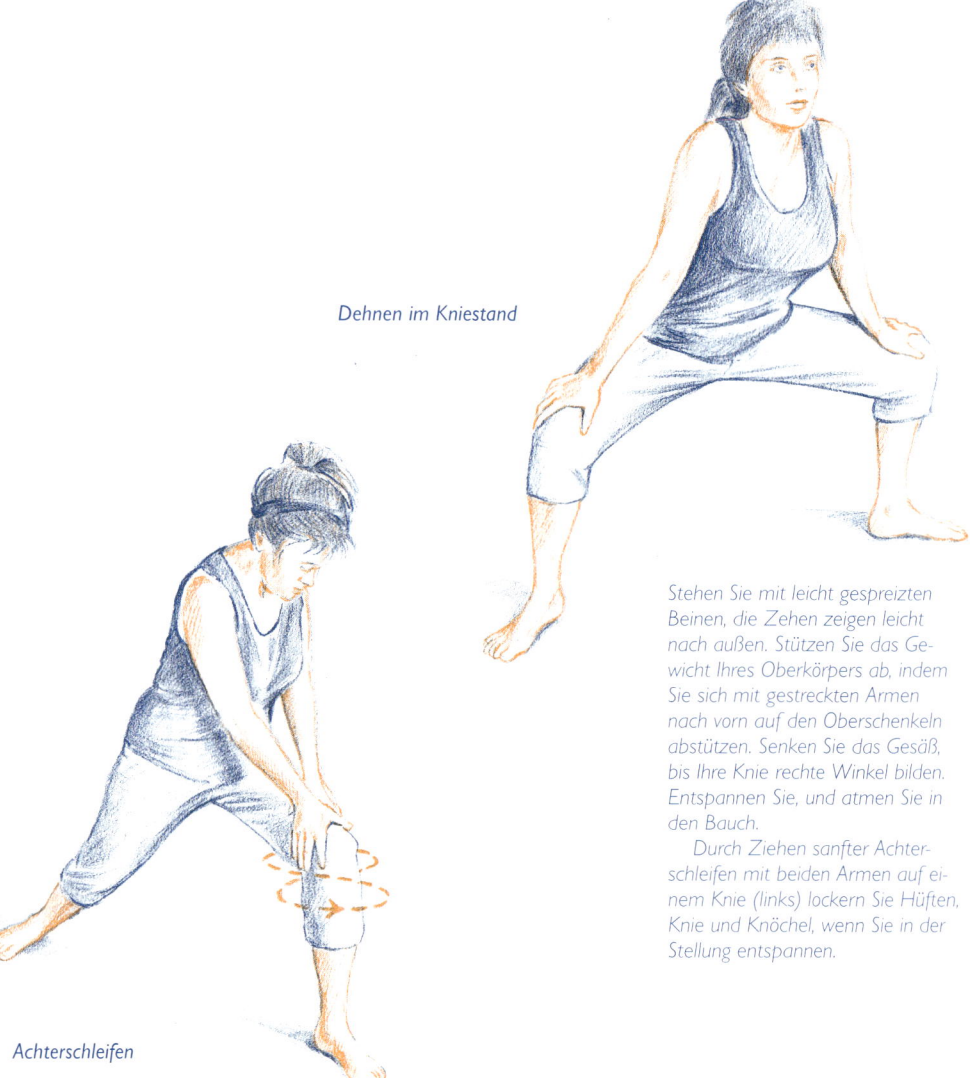

Dehnen im Kniestand

Stehen Sie mit leicht gespreizten Beinen, die Zehen zeigen leicht nach außen. Stützen Sie das Gewicht Ihres Oberkörpers ab, indem Sie sich mit gestreckten Armen nach vorn auf den Oberschenkeln abstützen. Senken Sie das Gesäß, bis Ihre Knie rechte Winkel bilden. Entspannen Sie, und atmen Sie in den Bauch.
  Durch Ziehen sanfter Achterschleifen mit beiden Armen auf einem Knie (links) lockern Sie Hüften, Knie und Knöchel, wenn Sie in der Stellung entspannen.

Achterschleifen

Drehen Sie sich, ausgehend von der Dehnübung aus dem Kniestand, zu Ihrem linken Bein hin. Stützen Sie sich mit beiden Armen auf Ihrem linken Oberschenkel ab. Halten Sie Ihren Oberkörper aufrecht, öffnen Sie Ihre Brust. Schauen Sie nach vorn, und atmen Sie tief. Strecken Sie Ihr rückwärtiges Knie sanft, und schauen Sie nach oben (rechts). Verharren Sie einige Sekunden so, und entspannen Sie dann. Drehen Sie sich nun, und beginnen Sie mit der anderen Seite.

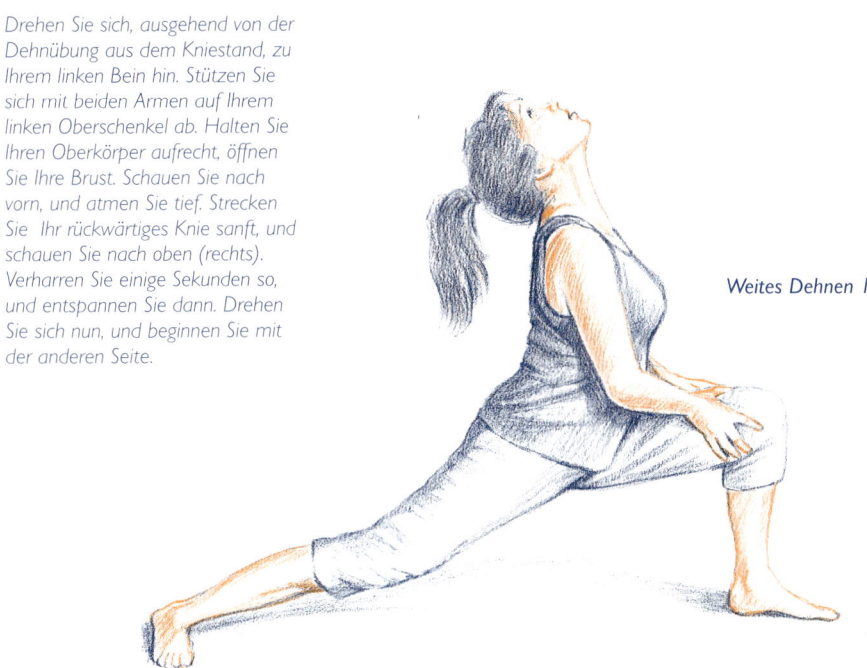

*Weites Dehnen 1*

*Weites Dehnen 2*

Verlagern Sie, ausgehend von der Dehnübung aus dem Kniestand, das Körpergewicht zu einer Seite hin, und stützen Sie sich mit Hand oder Arm auf dem angewinkelten Oberschenkel ab. Strecken Sie das andere Bein aus, indem Sie den Fuß nach außen schieben. Sie lassen sich sinken, neigen sich vor und stützen sich mit einer Hand auf dem Boden ab. Drehen Sie die Zehen Ihres gestreckten Fußes nach oben, indem Sie ihn auf die Ferse rollen. Anfangs werden Sie sicherer sein, wenn das angezogene, die Hauptlast tragende Bein auf den Zehenspitzen steht. Versuchen Sie aber, die Ferse immer mehr zu senken. Stützen Sie sich, wenn nötig, mit einer Hand von hinten ab. In der extremsten Stellung (rechts) können Sie sich mit einer hinten und vorn abgestützten Hand im Gleichgewicht halten. Ihr Gesäß ist dicht über oder auf dem Boden. Vorsicht: Führen Sie diese Übung nur aus, wenn Sie sich offen und beweglich genug fühlen, daß Ihnen eine solch starke Dehnung guttut.

# Handübungen

Unsere Finger, Hände und Handgelenke sind das wichtigste »Handwerkszeug« beim Shiatsu. Die Übungen unten, die Musikern, Sportlern und auch Masseuren vertraut sind, können als Teil eines Ganzkörperprogramms, als selbständige Übungssequenz oder auch jede einzeln für sich absolviert werden. Üben Sie beim Warten auf Bus oder Zug, und ignorieren Sie einfach die befremdeten Blicke von Passanten!

Achten Sie auf Ihre Haltung, auch wenn Sie sich auf Ihre Hände konzentrieren. Entspannen Sie die Schultern, vermeiden Sie es, die Stirn zu runzeln, die Zähne aufeinanderzupressen oder den Atem anzuhalten. Seien Sie locker und entspannt. Schütteln Sie Ihre Hände von Zeit zu Zeit kräftig zwischen den Übungen.

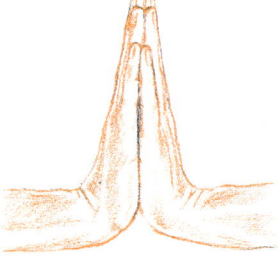

*Dehnen der Handgelenke*

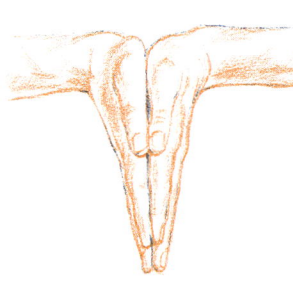

*Sitzen Sie bequem. Legen Sie in Brustnähe die Handflächen aneinander, die Fingerspitzen zeigen nach oben. Pressen Sie die Hände aneinander, und drücken Sie die Handgelenke zur Dehnung nach unten (links oben). Entspannen Sie, wiederholen Sie dann ein-, zweimal. Drehen Sie die Hände nun mit den Fingerspitzen nach unten, und drücken Sie die Handgelenke zur Dehnung nach oben (links unten). Entspannen Sie die Schultern. Verschränken Sie die Finger, drehen Sie die Hände nach außen und dehnen Sie Finger, Handflächen und -gelenke durch Strecken der Arme (rechts).*

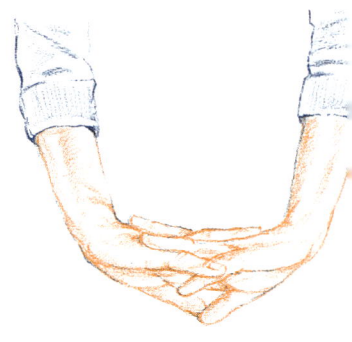

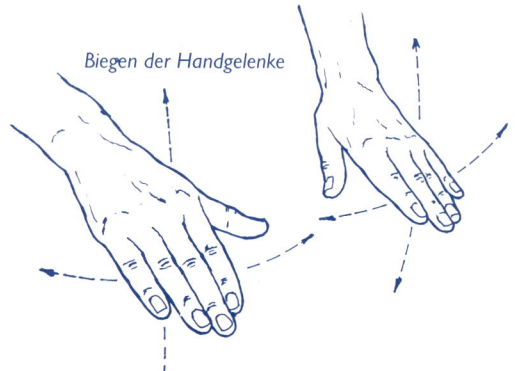

*Biegen der Handgelenke*

*Bewegen Sie die Handgelenke hin und her, nach oben und unten. Drehen Sie sie dann mit den Handflächen nach oben (Supination) und zurück, mit den Handflächen nach unten (Pronation). Bewegen Sie dann die Hände in jeder der beschriebenen Weisen, in dieselbe oder entgegengesetzte Richtung, indem Sie sie erst langsam, dann schnell wiederholen. Die Arme bleiben entspannt.*

## Bearbeiten der Finger

Die speziellen Fingertechniken beim Shiatsu setzen Stärke, Biegsamkeit und eine entspannte Sensibilität der Finger voraus. Bei den meisten Shiatsu-Techniken müssen Sie Ihr Gewicht auf Finger und Daumen wirken lassen, statt einfach mit den Fingern zu drücken. Oft auch werden die Finger zur Stabilisierung eingesetzt, während die Daumen Druck ausüben. Vor allem aber dienen die Finger dem Erfühlen. Sie verraten Ihnen viel über die körperliche und »energetische« Verfassung des Menschen, mit dem Sie arbeiten.

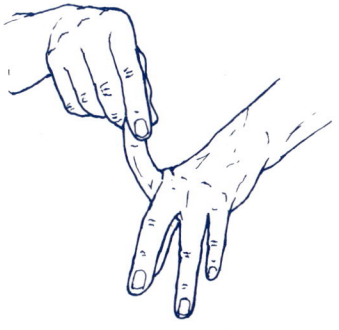

Auflockerung der Finger

Strecken Sie Ihre Finger einzeln aus, fassen Sie dann jeden der Reihe nach an der Spitze, und dehnen Sie ihn zurück (links). Halten Sie ihn kurz in dieser Position. Drehen Sie danach einen Finger um den andern im Gelenk.

Um die Spannweite Ihrer Finger zu vergrößern, schieben Sie Ihre Faust zwischen jeweils zwei Finger der anderen Hand (links). Öffnen Sie den Abstand zwischen Daumen und Zeigefinger, indem Sie die Finger, wie abgebildet (rechts), aneinanderpressen.

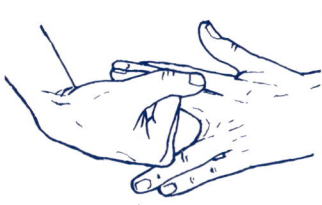
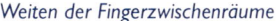

Weiten der Fingerzwischenräume

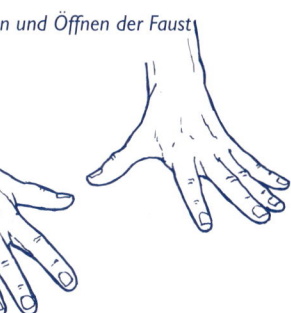

Dehnen der Finger

Ballen Sie – die Hände liegen vor Ihnen – langsam die Fäuste, als wollten Sie einen Stein zermalmen. Öffnen Sie sie wieder langsam, als müßten Sie gegen enormen Druck ankämpfen. Wiederholen Sie einige Male. Öffnen und schließen Sie Ihre Fäuste dann im Gegensatz dazu leicht und schnell. Antworten Sie selbst: Halten Sie den Atem an, schneiden Sie eine Grimasse, knirschen Sie mit den Zähnen oder spannen Sie die Schultern an? Seien Sie locker!

Kräftigen der Finger

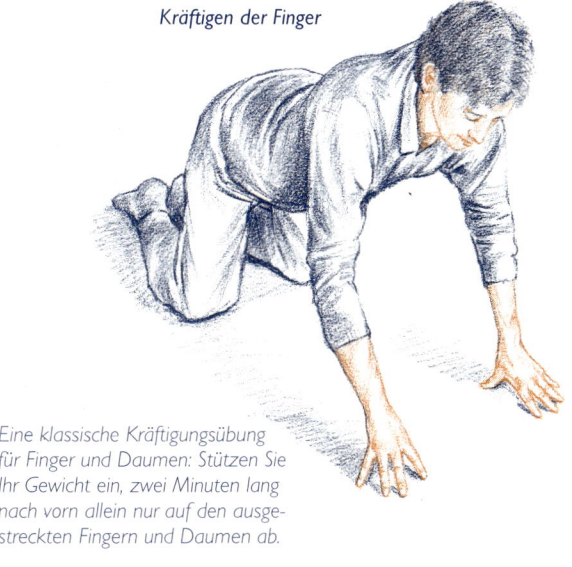

Ballen und Öffnen der Faust

Eine klassische Kräftigungsübung für Finger und Daumen: Stützen Sie Ihr Gewicht ein, zwei Minuten lang nach vorn allein nur auf den ausgestreckten Fingern und Daumen ab.

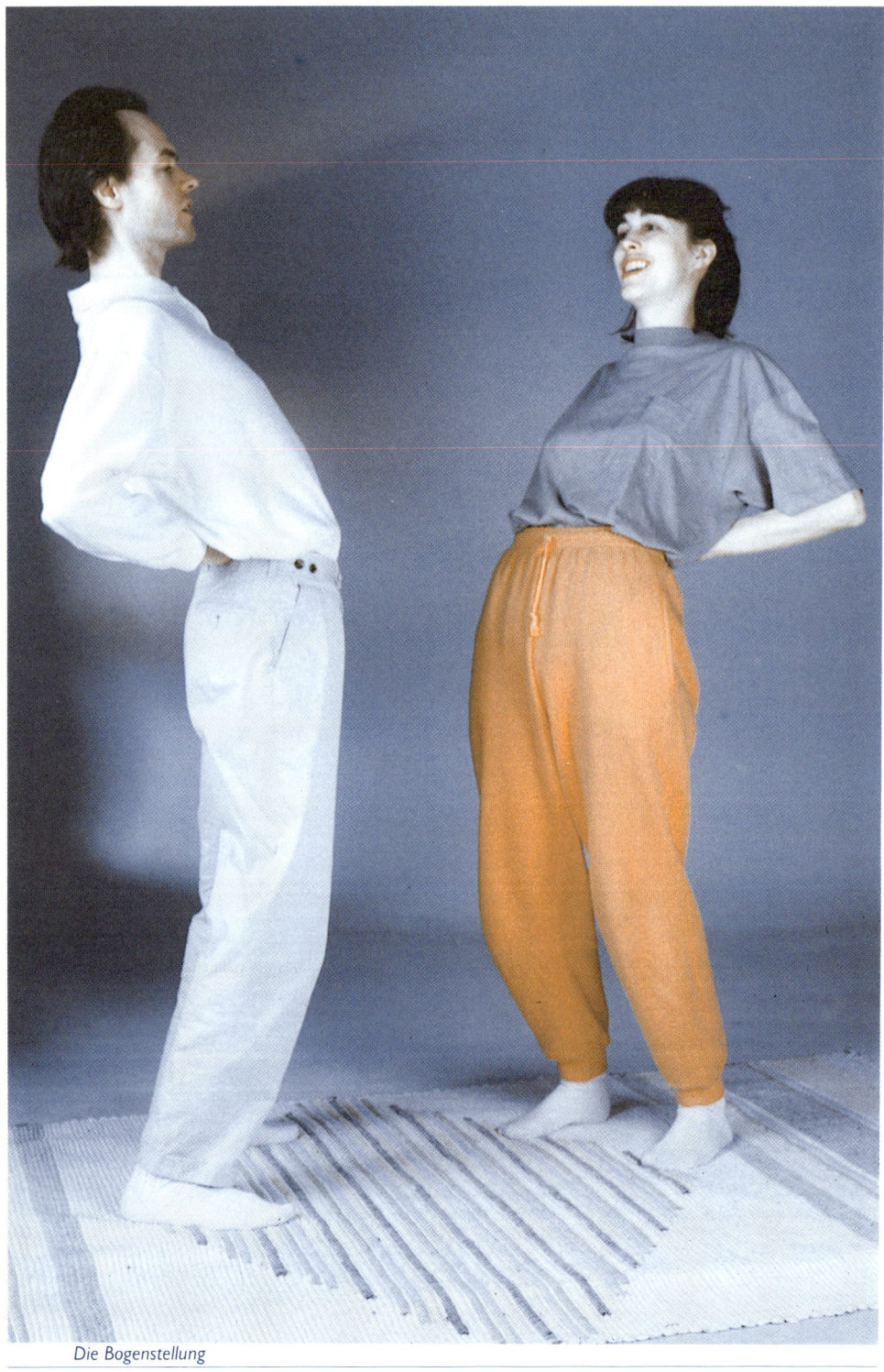

Die Bogenstellung

# Atmung

*Volle Beugung*

Anspannung, Angst und Schreck schränken die Bewegung der Zwerchfell- und Rippenmuskeln ein und können den Atmungsmechanismus hemmen. Die daraus resultierende flache Atmung mindert Ihre Energie. Die Folgeübungen wirken dieser Beschränkung entgegen und werden Sie lehren, stärker mit Ihrem Atem zu arbeiten und so die Kraft Ihrer Bewegungen zu erhöhen. Alle Übungen beginnen aus dem Stand. Mit den Füßen fest auf der »Erde«, können Sie ins »Himmelreich« hinauflangen, das in der östlichen Medizin traditionell mit Ki assoziiert wird. Die Lunge läßt die Lebensenergie durch die Meridiane zu allen Teilen des Körpers fließen, durch das Zwerchfell in den Bauch, das Hara, wo sie sich im Lebenszentrum, in Japan »Tanden« genannt, sammelt. Es entspricht im physikalischen Körper dem Zentrum der Schwerkraft. Die Energie von Himmel und Erde vereinigen sich hier, um unserem Tun Kraft, Harmonie und Spontaneität zu verleihen.

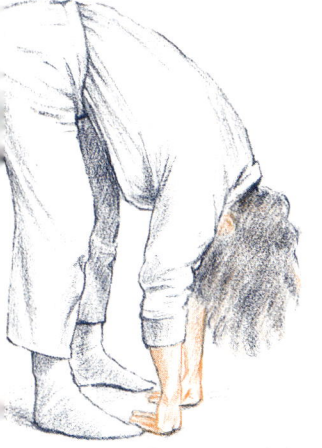

*Dies ist eine Entspannungshaltung. Tun Sie dabei nichts anderes, als tief in Ihr Hara einzuatmen. Lassen Sie Kopf und Arme locker hängen. Beugen Sie die Knie leicht. Entspannen Sie weiter, und lassen Sie sich mit jeder Ausatmung tiefer fallen. Verteilen Sie Ihr Gewicht gleichmäßig auf Fersen und Zehen. Gehen Sie langsam wieder hoch, wenn Sie soweit sind.*

### Der Bogen

*Die Bogenstellung (S. 38) dehnt Brust und Zwerchfell weit. Stehen Sie fest, mit abgespreizten Beinen und leicht gebeugten Knien. Stützen Sie sich mit den Fäusten oder Handflächen im Rücken zur Unterstützung ab. Beugen Sie sich aus der Hüfte zurück, indem Sie mit dem Rücken eine sanfte Kurve, ähnlich einem Bogen, beschreiben. Blicken Sie gerade nach vorn: Nach-unten-Schauen lenkt ab. Atmen Sie tief ein und aus, und öffnen Sie dabei Brust, Zwerchfell und Bauch. Untere Rückenpartie und Schultern werden sich zusammenziehen wollen. Versuchen Sie, sie zu entspannen*

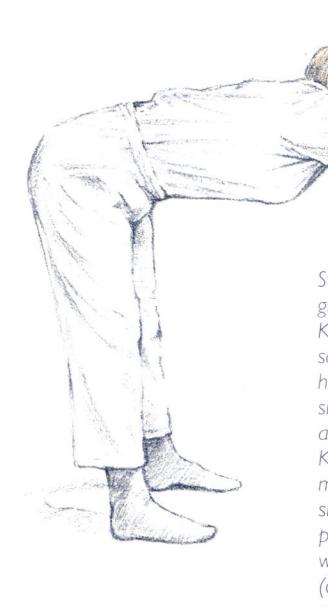

*Halbe Beugung*

*Stehen Sie mit schulterbreit gegrätschten Beinen und lockeren Knien. Heben Sie die Arme langsam über Ihren Kopf, schauen Sie hoch. Ihre Fingerspitzen berühren sich, die Ellbogen sind leicht abgewinkelt, so daß die Arme den Kopf wie ein Kreis umschließen. Atmen Sie ruhig aus, und beugen Sie sich in der Hüfte, bis der Oberkörper horizontal ist. Die Arme sind weiterhin nach vorn gestreckt (oben). Verharren Sie so, atmen Sie ruhig, und schauen Sie zwischen Ihren Händen hindurch. Kommen Sie wieder hoch, und öffnen Sie die Brust. Machen Sie einige Atemzüge. Atmen Sie aus, und gehen Sie in die volle Beugung. Entspannen Sie.*

*und die Schultern unten zu halten. Strecken Sie sich nach etwa einer Minute sanft, und lassen Sie sich in die voll gebeugte Haltung sinken (links oben). Beide Übungen ergänzen sich und werden Ihren Energiegrad erhöhen.*

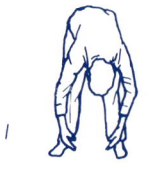

1

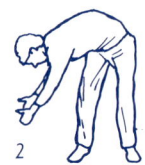

2

### Den Kreis tragen

*Sie machen die volle Beugung (Position 1), die Ellbogen sind locker und leicht gebeugt. Stellen Sie sich vor, mit den Armen einen Energieball zu umfassen, der sich bei jedem Atemzug wieder auflädt. Denken Sie an die Erde unter Ihren Füßen – das wird Ihnen helfen, mit beiden Beinen fest auf dem Boden zu stehen und so eine stabile Basis für Bewegungen zu haben.*

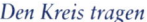

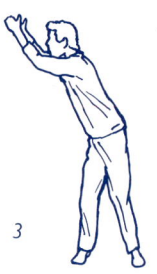

3

4

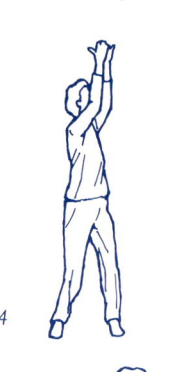

5

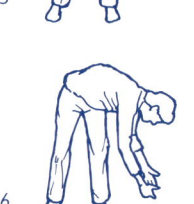

6

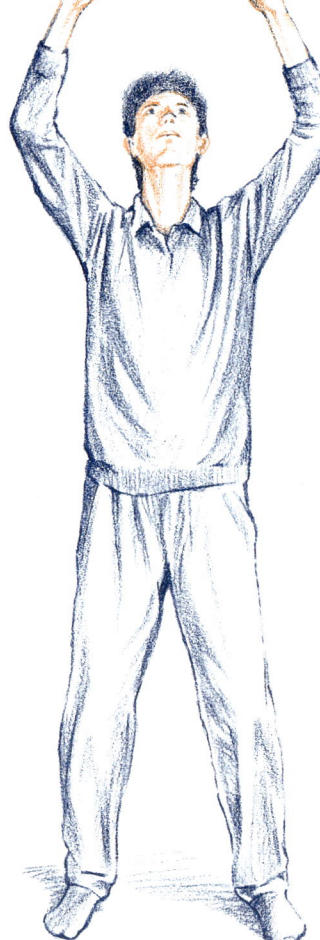

Atmen Sie sanft aus, und drehen Sie den Oberkörper nach rechts, Ihr Gewicht über den rechten Fuß verlagernd (2). Atmen Sie langsam und tief ein, und richten Sie sich auf (3), indem Sie den Kreis außen hochheben, bis Sie wieder aufrecht stehen und zwischen den Händen nach oben schauen (links). Atmen Sie aus, und drehen Sie sich langsam nach links (4). Atmen Sie ein, und beugen Sie sich fest ausatmend in der Hüfte. Verlagern Sie das Gewicht über den linken Fuß, und tragen Sie den Kreis etwas nach unten, indem Sie Arme und Körper nach links strecken (5 und 6). Atmen Sie ein, wenn Sie unten sind (1). Wiederholen Sie die Übung zwei-, dreimal in jede Richtung, und enden Sie mit der vollen Beugung (1). Arme lockern und aufrichten.

## Vereinigung von Geist, Körper und Atem

Wenn Sie Atem und Körperbewegung zu koordinieren gelernt haben, werden Sie feststellen, daß Sie langsam, ruhig und mit einem Minimum an Anstrengung arbeiten können. Dies ist eines der Grundprinzipien des chinesischen Übungssystems, bekannt als Tao Yin und Chi Kung: Es ist Bewegung aus einem entspannten Geisteszustand heraus. Der Geist, der ruhig, konzentriert und gelöst bleibt, lenkt das Ki, das die physikalischen Attribute des Körpers beeinflußt. Der Geist bringt den Atem in Einklang mit der Körperbewegung, und diese Harmonie ist der Weg zur inneren Gesundheit. Die Chi-Kung-Tradition lehrt: »Der Geist kontrolliert Ki, Ki bewegt sich, doch der Geist bewegt sich nicht.« Die einfachste Methode im Chi Kung, diese geistige Ruhe zu erreichen, ist, auf Ihr Atemgeräusch zu lauschen, sich auf Ihre Körperbewegungen zu konzentrieren und zum fernen Horizont zu schauen (ob Sie nun drinnen oder draußen sind), der Geist ist losgelöst.

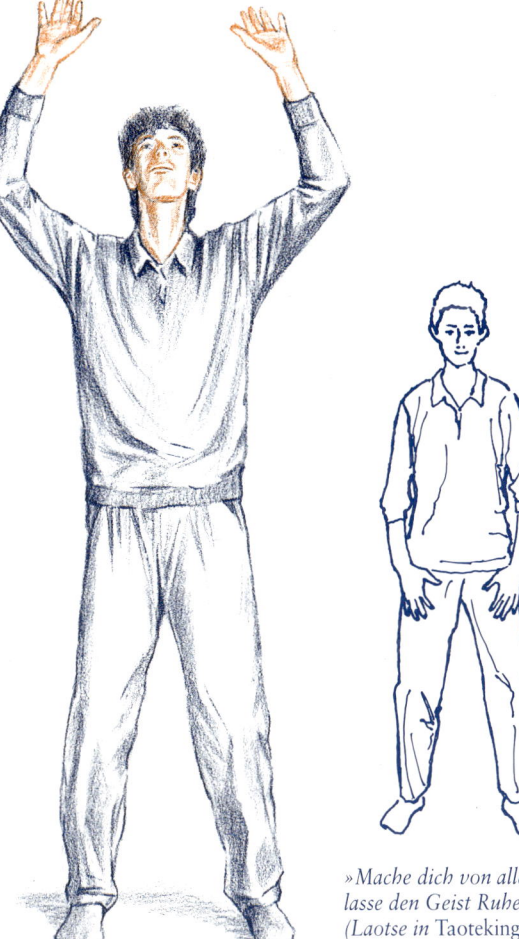

## Stehen Sie auf der Erde, und tragen Sie den Himmel

Von außen ist diese Haltung statisch, doch wenn Sie sich auf das tragende Ki der Erde konzentrieren, werden Sie die innere Dynamik der Übung spüren. Lassen Sie dieses Gefühl durch sich hindurchfließen und Ihre Arme beim Tragen des Himmels unterstützen.

Heben Sie beim Einatmen Ihre Arme langsam hoch, drehen Sie Ihre Handflächen nach oben, und pressen Sie leicht nach (rechts). Sie können auch aus der ganz gestreckten Haltung beim »Kreis tragen« (S. 40) direkt zu dieser Übung übergehen, indem Sie nur die Handgelenke drehen, um die Hände in die richtige Position zu bringen. Entspannen Sie Ellbogen und Knie durch leichtes Beugen.

Atmen Sie das Himmels-Ki ein. Lassen Sie es beim Ausatmen in Füße und Handflächen fließen. Tragen Sie den Himmel mühelos. Lassen Sie nach einer Weile los. Lassen Sie die Arme sinken, und entspannen Sie (rechts außen). Stehen Sie still, und atmen Sie einige Minuten ruhig.

»Mache dich von allem frei, und lasse den Geist Ruhe finden.« (Laotse in Taoteking)

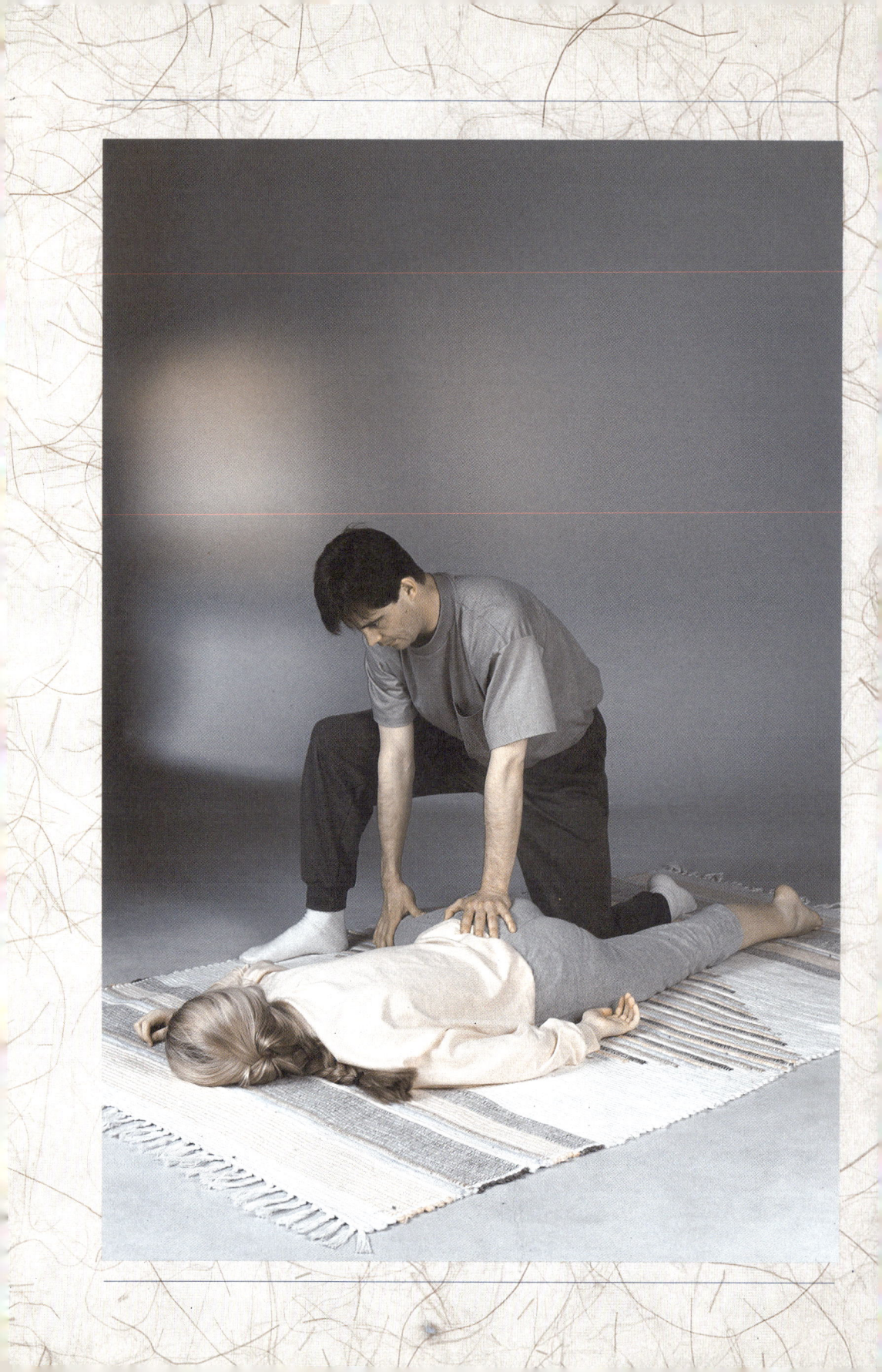

# KAPITEL 3

# Grundlagen und Techniken

Gleichgültig, was wir arbeiten, wir brauchen optimales Werkzeug. Je besser seine Güte und Präzision, desto angenehmer die Aufgabe und um so effektiver das Ergebnis. Shiatsu ist schön, interessant und heilsam – aber eben auch Arbeit. Ihr »Werkzeug« ist Ihr Körper, vornehmlich Hände und Finger; und Sie selbst sind das sie koordinierende Instrument. Dieses Kapitel macht Sie mit neuen Wegen vertraut, Ihren Körper zu behandeln. *I Ching*, das Buch der Wandlungen, lehrt uns, daß Ausdauer zum Erfolg führt; es empfiehlt, sich Zeit zu lassen und unterwegs Hilfe zu suchen. Schlagen Sie beim Durcharbeiten dieses Buches dieses Kapitel wann immer nötig nach.

Mit den speziellen Shiatsu-Techniken lernen wir unseren Körper ohne Anstrengung und Ermüdung wirksam einzusetzen. So übermittelt die Grundtechnik des Drucks (S. 45-49) unserem Partner Ki. Die dann folgenden Dehnungen und Rotationen (S. 50-51) öffnen die Meridiane, lockern die Gelenke und verbessern so den Ki-Fluß. Durch Erlernen und Anwenden der fortgeschritteneren Techniken, die im letzten Teil des Kapitels erklärt werden (S. 52-55), können Sie die subtilen Qualitäten entwickeln, die Ihrem Shiatsu natürliche Kraft und Vitalität verleihen.

Für die praktische Anwendung brauchen Sie einige »Accessoires«: zunächst den Fußboden. Arbeiten Sie auf festem, aber doch bequemem Untergrund. Gut sind ein dicker Teppich oder eine zusammengefaltete Decke, ideal für Shiatsu jedoch ist die traditionelle japanische dreilagige »Futon«-Matratze. Nehmen Sie für den Kopf Ihres Partners ein flaches Kissen, ein paar Polster für Knöchel und Knie, und arbeiten Sie, wenn möglich, in einem ruhigen Raum. Das ist schon alles.

# Werkzeug und Techniken

Beim Shiatsu können Sie fast jeden Teil Ihres Körpers einsetzen. Seine Techniken bestehen darin, das Körpergewicht durch Finger, Daumen, Handflächen, Ellbogen, Knie oder Füßen wirken zu lassen. Die Wirksamkeit hängt davon ab, wie Sie durch diese Körperteile Druck auf Ihren Partner ausüben. Die Illustrationen auf den Seiten 44-49 zeigen die verschiedenen Drucktechniken.

*Bei der Handflächentechnik decken Sie den Bereich auf dem Körper des Partners mit der offen Hand ab. Stützen Sie Ihr Gewicht auf die Handfläche. Lehnen Sie sich wieder zurück, führen Sie die Hand etwas weiter, stützen Sie sie wieder auf, und folgen Sie mit ihr dem Körper Ihres Partners. Mit der Zeit werden Sie den Druck mit verschiedenen Teilen der Hand verstärken lernen.*

*Handflächentechnik am Innenbein*

**Handflächentechnik**
*Die Handflächentechnik – »Aufstützen« oder »Halten« mit der offenen Hand – ist eine der einfachsten und gebräuchlichsten Shiatsu-Techniken. Der Handflächendruck ist sanft, aber fest. Er unterstützt, tut wohl, tonisiert, regt so den Ki-Fluß an und stellt die Zirkulation zu Schwächegebieten wieder her. Setzen Sie die Handflächentechnik ein, um Starrheit und Abwehrreaktionen in allen Körperteilen sanft zu lösen, bevor Sie mit der Daumentechnik fortfahren (nächste Seite).*

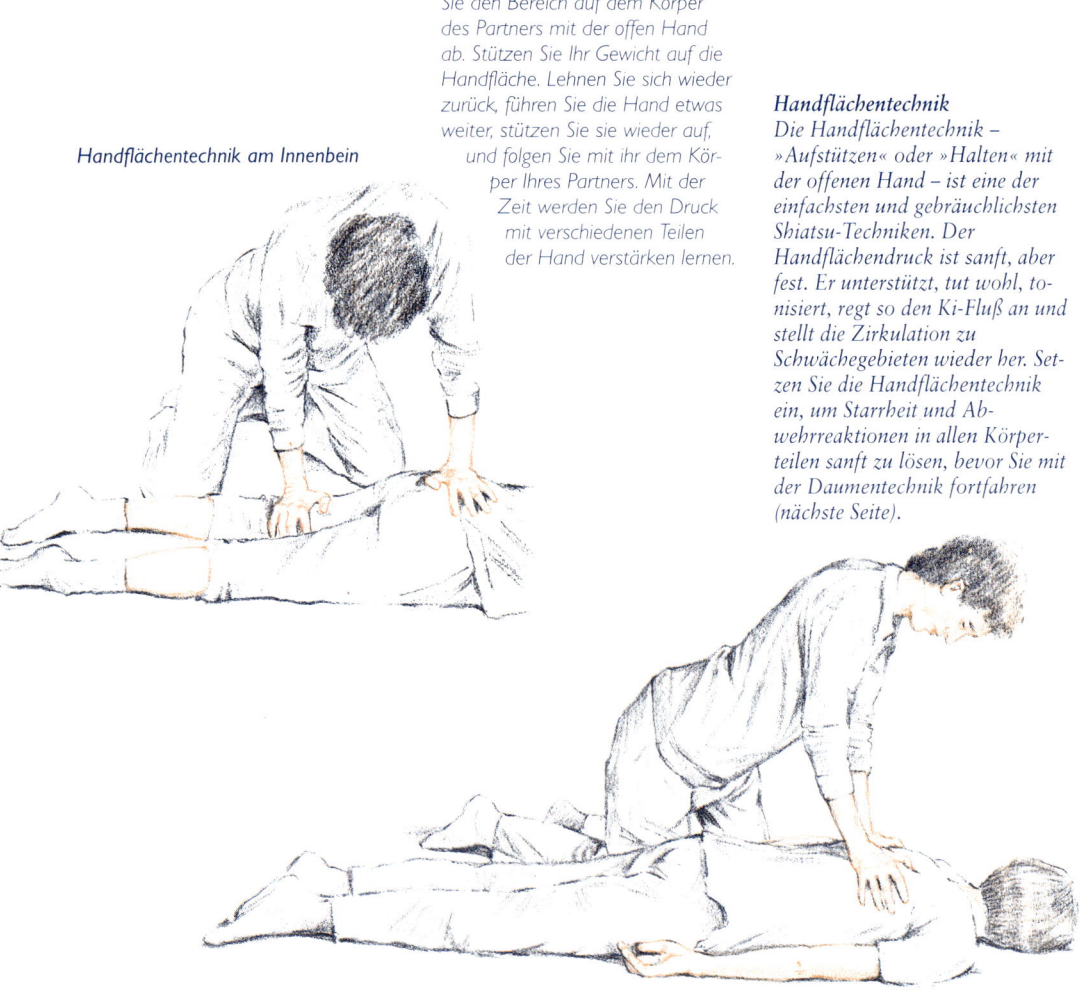

*Handflächentechnik am Rücken*

### Der Druck – Grundprinzipien

Lehrer des Zen-Shiatsu weisen darauf hin, unser Körpergewicht und nicht Druck einzusetzen. »Aufstützen, nicht drücken«, sagen sie, und doch wird Shiatsu stets im Sinne von Druck beschrieben. Es fällt schwer, sich Druck ohne Drücken vorzustellen. Um Shiatsu gut zu geben, stützen Sie sich auf und lassen Ihr Körpergewicht für sich arbeiten, anstatt zu drücken und zu pressen. Masunaga beschrieb dies als »durchdringenden Druck«, der sich aus drei Einzeltechniken zusammensetzt: senkrechter Druck, Druck halten und stützender Druck (S. 48-49). Es hat nichts zu tun mit Kraftanwendung, sondern ist vielmehr eine Interaktion zwischen dem Ki des Behandelnden und dem des Patienten.

### Auf den Partner horchen

Die beste Art, während der Druckausübung auf das Ki des Partners zu »horchen« bzw. sich darauf einzustellen, ist, auf seine Atmung zu achten – mal flach, mal tiefer, mal angehalten oder mit einem Seufzer freigegeben. Entspannen Sie, und lassen Sie sich von Ihrem Gefühl leiten. Dann können Sie fortfahren.

*Daumentechnik*

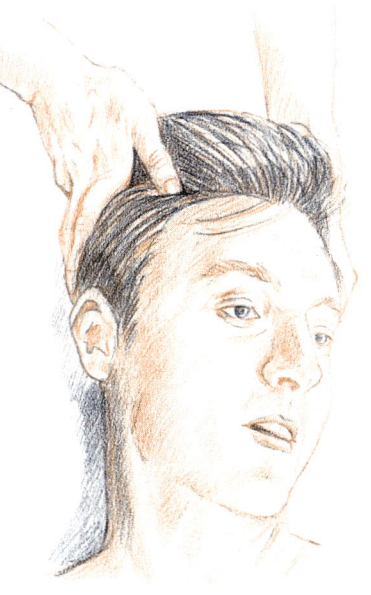

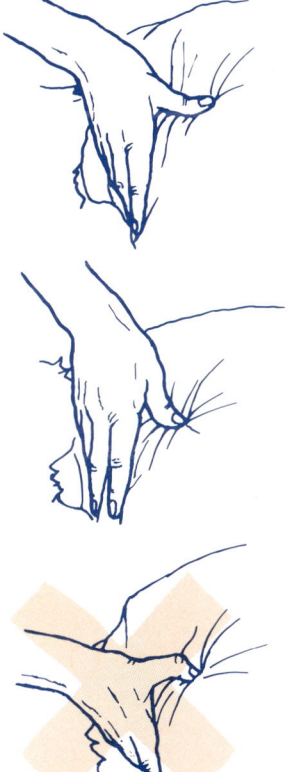

### Daumentechnik

Der Daumen dringt tiefer ein, ist präziser und stimuliert allgemein stärker als die Handfläche. Er ist beim Shiatsu der am häufigsten gebrauchte »Finger«. Setzen Sie den Daumen stets gestreckt ein: Stellen Sie ihn sich als Verlängerung Ihres Armes vor. Beugen Sie den Daumen nicht im ersten Gelenk, und setzen Sie nicht den Daumenmuskel ein, um den Punkt zu drücken (unten links). Beides schadet Sensibilität und Gefühl, ermüdet und verursacht – abhängig von der Kraft – meist zu schwachen oder zu starken Druck.

Starken Druck üben Sie aus, indem Sie sich auf die Daumenspitze stützen, leichteren Druck, indem Sie den Handballen flacher halten. Stützen Sie den Daumen durch Ausstrecken der Finger (oben). Setzen Sie ihn nie allein ein. Merke: Halten Sie die Fingernägel für Ihre Shiatsu-Sitzungen kurz geschnitten.

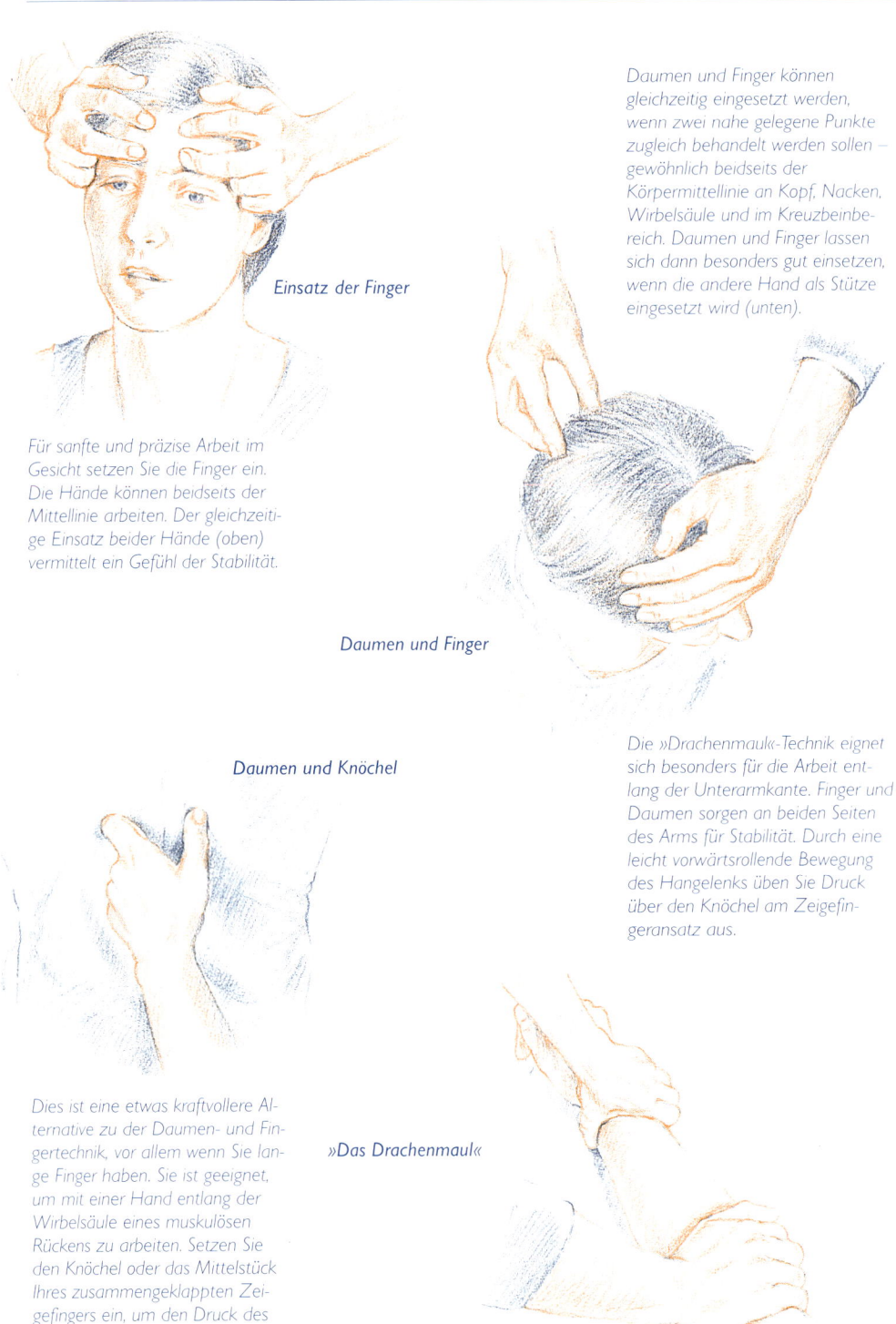

**Einsatz der Finger**

Daumen und Finger können gleichzeitig eingesetzt werden, wenn zwei nahe gelegene Punkte zugleich behandelt werden sollen – gewöhnlich beidseits der Körpermittellinie an Kopf, Nacken, Wirbelsäule und im Kreuzbeinbereich. Daumen und Finger lassen sich dann besonders gut einsetzen, wenn die andere Hand als Stütze eingesetzt wird (unten).

Für sanfte und präzise Arbeit im Gesicht setzen Sie die Finger ein. Die Hände können beidseits der Mittellinie arbeiten. Der gleichzeitige Einsatz beider Hände (oben) vermittelt ein Gefühl der Stabilität.

**Daumen und Finger**

**Daumen und Knöchel**

Die »Drachenmaul«-Technik eignet sich besonders für die Arbeit entlang der Unterarmkante. Finger und Daumen sorgen an beiden Seiten des Arms für Stabilität. Durch eine leicht vorwärtsrollende Bewegung des Handgelenks üben Sie Druck über den Knöchel am Zeigefingeransatz aus.

Dies ist eine etwas kraftvollere Alternative zu der Daumen- und Fingertechnik, vor allem wenn Sie lange Finger haben. Sie ist geeignet, um mit einer Hand entlang der Wirbelsäule eines muskulösen Rückens zu arbeiten. Setzen Sie den Knöchel oder das Mittelstück Ihres zusammengeklappten Zeigefingers ein, um den Druck des Daumens anzupassen.

**»Das Drachenmaul«**

### Einsatz von Ellbogen, Knien und Füßen

Es gibt drei Gründe, Ellbogen, Knie und Füße einzusetzen: Erstens können Daumen und Finger beim Shiatsu ermüden. Zweitens bieten sich Ellbogen, Knie und Füße für die Arbeit an kräftigeren Menschen oder Körperteilen an. Drittens eignen sich Ellbogen und Knie ausgezeichnet für die Arbeit an steifen, schmerzhaften und verspannten Muskeln – man spricht hier von »Sedierungstechnik«. So können Bereiche blockierten Kis aufgehoben und Schmerzen gelindert werden. Der Handballen kann zum selben Zweck eingesetzt werden.

Die Ellbogentechnik ist vielseitig einsetzbar: an Schultern, Rücken, Gesäß, Hüfte, Ober- und Unterschenkeln, manchmal sogar an den Armen.

Die in diesem Buch beschriebenen Fußtechniken sind speziell für die Arbeit an den Füßen des Patienten bestimmt. Sie sind sicher, einfach anzuwenden und werden als sehr angenehm empfunden – für den Shiatsu-Geber eine willkommene Unterbrechung des Bodenkontaktes.

Ertasten Sie, bevor Sie anfangen, mit Ihren Fingern Form und Zustand des Bereichs, an dem Sie arbeiten wollen, und legen Sie dann den Ellbogen bequem auf. Arbeiten Sie mit weitem Winkel, also mit der flach aufliegenden Unterseite und nicht mit den »Spitzen« (rechts). Stützen Sie sich auf, ohne zu drücken.

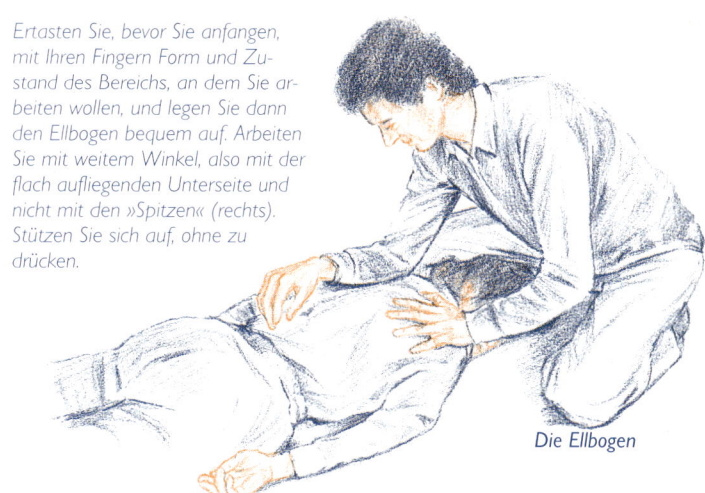

Die Ellbogen

Die Knietechnik, die vornehmlich an den Beinen, besonders an den Oberschenkeln, angewandt wird, erfordert gutes Gleichgewicht und einen entspannten Körper. Stützen Sie sich bequem auf allen vieren auf, die Hände liegen dabei auf dem Patienten. Verlagern Sie dann Ihr Gewicht stärker in die Hände. Heben Sie nun ein Knie, bringen Sie es in Position, und verlagern Sie langsam Ihr Gewicht hinein, so daß der Partner einen angenehmen Druck verspürt.

Die Knie

Sie stehen entweder mit den Fersen auf den Füßen Ihres Partners (ihm den Rücken zugewandt) oder mit den Ballen (rechts). Ein Teil Ihrer Füße muß Bodenkontakt haben. Verlagern Sie Ihr Körpergewicht zunehmend auf die Füße Ihres Partners. Verlagern Sie es von einem Fuß auf den anderen, um bequeme Positionen auszumachen.

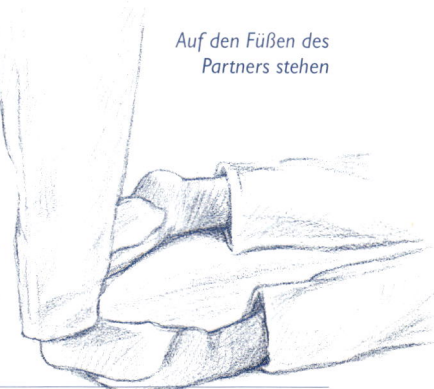

Auf den Füßen des Partners stehen

An die Wand stützen

## Aufstützen des Körpers
*Durch Aufstützen des gesamten Körpers (wie hier und auf der Seite gegenüber gezeigt) setzen Sie alle drei Elemente des durchdringenden Drucks (rechts) ein. Die Übungen auf diesen Seiten sollen Ihnen den Unterschied zwischen Aufstützen und Drücken (S. 45) veranschaulichen.*

## DURCHDRINGENDER DRUCK
*Die auf S. 45 angesprochenen Elemente des Drucks sollen hier nun genauer beschrieben werden:*

### Senkrechter Druck
*Der Druck sollte stets im rechten Winkel auf den Körper Ihres Partners treffen. Dies ist die Yang-Komponente des durchdringenden Drucks und der beste Weg, mit dem Ki Kontakt aufzunehmen – geradewegs hinein.*

### Druck halten
*Das Aufstützen des Körpergewichts ohne Bewegung ist ein mehr passiver, rezeptiver Yin-Aspekt des Shiatsu. Sind Ihre Hände reglos, können Sie sich auf das Ki Ihres Partners einstellen. Sie müssen nichts tun – das Ki wird antworten, weil Bewegung seiner Natur entspricht. Jede zusätzliche Bewegung von Ihnen kann diese Antwort überschatten.*

### Stützender Druck
*Der Boden als Halt – diese Vorstellung ist uns bereits bekannt (S. 28-32). Stützender Druck ist sowohl eine Technik, mit der wir*

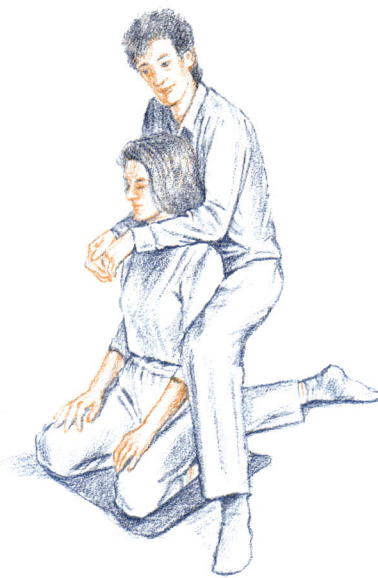

*Sicheres Aufstützen können Sie leicht ausprobieren: Wählen Sie eine geeignete Wand, stützen Sie sich nach Herzenslust auf – spüren Sie den Halt.*

*Diese einfachen Schulter-Stütz-Techniken beinhalten die drei Elemente durchdringenden Drucks: senkrechter Druck, Druck halten und stützender Druck. Ihr Partner sitzt im Schneidersitz auf einem Kissen oder kniet mit festem und sicherem Halt (links und rechts).*

*Entspannen Sie Ihr Gewicht, indem Sie sich im rechten Winkel auf die Schultern Ihres Partners stützen. Nehmen Sie den Halt, den diese Ihnen geben, wahr. Stützen Sie den Rücken Ihres Partners mit Oberschenkel oder Knie ab (rechts). Es sollte für sie beide bequem sein. Versuchen Sie, sich mit den Ellbogen auf verschiedene Schulterbereiche zu stützen (links).*

## Auf den Schultern aufstützen

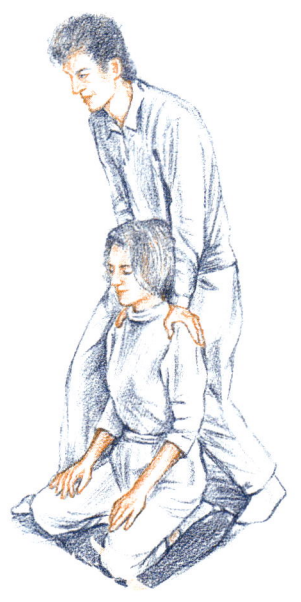

unseren Partner stützen, als auch eine Form der Berührung, die ein Gefühl der Fürsorge, Beachtung und Sicherheit vermittelt. Es ist ein weiterer Yin-, ein erdverbundener Aspekt guten Shiatsus.

### Die stützende Hand
Sie gleicht den mit der arbeitenden Hand ausgeübten Druck aus (s. »Das Zwei-Hände-Shiatsu«, S. 52). Manchmal setzen wir den ganzen Körper zur Stütze ein, vor allem beim Shiatsu in sitzender Haltung.

### Gegenseitige Stütze
Halt gibt Ihnen nicht nur der Boden, sondern auch der Körper des Partners. Der Grad Ihres Vertrauens in dessen Körperkraft und -halt bestimmt die Energie, die Sie an ihn weitergeben. Stützen beruht auf Gegenseitigkeit. Daraus resultiert gegenseitiges Vertrauen, das Entspannung möglich macht: Und das ist der Augenblick, der – durch den freien Ki-Fluß im Körper des Partners – eine Veränderung herbeiführt. Das japanische Zeichen für »Mensch« ähnelt zwei sich gegenseitig stützenden Stäben und drückt den elementaren Tatbestand aus, daß sich Menschen gegenseitig brauchen.

Ihr Partner legt sich bequem auf eine Decke oder auf den Teppich. Beginnen Sie aus der Krabbel-Grundstellung heraus, und bewegen Sie Ihre Hände zu den kräftigen Rückenpartien Ihres Partners – Brustwirbelsäule und Kreuzbeinbereich (unten) oder Gesäß.

Verlagern Sie das Gewicht langsam nach vorn, bis Ihre Arme im rechten Winkel auf Ihrem Partner stehen. Stützen Sie sich auf, indem Sie senkrechten, stützenden Druck ausüben. Halten Sie kurz inne, und lassen Sie so den verweilenden Aspekt ihres Drucks in die Tiefe gehen. Entspannen Sie Ihre Wirbelsäule, und holen Sie Luft. Lehnen Sie sich zurück, bringen Sie Ihre Hände in eine andere bequeme Position, und stützen Sie sich erneut auf. Ihr Partner wird oft durch Ihren Druck tief ausatmen. Doch keine Angst, er atmet wieder ein, wenn ihm danach ist.

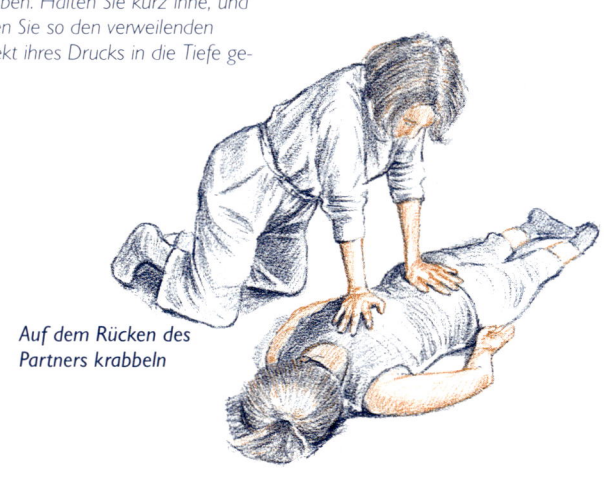

**Auf dem Rücken des Partners krabbeln**

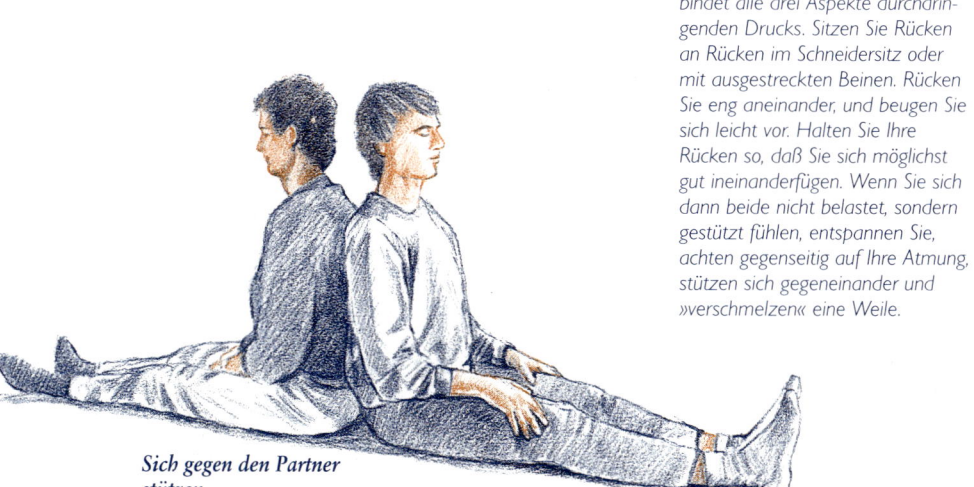

**Sich gegen den Partner stützen**

Die gegenseitige Stützübung verbindet alle drei Aspekte durchdringenden Drucks. Sitzen Sie Rücken an Rücken im Schneidersitz oder mit ausgestreckten Beinen. Rücken Sie eng aneinander, und beugen Sie sich leicht vor. Halten Sie Ihre Rücken so, daß Sie sich möglichst gut ineinanderfügen. Wenn Sie sich dann beide nicht belastet, sondern gestützt fühlen, entspannen Sie, achten gegenseitig auf Ihre Atmung, stützen sich gegeneinander und »verschmelzen« eine Weile.

# Dehnungen und Rotationen

Sie sind wichtiger Teil der Shiatsu-Technik: Rotationen lockern die Gelenke und lagern die Gliedmaßen für die Arbeit an den Meridianen richtig. Dehnung öffnet die Meridiane und aktiviert so das Ki. Das erleichtert die Diagnose und macht die Behandlung wirksamer.

Steife und schmerzhafte Gelenke resultieren aus Blockierungen in der Zirkulation von Ki und Blut, die – durch die Dichte der die Knochen umgebenden Sehnen und Bänder – an den Gelenken nicht mühelos fließen. Deshalb sind Dehnungen und Rotationen ein besonders nützlicher Behandlungsbestandteil.

Absolvieren Sie die Übungen dieser und der Folgeseite eine Weile, und verinnerlichen Sie dann die Prinzipien des Shiatsu für Fortgeschrittene (S. 52-55), besonders »Ihr Hara geöffnet halten« und »Kreise visualisieren«.

### Rotation der Arme
*Verbreitern Sie für diese Technik Ihre Standfläche: Das dem Partner nahe Bein kniet, der Fuß des anderen Beins ist aufgestellt. Umfassen Sie mit der dem Partner nahen Hand fest dessen Schulter, ergreifen Sie mit der anderen sein Handgelenk, und schütteln Sie den Arm sanft, um den Ellbogen zu lockern.*

*Machen Sie einige Kreisbewegungen, indem Sie das Handgelenk vor, über und unter die Schulter bewegen, dann nach außen zur Seite und zurück zu Ihnen. Ziehen Sie dabei sanft an Handgelenk und Schulter, um alle Gelenke zu dehnen.*

*Dehnen Sie den Kreis aus bis zur vollen Streckung. Ihr ganzer Körper nimmt an der Rotation teil.*

### Rotation der Beine
*Die Rotation des Beins in Hüft-, Knie- oder Fußgelenk umfaßt viele verschiedene Techniken, abhängig von dem Gelenk, an dem gearbeitet wird, und von der Position des Patienten. Sie werden später im Grundprogramm genauer beschrieben. Da das Bein schwer ist, müssen Sie stets für eine breite Basis sorgen.*

*Entspannen Sie Ihre Gliedmaßen, und kommen Sie aus dem Unterkörper hoch (s. »Entspannen Sie, und verlagern Sie Ihr Gewicht nach unten«, S. 54). Reißen oder ziehen Sie nicht aus dem Rücken heraus hoch.*

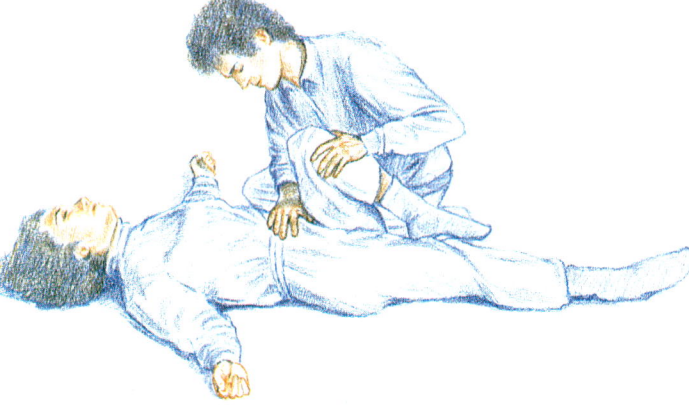

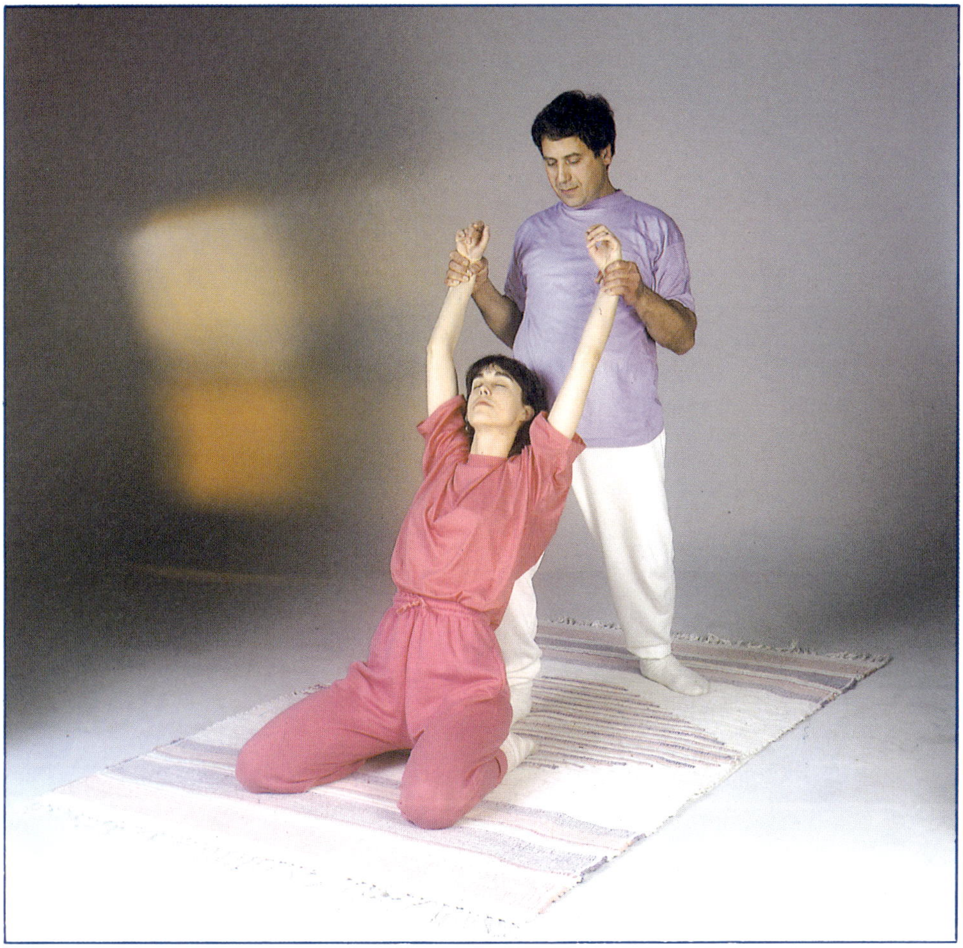

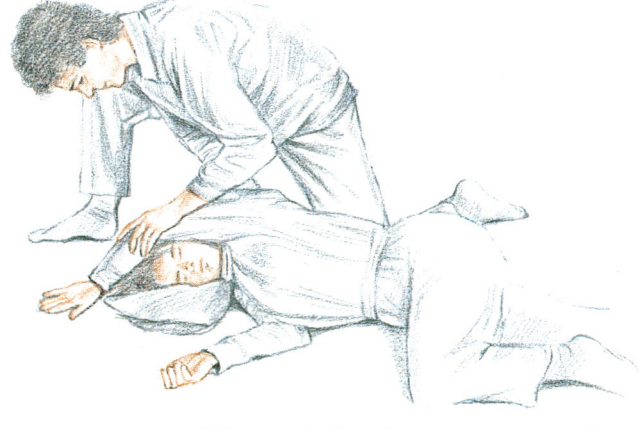

### Dehnungen

Sie werden oft in die Rotationen integriert, indem man innehält und das Gliedmaß an verschiedenen Positionen im Kreis dehnt. Vorsichtig und ohne Gewalt ausgeführt, lösen sie Verspannungen und Blockierungen. Zudem geben sie Ihnen mehr Aufschluß über die Verfassung des Patienten. Schlaffe Bewegungen deuten auf mangelnden Muskeltonus oder unzureichendes Ki hin. Anspannung oder Steifheit lassen eine lokale Blockierung von Ki erkennen. Ein bis zwei Ganzkörperdehnungen (oben) pro Sitzung sollen das Ki insgesamt freigeben und dem Patienten zur Entspannung verhelfen.

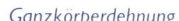

Ganzkörperdehnung

*Dehnung in der Seitenlage*

# Prinzipien des Shiatsu für Fortgeschrittene

Ausgehend von den Grundprinzipien und -techniken können Sie in der Folge Ihre Kenntnisse über die Feinheiten guten Shiatsus vertiefen. Dadurch wird Ihr Partner Shiatsu intensiver erleben und Ihre Fähigkeit, Shiatsu gut zu geben, zunehmen. Das Erlernen dieser Feinheiten wird große Ki-Energie schaffen, kann jedoch mehrere Jahre der Praxis erfordern. Wie auch immer, irgendwann muß man anfangen, und Sie befinden sich in guter Gesellschaft – im Zen gibt es keine Könner, nur Anfänger.

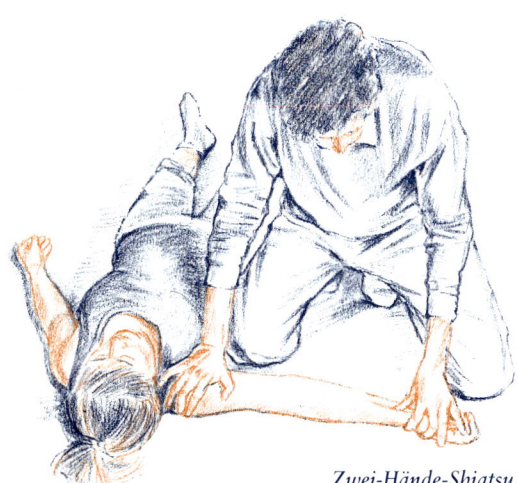

*Shiatsu-Meister sagen: »Zwei Hände fühlen wie eine« – der Patient fühlt eine vollständige Einheit. Das ist gutes Shiatsu.*

**Zwei-Hände-Shiatsu**
*Dieses, von Masunaga entwickelte Prinzip ist ein einzigartiges Charakteristikum des Zen-Shiatsu. Zum Shiatsu gehört eine stützende Yin-Eigenschaft und eine bewegende, dynamische Yang-Eigenschaft. Unsere beiden Hände bringen die stützende Yin-Komponente und die dynamische Yang-Komponente unserer Arbeit in Einklang. Mit zunehmender Übung fühlen wir ihre vereinte Kraft in der Reaktion unseres Partners. Eine Hand übt – für Praktizierenden wie Patienten – die stützende Funktion aus (S. 49, »Die stützende Hand«). Auf der Stelle ruhend, stellt sie den Kontakt zu den »Energiezentren« des Patienten her und wird manchmal die »horchende« oder »Mutter«-Hand genannt. Die andere, akti-*

*vere Hand, manchmal »Kind« genannt, folgt dem Ki in seiner Bewegung rund um den Körper, die Verfassung des Patienten unschuldig erkundend. Jede Hand kann die stützende Rolle spielen, wichtig ist nur, daß Mutter und Kind »in Verbindung« miteinander stehen (unten).*

**Kontinuität**
*Das Gefühl des Fließens und der Kontinuität ist für ein intensives Erleben Ihres Partners beim Shiatsu unerläßlich. Kontinuität ist abhängig von Ihren Körperbewegungen und der Konzentration Ihres Geistes.*

*Konzentrieren Sie sich auf die fließende Bewegung Ihrer Hände. Folgen Sie mit Ihrer aktiven Hand ohne Unterbrechung des Kontakts Ki in seinen Kanälen, um seinen Zustand zu erspüren und die Tsubos zu lokalisieren. Bewegung und Pausieren wechseln nach Bedarf, die Verbindung mit der stützenden Hand muß stets gewahrt sein.*

*Konzentrieren Sie sich auf die Atmung Ihres Partners, und arbeiten Sie aus dem Hara heraus (S. 53). Sind Körper und Geist in Harmonie, wird Ihr Partner nicht auf Ihre Technik achten, Ihr Shiatsu jedoch als zutiefst angenehm empfinden. Gute Kontinuität hängt von Ihrer Fähigkeit ab, aus dem Hara zu arbeiten.*

## Aus dem Hara arbeiten

Das Hara wird nicht nur als physikalisches Zentrum der Schwerkraft angesehen, sondern als Sitz Ihrer konstitutionellen Energie bzw. Lebenskraft, sowohl Quelle von Ki als auch der Ort, wohin es zurückfließt. »Ein gutes Hara zu haben« bedeutet in Japan, gesund und vital zu sein. »In seinem Hara« zu sein, heißt, sich seiner bewußt zu sein, im Einklang mit sich und entspannt. Hara wird durch den Atem genährt, durch gute Ernährung und Verdauung und angemessene Ruhe gefördert.

In der Praxis ist Hara das Zentrum der Aufmerksamkeit. »Sich aus dem Hara bewegen« ist der Inbegriff guten Shiatsus. Erlernen können Sie es, indem Sie die Übungen »Ihr Hara geöffnet halten« und »Ihr Gewicht nach unten verlagern« (S. 54) absolvieren. Die Boden- und Atemübungen in Kapitel 2 helfen Ihnen, Hara-Bewußtsein zu entwickeln.

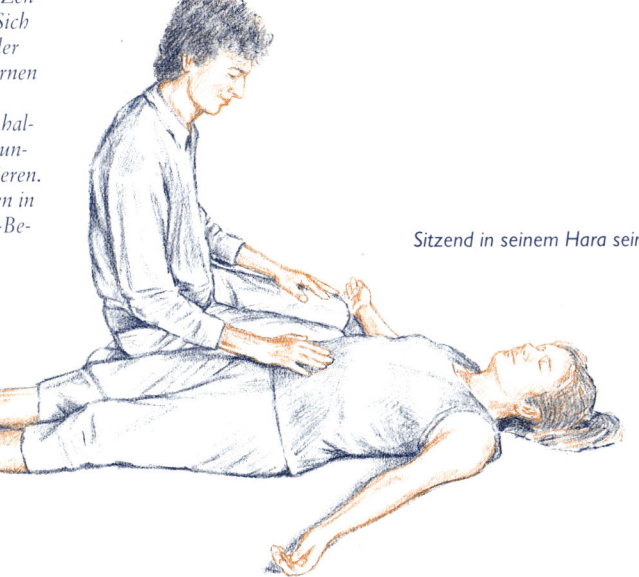

*Sitzend in seinem Hara sein*

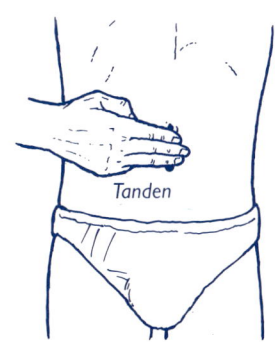

Tanden

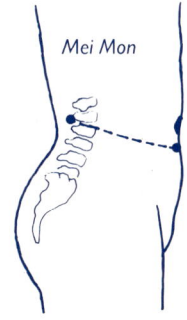

Mei Mon

## Tanden und Mei Mon

Das Zentrum von Hara ist ein Punkt drei Fingerbreit unter dem Nabel. Es wird Tanden oder »Meer der Ki-Energie« genannt. Mit dem Tanden über die Nieren verbunden ist der Punkt Mei Mon, der sich zwischen dem zweiten und dritten Lendenwirbel befindet. Mei Mon, auch »Lebenspforte« oder »Pforte des Feuers der Lebenskraft« genannt, ist der Sitz des Nieren-Yang (S. 80).

### Entspannen Sie, und verlagern Sie Ihr Gewicht nach unten

Das wichtigste Prinzip im Shiatsu ist zu entspannen, d.h. ohne Kraftanstrengung zu arbeiten. Krümmen Sie nie den Rücken, ziehen Sie nicht die Schultern hoch, halten Sie die Ellbogen stets entspannt. Machen Sie es sich leicht, und lassen Sie Ihr Ki für sich arbeiten – was es tun wird, wenn Sie in Ihrem Hara sind. Entspannung verbindet Sie mit dem Boden. Durch Verlagerung des Gewichts nach unten, ein dem Aikido entlehntes Prinzip, kann die Erdenergie durch Ihren Körper fließen. Stellen Sie sich vor, der obere Teil Ihres Körpers oder der Gliedmaßen sei leicht und die unteren Teile schwer – als würden Sie zu Boden gezogen. Beispiel: Strecken Sie Ihren Arm aus, um mit Fingern, Daumen oder Handfläche zu arbeiten, seien Sie sich der Schwere Ihres Ellbogens bewußt. Nehmen Sie an allen schwereren Körperteilen Energie von der Erde auf, und lassen Sie diese durch Ihren Körper fließen. Lenken Sie Ihr Ki mühelos mit dem Geist, und versorgen Sie sich von der Erde mit Hub- und Zugkraft. Das ist das Wesen entspannten Shiatsus.

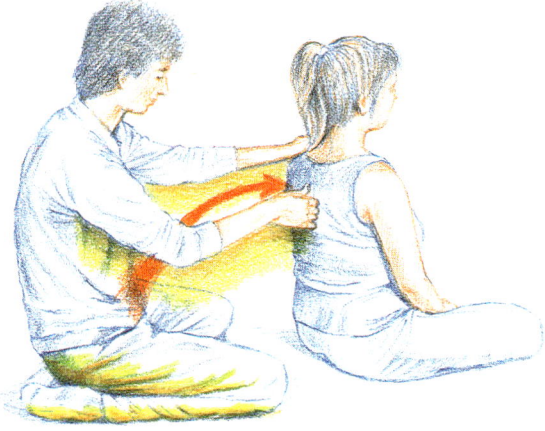

*Das Gewicht nach unten verlagern*

*Das Hara geöffnet halten und Kreise visualisieren*

### Ihr Hara geöffnet halten

Ziel des Shiatsu-Gebers ist es, Hara bei allen Bewegungen geöffnet zu halten. Lernen können Sie dies, indem Sie eine breite Grundfläche beim Shiatsu-Geben einnehmen. Sogar in der Seiza-Stellung (S. 32) sollten Ihre Knie zumindest eine Faustbreit Abstand haben. Bewegungen werden so leichter aus dem Tanden fließen, und Sie werden mit dem Ki des Partners in Kontakt bleiben. Indem Sie den Schwerpunkt in Ihr Hara verlegen, können Sie arbeiten, ohne die Balance zu verlieren.

Die Position Ihrer Arme ist ebenso wichtig. Halten Sie sie zu eng beieinander, schwächen Sie Ihre Ki-Energie und kompensieren durch Muskelkraft, was Sie ermüden wird.

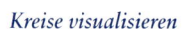

### Kreise visualisieren

Ki wird am besten durch sanfte, offene Bogen befördert. Stellen Sie sich einen elastischen Ballon zwischen Armen und Brust vor und kleinere Ballons bzw. Kreise, die die Achselhöhlen stützen und die Gelenke offen und weich halten. Das wird Ihr Ki fördern helfen und gleichzeitig Ihr Hara offenhalten.

### Die richtige Haltung finden

Durch Kombination all der in diesem Kapitel vorgestellten Prinzipien wird Ihr Shiatsu zu einer wirkungsvollen und angenehmen Beschäftigung. Wenden Sie diese Prinzipien ständig an, und machen Sie sie zum selbstverständlichen Bestandteil Ihres Shiatsu.

Dann werden Sie spontan Ihre richtige Haltung finden. Vergessen Sie diese Prinzipien, wird aus Ihrem Shiatsu eher harte Arbeit werden. Es gibt keine absolut richtige Haltung, über diese Prinzipien aber können Sie sich selber kontrollieren. Die Abbildungen hier zeigen den Unterschied zwischen dem Arbeiten nach diesen Prinzipien und dem Versuch, ohne sie zu arbeiten.

Ohne breite Standfläche (rechts) und zu nah am Partner krümmt dieser Shiatsu-Geber den Rücken, was zu Kreuzschmerzen führt. Sein Daumendruck kann nicht korrekt sein, da Arm und Daumen gebeugt sind. In der korrekten Haltung (links) kniet der Shiatsu-Geber bequem: Er balanciert und arbeitet mit gestreckten Fingern und Daumen. Seine Arbeit wird sich »geschlossener« anfühlen.

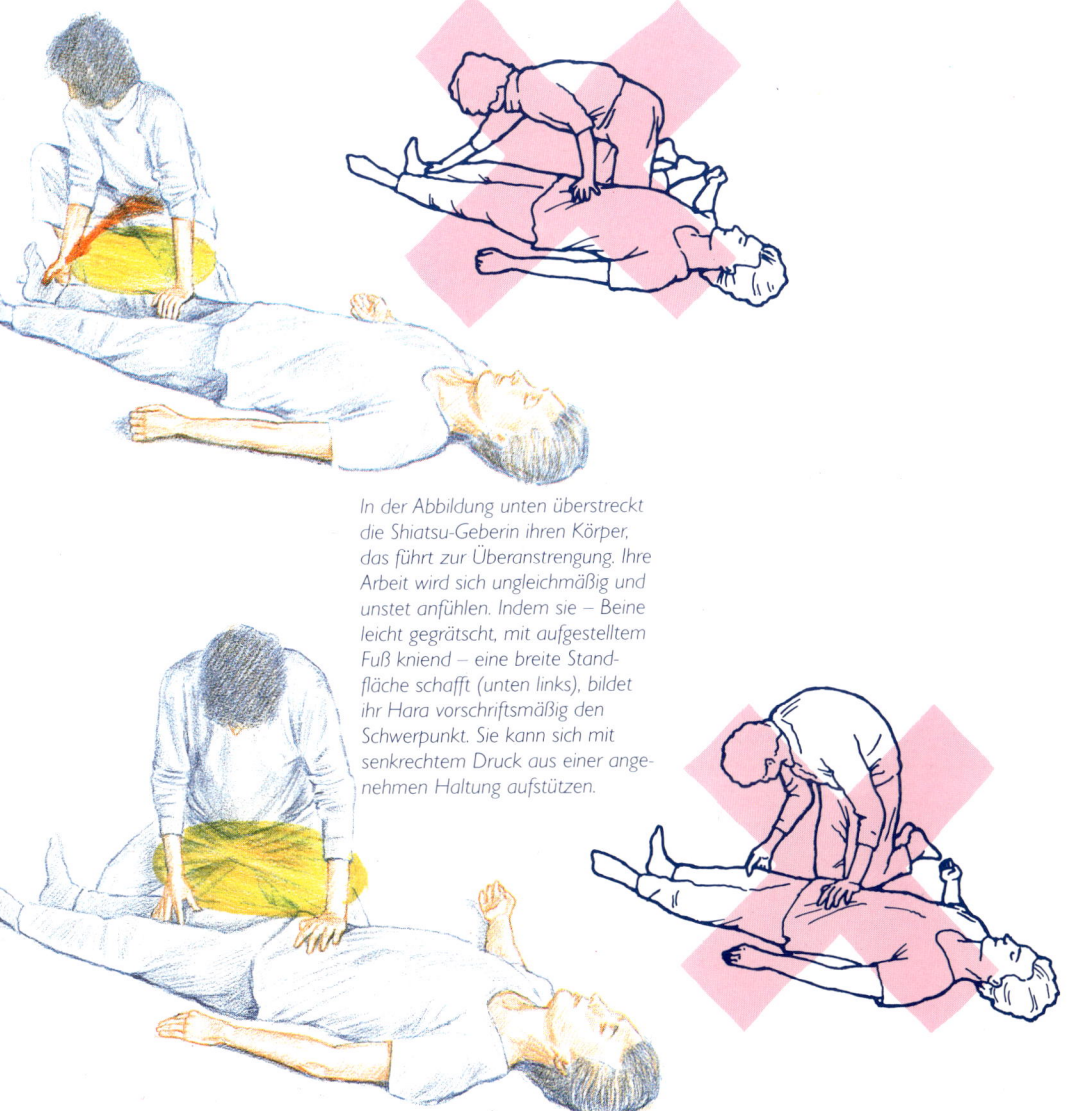

In der Abbildung unten überstreckt die Shiatsu-Geberin ihren Körper, das führt zur Überanstrengung. Ihre Arbeit wird sich ungleichmäßig und unstet anfühlen. Indem sie – Beine leicht gegrätscht, mit aufgestelltem Fuß kniend – eine breite Standfläche schafft (unten links), bildet ihr Hara vorschriftsmäßig den Schwerpunkt. Sie kann sich mit senkrechtem Druck aus einer angenehmen Haltung aufstützen.

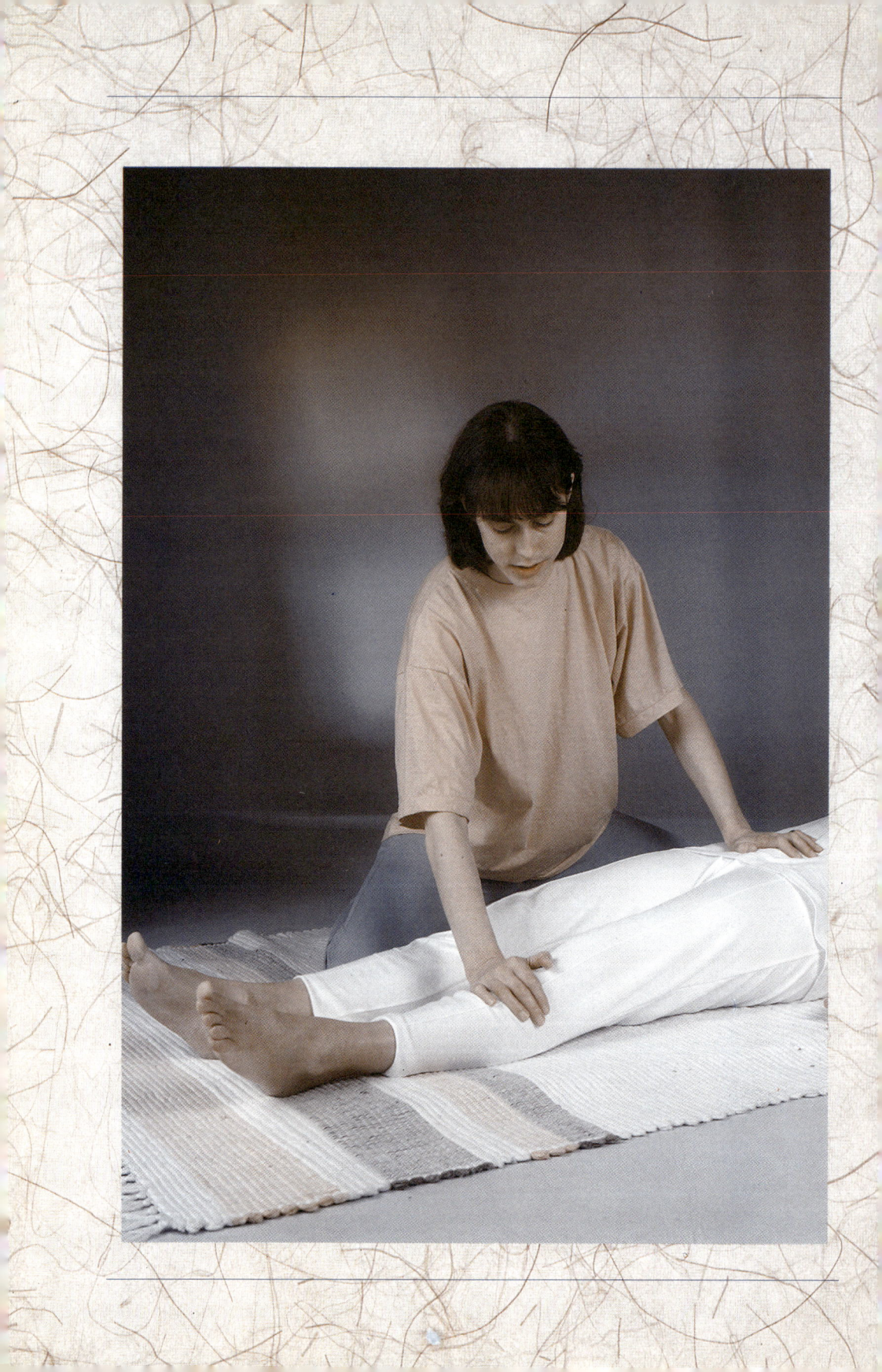

# KAPITEL 4

# Das Shiatsu-Grundprogramm

Praktisch betrachtet ist der aktive Partner der Shiatsu-Geber, doch Kommunikation durch Körperkontakt ist eine zweiseitige Angelegenheit. Ihre Hände arbeiten und »horchen«. Sie werden von Ihrem Partner körperlichen Halt bekommen und intuitiv auf ihre/seine Empfindungen reagieren, was bedeutet, daß Sie gleichzeitig geben und empfangen.

Ähnlich nehmen Sie auch an einem zweiseitigen Vorgang teil, wenn Sie Shiatsu empfangen. Gehen Sie Ihren Gefühlen nach, und reagieren Sie natürlich auf alle auftauchenden Empfindungen und Gefühle, lassen Sie sich bewußt auf diese Erfahrung ein. So fühlen Sie sich vielleicht angespannt. Dann kann Shiatsu ans Schmerzhafte grenzen; doch der Schmerz sollte sich gut und heilsam, nie anders anfühlen. Atmen Sie natürlich, wenn Sie den Druck spüren, und lassen Sie die Spannung davonfließen. Ihr Partner wird Ihrer Atmung zu folgen lernen. Traditionell heißt es, Shiatsu zu empfangen lernen, dauere ebensolang, wie es zu geben lernen.

Die besten Sitzungen sind meist entspannt, ruhig, wortkarg – scheuen Sie sich aber nicht zu reden, wenn es angebracht ist. Bei Unbehagen oder Anspannung sollte von Shiatsu-Geber wie -Empfangendem eine Rückmeldung kommen. Beide Partner mögen während der Sitzung zu spontanen Einsichten gelangen – teilen Sie sie, doch Reden darf nie die Kontinuität unterbrechen.

Das Grundprogramm wird auf den Seiten 58-59 vorgestellt. Lesen Sie das ganze Kapitel, bevor Sie es ausprobieren. Bringen Sie dann Ihren Partner in den vorbereiteten Raum, und erläutern Sie das weitere Vorgehen. Auch wenn Sie beide bereits mit Shiatsu vertraut sind, werden Sie durch dieses Ritual eingestimmt. Fragen Sie Ihren Partner, wie er sich fühlt. Wenn Sie selbst nervös sind, geben Sie das ruhig zu. Ein Austausch Ihrer Gefühle kann die Situation entspannen. Später wird Ihre Nervosität verschwinden. Bitten Sie Ihren Partner, sich hinzulegen. Dann kann es losgehen.

# Übersicht

Das unten dargelegte Shiatsu-Grundprogramm umfaßt den gesamten Körper. Bei Änderung der Position müssen Sie in Kontakt mit Ihrem Partner bleiben: Das ist angenehm und bewahrt die Kontinuität Ihrer Arbeit. Bewegen Sie sich vorsichtig, um Ihren Partner nicht zu stoßen.

## *BAUCHLAGE*

*Das Grundprogramm beginnt im oberen Rückenbereich. Nach einer anfänglichen Dehnung wird Shiatsu in der Ausfallstellung gegeben (S. 61).*

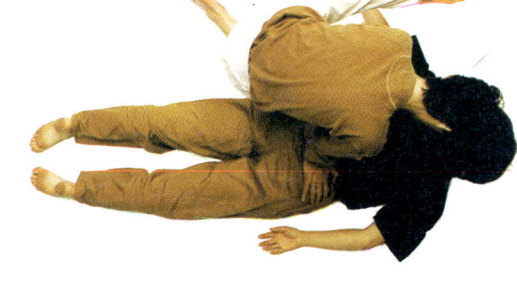

*Bewegen Sie sich vom Rücken weiter nach unten, um dem Ihnen zugewandten Bein Shiatsu zu geben (S. 64). Wechseln Sie die Seite, und arbeiten Sie an dem anderen Bein.*

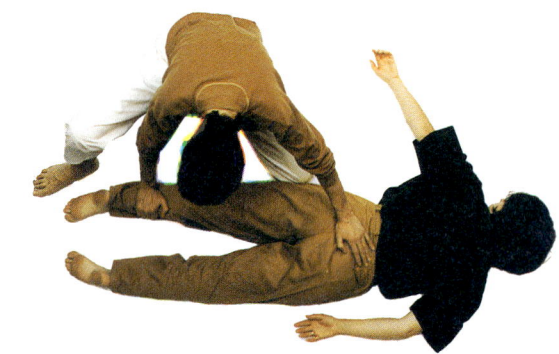

*Knien Sie zum Abschluß am Kopf Ihres Partners, um die Schultern zu behandeln (S. 66-67).*

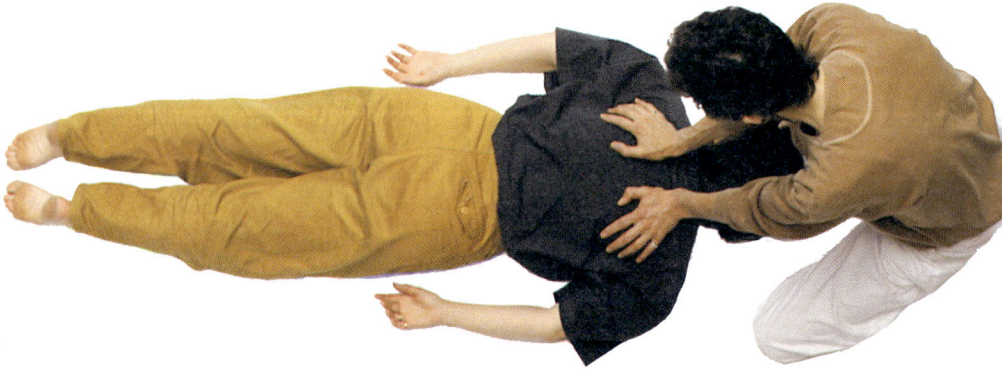

RÜCKENLAGE

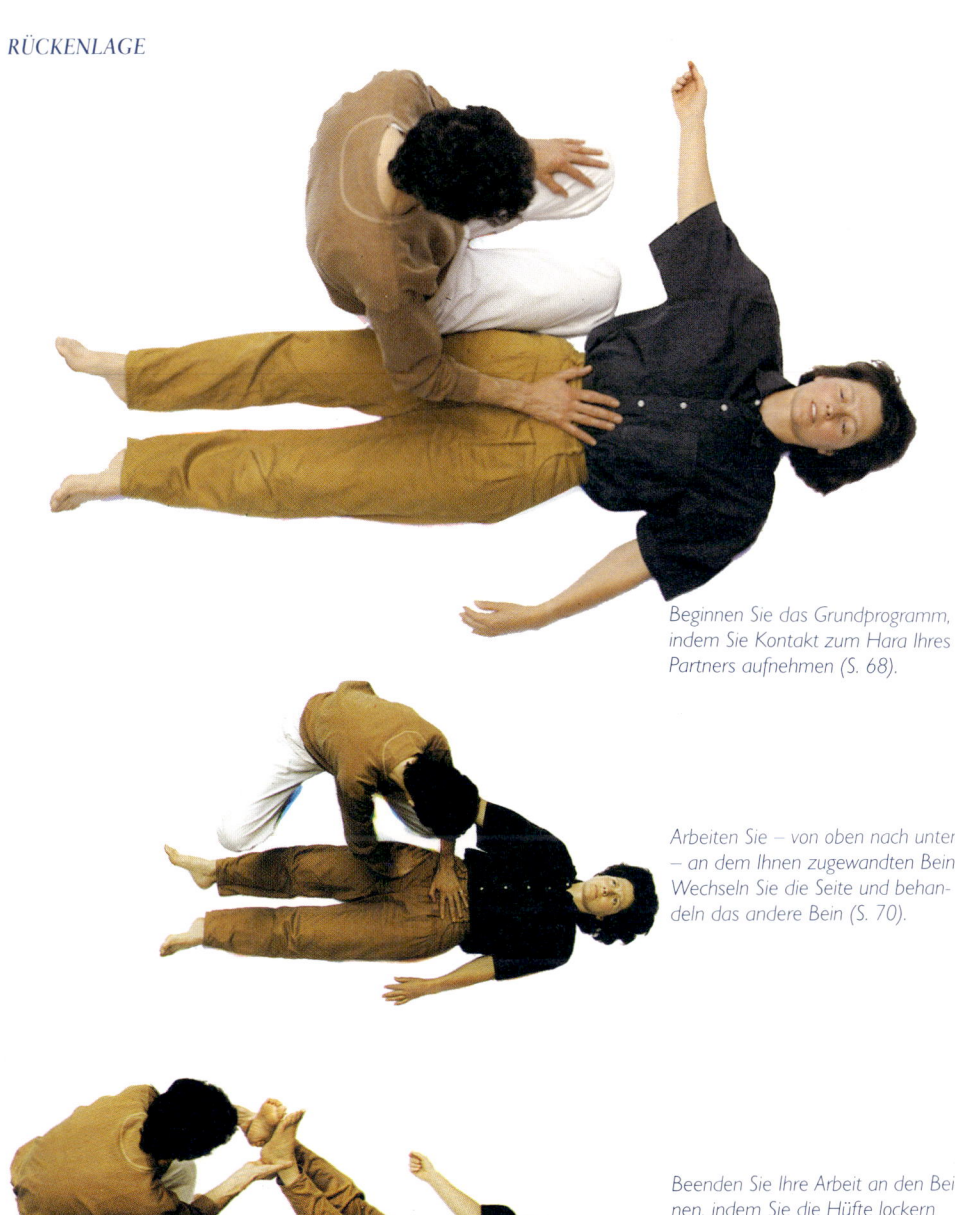

Beginnen Sie das Grundprogramm, indem Sie Kontakt zum Hara Ihres Partners aufnehmen (S. 68).

Arbeiten Sie – von oben nach unten – an dem Ihnen zugewandten Bein. Wechseln Sie die Seite und behandeln das andere Bein (S. 70).

Beenden Sie Ihre Arbeit an den Beinen, indem Sie die Hüfte lockern (S. 71).

# Beginnen Sie mit dem Grund-programm

Im ersten Teil der Shiatsu-Sitzung nimmt Ihr Partner die Bauchlage ein. Sie beginnen mit dem Rücken, wandern zum Gesäß, zu Beinen und Füßen und kehren zu den Schultern zurück. Ihr Partner soll bequem liegen – die Arme seitlich am Körper, so daß die Schultern leicht auf dem Boden liegen. Einige benötigen in dieser Lage ein Kissen (S. 67), die meisten jedoch liegen so – mit zur Seite gelegtem Kopf – bequem. Der Kopf sollte jedoch von Zeit zu Zeit auf die andere Seite gelegt werden, um Nackensteife vorzubeugen. Ermuntern Sie Ihren Partner, Ihnen zu sagen, wenn Sie sich zu fest aufstützen oder zu fest drücken, aber auch wenn eine Stellung besonders wohltut – von diesen Rückmeldungen können Sie viel lernen.

### Die Arbeit am Rücken

*Für die meisten Leute sind Rükken und Schultern Körperteile, die Berührungen gefahrlos ausgesetzt werden können. Diese Region ist kräftig gebaut, und der mit der Verteidigung des Körpers verbundene Yang-Meridian fließt durch sie herab.*

*Viele Leute leiden an Rückenschmerzen und verspannten Schultern. Indem Sie sich mit Ihrem Gewicht auf den Rücken des Partners stützen, helfen Sie ihm, »loszulassen« und Spannung aus ermüdeten und schmerzenden Muskeln freizusetzen.*

*Wenn Sie fertig sind, legen Sie Ihre Hand in die Lendenregion Ihres Partners und verharren kurz so, damit er Zeit hat, sich auf den Kontakt einzustellen. Konzentrieren Sie sich nun auf Tiefe und Rhythmus seiner Atmung.*

Sie sitzen in der Seiza-Stellung neben Ihrem Partner. Schieben Sie seinen Arm gegebenenfalls leicht von

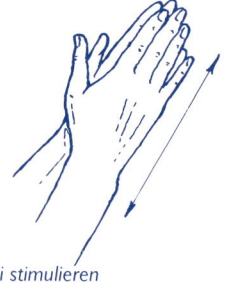

Ki stimulieren

der Seite weg, damit Sie selbst Platz haben. Atmen Sie in Ihr Hara. Reiben Sie sich die Hände auf Brusthöhe etwa 30 bis 40 Sekunden lang kräftig die Schultern bleiben dabei entspannt. Das wird den Ki-Fluß in Ihrem ganzen Körper stimulieren und Ihre Hände zu Beginn der Sitzung wärmen und sensitivieren.

Lassen Sie die Hände zusammen, und konzentrieren Sie sich einen Moment darauf, wie Sie sich fühlen, bevor Sie den ersten Kontakt mit Ihrem Partner herstellen.

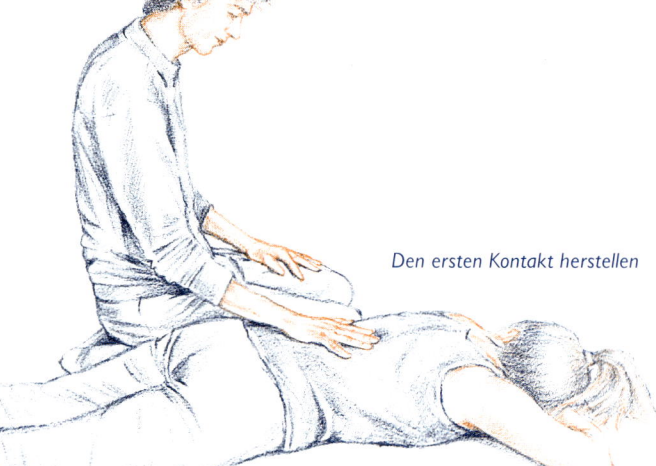

Den ersten Kontakt herstellen

**Obere und untere Wirbelsäule**
Sie knien sich aufrecht hin und wenden sich dem Körper Ihres Partners zu – die Hand hält den Kontakt aufrecht. Legen Sie nun eine Hand auf die Kreuzbeinregion, die andere in Brusthöhe auf den Rücken (S. 49). Stützen Sie sich auf. Entspannen Sie Ihre Wirbelsäule, atmen Sie ruhig, und konzentrieren Sie sich einen weiteren Augenblick auf die Atmung Ihres Partners.

Setzen Sie diese Technik ein, um den Lendenbereich zu öffnen und angespannte Muskeln zu lockern, bevor Sie direkten Druck auf den Rücken ausüben. Verlagern Sie Ihr Gewicht zurück in Hüfte und Knie, und legen Sie Ihre linke Hand auf den Gesäß-/Hüftbereich der Ihnen nahen Seite. Legen Sie die rechte Hand auf den Rand des Brustkorbs der äußeren Seite. Stützen Sie sich auf, und benutzen Sie Ihr Körpergewicht, um mit Ihren Händen eine Dehnung zu erreichen. Bitten Sie Ihren Partner, zur Unterstützung gleichzeitig mit Ihnen auszuatmen.

Verharren Sie kurz, lassen sich dann sanft zurücksinken. Bringen Sie Ihre Hände nun nacheinander in die entsprechend entgegengesetzte Position, und wiederholen Sie die Dehnung. Führen Sie diese Technik jeweils zweimal aus.

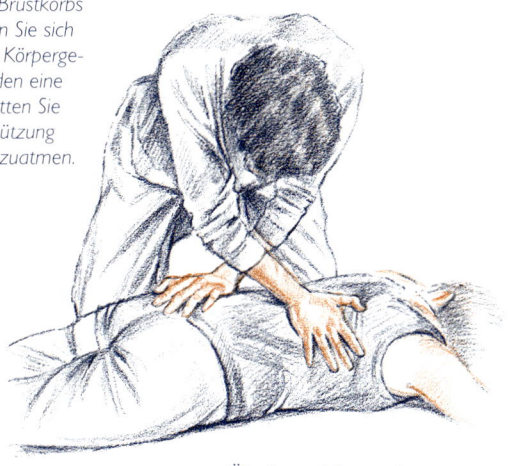

*Überkreuzdehnung des Lendenbereichs*

Sie wenden Ihr Gesicht dem Kopf des Partners zu und legen die Hände zwischen seine Schulterblätter. Die Fingerspitzen beider Hände zeigen nach außen, die Handballen liegen ca. 2,5 cm seitwärts der Wirbelsäule (S. 44). Schieben Sie Ihr Hara vor, und stützen Sie sich – unter Ausübung senkrechten Drucks – auf den Rücken Ihres Partners. Lassen sich zurückgleiten, und bewegen Sie nacheinander die Hände abwärts. Immer, wenn diese auf gleicher Höhe sind, stützen Sie sich wieder auf, um senkrechten Druck auszuüben.

Wenn Sie sich der unteren Wirbelsäule nähern, stellen Sie einen Fuß mit abgegrätschtem Bein auf, um eine breite Basis zu schaffen. Lassen Sie Ihr Gewicht zurückfallen, die Arme senkrecht über dem unteren Rücken- und Kreuzbein-Lenden-Bereich. Stützen Sie sich in dieser Stellung auf. Stellen Sie Ihre Füße nun

näher zusammen, um mit senkrechtem Druck auf das Kreuzbein zu enden. Diese Beinbewegung sollte flüssig sein, Ihr Partner wird Ihnen die nötige Stabilität geben.

*Die Ausfallstellung*

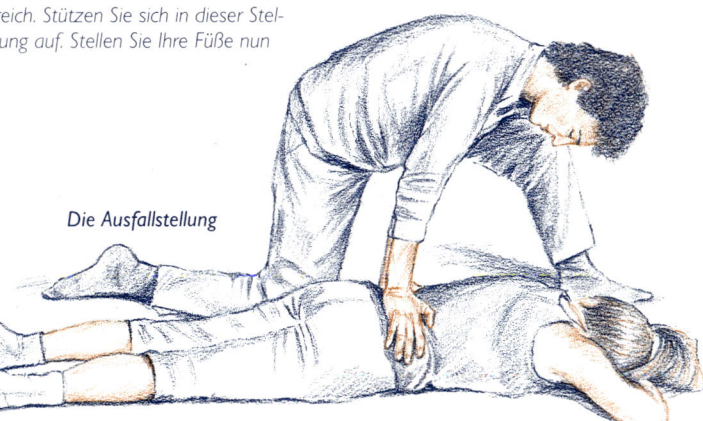

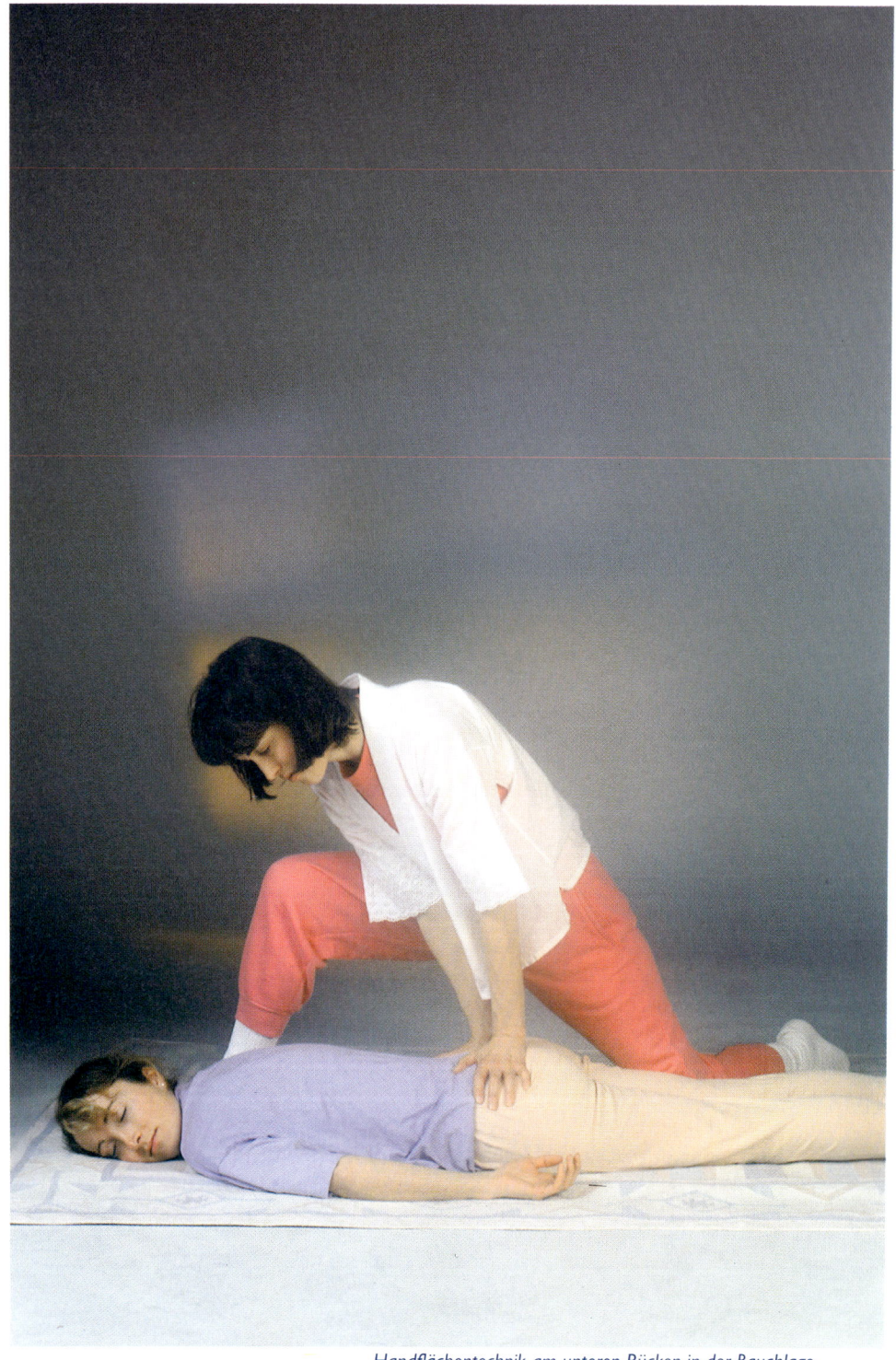

*Handflächentechnik am unteren Rücken in der Bauchlage*

## Becken und Sakrolumbalregion

*Der Bereich von Gesäß, Hüfte und Becken wird oft von Streß, schlechter Haltung und einer sitzenden Lebensweise in Mitleidenschaft gezogen, und viele von uns wissen nicht, in welchem Maß wir hier Spannung aufstauen. Spannung kann zu einer Fehlanpassung von Hüfte und Wirbelsäule führen und vice versa.*

*Elementare Gefühlsbewegungen wie Zorn und Haß wirken auf diesen Bereich ein, ihnen wird durch Auftrampeln und -stampfen Ausdruck verliehen. Unsere natürliche Sexualität drückt sich in der Beweglichkeit des Beckens und einem natürlichen Hüftschwung aus. All dies unterdrücken wir jedoch meist. Oft haben wir nicht die Möglichkeit, solche Gefühle auszudrücken; helfen werden jedoch Sport, Musik und Tanz.*

*Shiatsu kann viele Störungen beheben, die durch eine schlechte Blutzirkulation in diesem Bereich bedingt sind: Rückenschmerzen, Ischias, Krampfadern, Regelschmerzen, Blasenbeschwerden und Sexualstörungen bei Mann und Frau.*

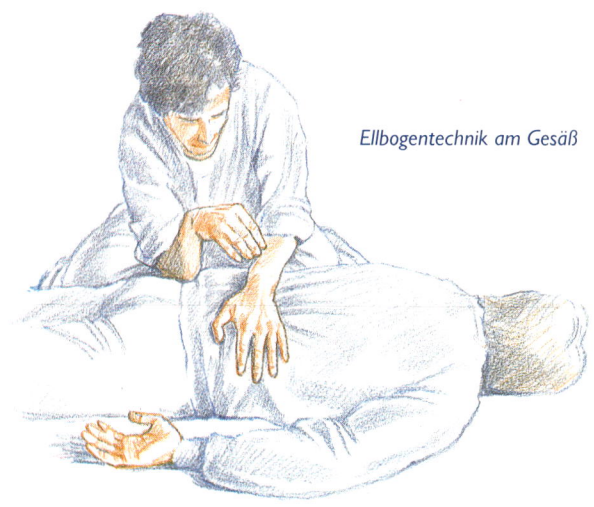

Ellbogentechnik am Gesäß

Die Gesäß(Gluteal)-Muskeln sind die größten im Körper. Sie müssen großer Spannung standhalten, und sie mit dem Daumen zu bearbeiten, ist recht ermüdend. Setzen Sie hier deshalb die Ellbogentechnik ein. Wenden Sie Ihrem Partner das Gesicht zu, und stützen Sie sich mit einer Hand auf seinem Kreuz ab (unten). Stützen Sie sich mit dem flach aufliegenden Ellbogen des anderen Arms auf die Ihnen zugewandte Gesäßhälfte. Lassen Sie Ihr Gewicht bequem darin einsinken, und ermöglichen Sie Ihrem Partner so zu entspannen. Verlagern Sie Ihr Gewicht dann weiter vor auf die andere Gesäßhälfte, indem Sie sich vorsichtig an jene Punkte herantasten, die Ihr Gewicht mühelos tragen.

Drücken des Kreuzbeins

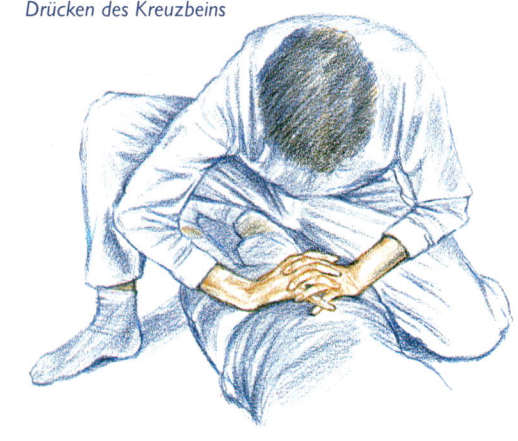

Stützen Sie sich leicht auf Ihrem Partner ab, und steigen Sie mit einem Bein über seine Oberschenkel. Verschränken Sie die Finger, und stützen Sie sich auf beide Seiten des Kreuzbeins, indem Sie mit beiden Handballen Druck ausüben (rechts). Forcieren Sie das Ganze, indem Sie Ihren Körper weiter vorbeugen. Es ist vielleicht bequemer, einen Ellbogen, wie dargestellt, mit Ihrem Bein abzustützen.

### Die Beine

Ein verbesserter Energiefluß zu den Beinen ist wichtig für den »Bodenkontakt«. Viele Menschen sind heute »kopfbestimmt« und sind sich der Spannung in ihren Beinmuskeln, die sie vom Boden trennt, nicht bewußt. Erfolgsmenschen, die nur der Verstand leitet, versagen sich die nötige Entspannung. Träumer mißachten die physikalischen, erdgebundenen Aspekte ihrer Realität; damit wird ihnen auch deren Energie nicht zuteil – die Träume bleiben unverwirklicht. Beide Typen können ihren Weg so lange fortführen, bis körperliche Erkrankung sie aufmerken läßt. Shiatsu kann vielen Störungen vorbeugen, indem es die Menschen auf den Boden, in Fühlungnahme mit ihrem physikalischen Körper zurückholt.

### Das Grundprogramm

Sie brauchen hierfür eine breite Basis. Das Bein Ihres Partners muß entspannt, Knie und Zehen leicht einwärts gedreht sein. Legen Sie ihm ein Kissen unter die Knöchel, wenn seine Beine steif sind.

Hier haben Sie zum erstenmal Gelegenheit, »Zwei-Hände-Shiatsu« (S. 52) anzuwenden. Stützen Sie sich leicht mit einer Hand auf das Kreuzbein Ihres Partners. Beugen Sie sich aus Ihrem Hara heraus vor, um mit der anderen Hand auf das Bein senkrechten Druck auszuüben, den Druck zu halten.

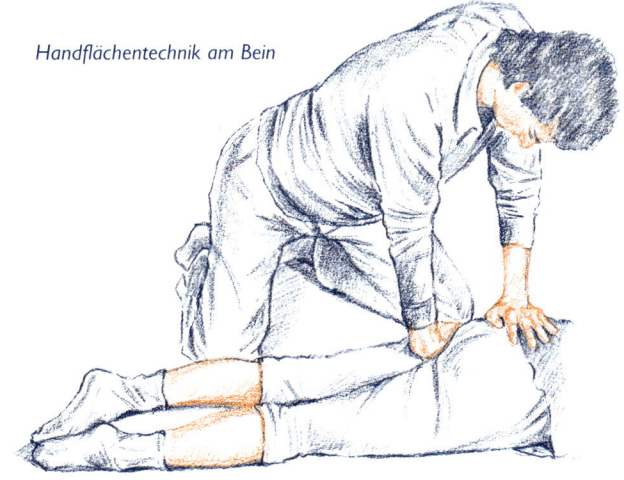

Handflächentechnik am Bein

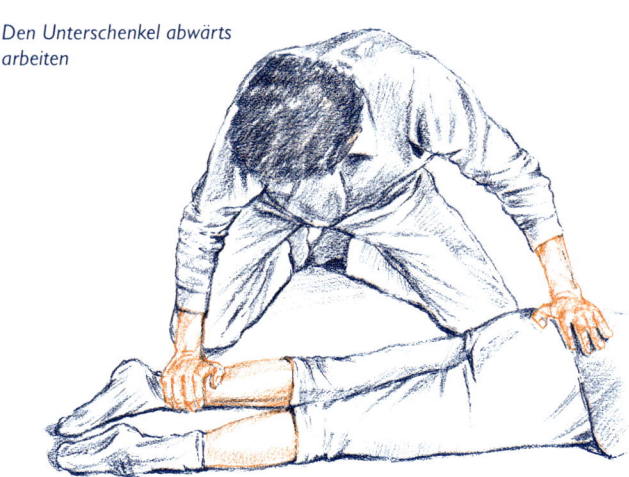

Den Unterschenkel abwärts arbeiten

Stützen Sie sich auf das oberste Ende des Oberschenkels. Ihre Finger zeigen nach außen (ganz oben), damit Sie nicht versehentlich die Genitalien Ihres Partners berühren. Arbeiten Sie auf der Mitte des Beines nach unten, richten Sie den Druck direkt ins Zentrum. Bewegen Sie Ihre Hand immer einige Zentimeter auf einmal abwärts, und lassen Sie sich bei jeder Positionsänderung auf Ihr Gesäß zurücksinken. Wenn Sie den Oberschenkel hinabwandern, drehen Sie Ihre Hand mit den Fingerspitzen nach innen.

Gehen Sie in der Kniekehle sanft vor. Behandeln Sie – weiterhin auf breiter Basis – mit der Handfläche den Unterschenkel, um oberhalb der Ferse zu enden (oben). Üben Sie mit Handfläche oder -ballen mäßigen Druck aus. Ihre Hand bleibt entspannt, um in der Greiftechnik zu arbeiten (S. 44). Wechseln Sie – die stützende Hand bleibt liegen – die Seite, um das andere Bein mit der Handfläche genauso zu behandeln. Wechseln Sie die stützende Hand, wenn Sie Ihre Position eingenommen haben.

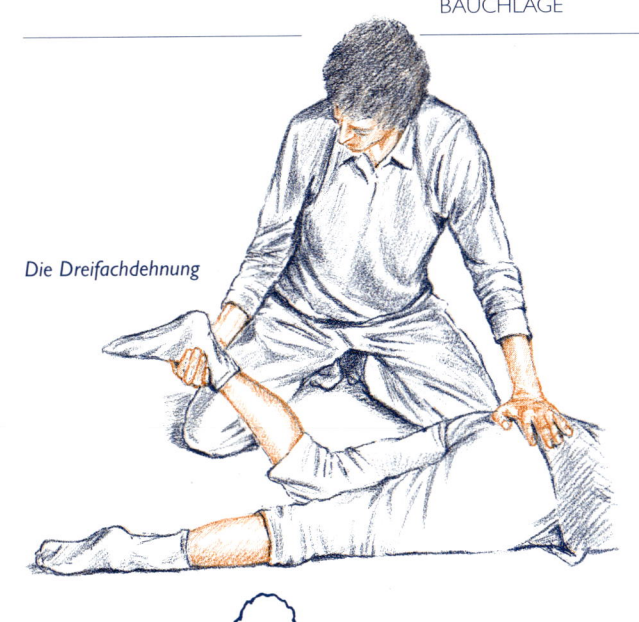

*Die Dreifachdehnung*

### Die Dreifachdehnung

*Diese Dehnung wirkt auf Hüft-, Knie- und Sprunggelenke, um Spannung freizusetzen und den Ki-Fluß zum Bein hinunter zu erleichtern.*

*Gehen Sie wieder zur Ausgangsseite. Greifen Sie unter den Knöchel Ihres Partners – die stützende Hand liegt auf dem Kreuzbein –, und heben Sie den Unterschenkel (links), indem Sie Knie und Oberschenkel dehnen.*

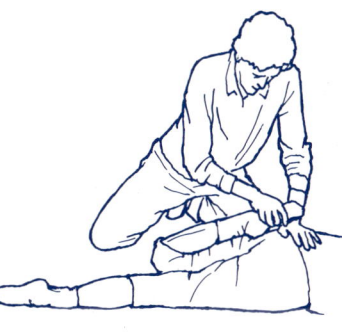

Biegen Sie den Fuß zur Gesäßmitte (links). Stützen Sie sich sanft, aber fest auf, und lassen Sie die Hand zu den Zehen gleiten, um den Fuß zu dehnen. Verharren Sie kurz, führen Sie dann den Fuß wieder zurück, um das Kniegelenk zu entlasten.

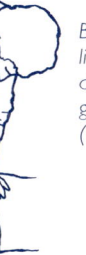

Biegen Sie den Fuß zur gegenüberliegenden Gesäßhälfte hinüber, und dehnen Sie, indem Sie der Bewegung mit Ihrem Körper folgen (links).

### Die Füße

*Wichtig zur Verbesserung des Bodenkontakts ist auch die Behandlung der Füße. Bisher haben Sie im Shiatsu-Grundprogramm im wesentlichen auf das Yang-Ki eingewirkt, das vom Kopf aus in Meridianen die Rück- und Außenseiten des Körpers herabfließt. Viele Shiatsu-Techniken für die Füße verhelfen zu einem ausgewogenen Verhältnis von Yin und Yang im gesamten Körper.*

*Eine einfache und äußerst wirkungsvolle Technik ist es, auf den Füßen des Partners zu gehen oder zu stehen. Versuchen Sie, allmählich vorwärts auf den Sohlen zu gehen, indem Sie sich zunächst langsam auf einen, dann auf den anderen Fuß stützen (S. 47). Alternativ dazu können Sie mit den Fersen rückwärts auf seinen Füßen gehen.*

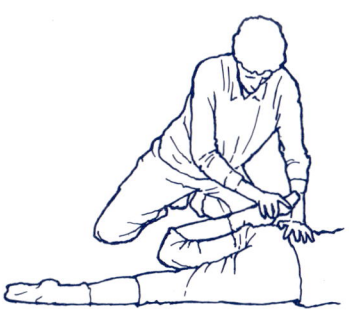

Sie lockern das Bein und führen eine kreisförmige Bewegung damit aus, indem Sie den Fuß zunächst zu sich längs neben das Gesäß Ihres Partners bringen (links). Legen Sie den Fuß dann zu Boden, die Zehen zeigen leicht nach innen. Wechseln Sie die Seite, und wiederholen Sie die Dreifachdehnung am anderen Bein.

## Natürliche Unterbrechung

*Das Grundprogramm mit den Füßen zu beschließen, verhilft Ihnen und Ihrem Partner zu einer natürlichen Unterbrechung. Sie beide werden diese Pause genießen, und Sie können sich strecken, wenn Sie für den nächsten Programmteil zum Kopfende Ihres Partners gehen. Bevor Sie mit der Arbeit an Rücken und Schultern beginnen, erinnern Sie Ihren Partner daran, den Kopf auf die andere Seite zu drehen. Es wäre zu schade, wenn ein steifer Nacken am Ende den Nutzen Ihrer Behandlung herabsetzte.*

## Oberer Rückenbereich und Schultern

*Wir alle kennen Spannungen im oberen Rücken und in den Schultern. Der letzte Teil des Grundprogramms in der Bauchlage hilft, Spannung abzubauen. Er kann aber auch den Lungen förderlich sein und Husten und Engegefühl in der Brust lindern. Lassen Sie Ihr Körpergewicht über die Handflächen- und Daumentechnik wieder auf dieselbe natürliche Art auf Ihren Partner wirken. Entspannen Sie dabei, und lassen Sie den Druck für Sie beide arbeiten.*

**Kontaktaufnehmen mit dem Rücken**

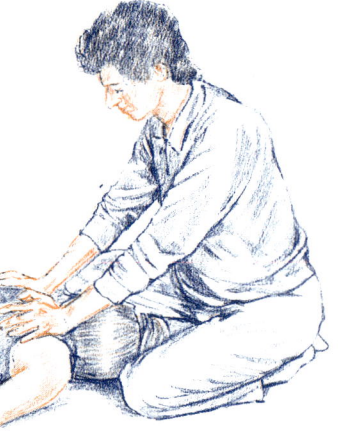

*Lassen Sie die Hände im Wechsel den Rücken hinunterwandern, und halten Sie den senkrechten Druck. Arbeiten Sie weiter bis zum unteren Ansatz der Schulterblätter. Hier zu drücken beeinträchtigt die Atmung Ihres Partners. Die Bewegungen sollen flüssig, der Druck gleichmäßig sein.*

*Knien Sie in bequemer Entfernung am Kopfende Ihres Partners: Zu nah, und Ihr Partners fühlt sich beengt; zu weit, und Sie müssen sich zu stark anstrengen, oder der Druck wird kein senkrechter sein. Stellen Sie sich einen Kreis vor (S. 54), der Kopf des Partners liegt zwischen Ihren Knien. Stützen Sie sich bequem mit beiden Händen auf die Schulterschräge. Verharren und entspannen Sie.*

*Diese Handflächentechnik am Rücken ähnelt der, die Sie bereits kennengelernt haben (S. 44). Stützen Sie sich etwa 2,5 cm beidseits der Wirbelsäule auf die Muskeln. Beginnen Sie nahe am Nackenansatz, und arbeiten Sie mit den Handflächen weiter zwischen den Schulterblättern hindurch abwärts.*

**Handflächentechnik zwischen den Schulterblättern**

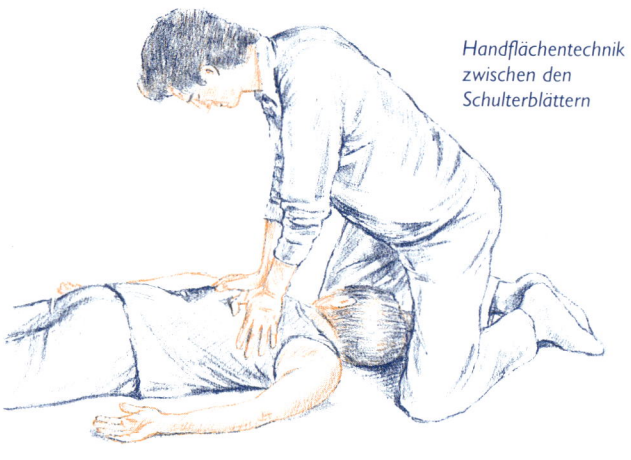

Ihres Partners. Setzen Sie einen Handballen flach auf, und arbeiten Sie sich stufenweise nach außen bis zur knochigen Kante am äußersten Schulterende vor (unten). Gehen Sie behutsam vor, da manche Punkte empfindlich sein können. Halten Sie Ihre Ellbogen entspannt, und stützen Sie

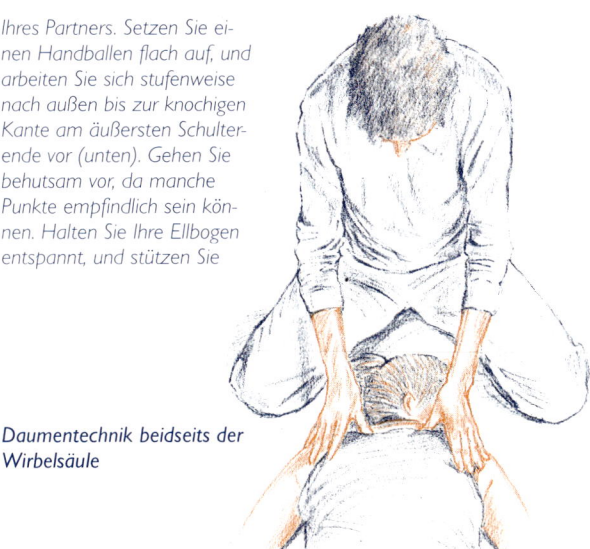

*Daumentechnik beidseits der Wirbelsäule*

Kehren Sie zum Anfang des Rückens zurück, und bearbeiten Sie mit beiden Daumen den Muskelstrang ca. 2,5 cm beidseits der Wirbelsäule abwärts. Beginnen Sie neben dem am weitesten hervorstehenden Wirbel am Nackenansatz, und enden Sie auf Höhe des Schulterblattansatzes.

Arbeiten Sie vom Nackenansatz in einer Linie bis zur Schulterkuppe

sich aus der Hüfte heraus auf. Die andere Hand dient zur Stütze.

Arbeiten Sie nun in einer weiteren Linie etwa 2,5 cm weiter unten, und drücken Sie mit dem Daumen auswärts entlang dem Muskel zwischen Schulterkuppe und dem knochigen Kamm des Schulterblatts. Wiederholen Sie mehrmals an jeder Schulter.

*Daumentechnik quer über die Schultern*

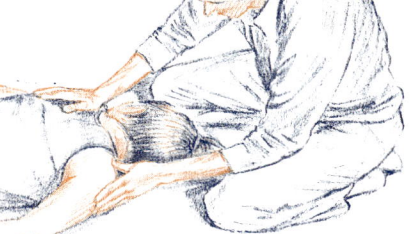

**Merke**
Manchen Personen kann in der Bauchlage der Druck auf Brust und Rippen unangenehm sein. Anderen fällt es vielleicht schwer, den Kopf voll zur Seite gedreht zu halten. Ein Kissen unter der Brust kann hier bereits eine Lösung sein (rechts).

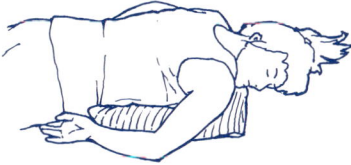

**Umdrehen**
Um Ihr Grundprogramm in der Bauchlage zu beenden, lassen Sie Ihre Hand noch kurz auf dem oberen Rücken Ihres Partners liegen und überprüfen sein Befinden. Fordern Sie ihn dann auf, sich in die Rückenlage zu drehen. Halten Sie derweil kniend Ihre Stellung. Lassen Sie Ihre Handflächen kurz auf Stirn oder Schläfen des Partners liegen als stützende Geste und um in der Zwischenzeit den Kontakt zu wahren.

# Rückenlage

Shiatsu auf der Körpervorderseite bedarf besonderer Umsicht. Brust, Zwerchfell und Bauch sind das Zentrum von Emotionen. Indem wir uns auf den Rücken legen, öffnen wir uns und können uns so ausgeliefert und verwundbar fühlen. Behandeln Sie Ihren Partner mit Rücksicht und Respekt, geben Sie Ihr Shiatsu aber weiterhin ohne Anstrengung und in entspannter Weise. Ein guter und solider Kontakt kann auf den Partner stärkend und bekräftigend wirken. Es gibt keinen Grund, übervorsichtig zu sein. In diesem Teil des Grundprogramms beginnen Sie damit, Kontakt mit dem Hara Ihres Partners aufzunehmen. Arbeiten Sie dann am Innenarm und an der Handinnenfläche. Kehren Sie zum Hara zurück, bevor Sie mit der Behandlung der Beine beginnen.

**Yin-Meridiane**
*Das Ki der Yin-Organe zirkuliert auf der Vorderseite des Körpers und den – gewöhnlich geschützten – Innenseiten der Gliedmaßen. Die Yin-Organe werden in der östlichen Medizin traditionell den Emotionen zugeordnet.*

*Sie sitzen im Fersensitz neben Ihrem Partner. Legen Sie eine Hand auf sein Hara – Fingerspitzen über, Ballen unter dem Nabel. Entspannen Sie Ihren Arm – ohne Aufstützen und Drücken. Fühlen Sie die Atmung und »versenken« Sie sich kurz in Ihren Partner, bevor Sie beginnen. Selbst als Anfänger können Sie in einer tiefen Schicht mit dem Ki Ihres Partners Kontakt aufnehmen.*

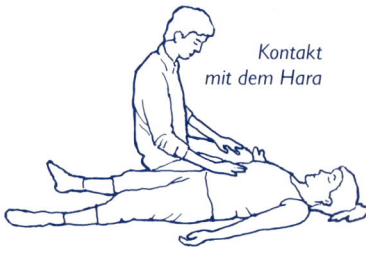

*Kontakt mit dem Hara*

*Ergreifen Sie den Arm Ihres Partner an Hand oder Handgelenk. Bewegen Sie Ihre andere Hand von seinem Hara zur Schulter, und dehnen Sie den Arm, indem Sie sich leicht zurücklehnen. Nehmen Sie nun die eine Hand von der Schulter zum Ellbogen, stützen den Arm, beugen den Unterarm und lassen ihn rotieren.*

**Entspannung ist wichtig**
*Merken Sie, daß Ihr Partner Ihnen helfen will, indem er seinen eigenen Arm bewegt oder hält, ermuntern Sie ihn »loszulassen« – das werden Sie sicherlich oft wiederholen müssen, wenn Sie es gelernt haben, volle Dehnungen und Rotationen auszuführen. Vielen fällt es schwer, im Beisein einer anderen Person die Kontrolle zugunsten völliger Entspannung aufzugeben.*

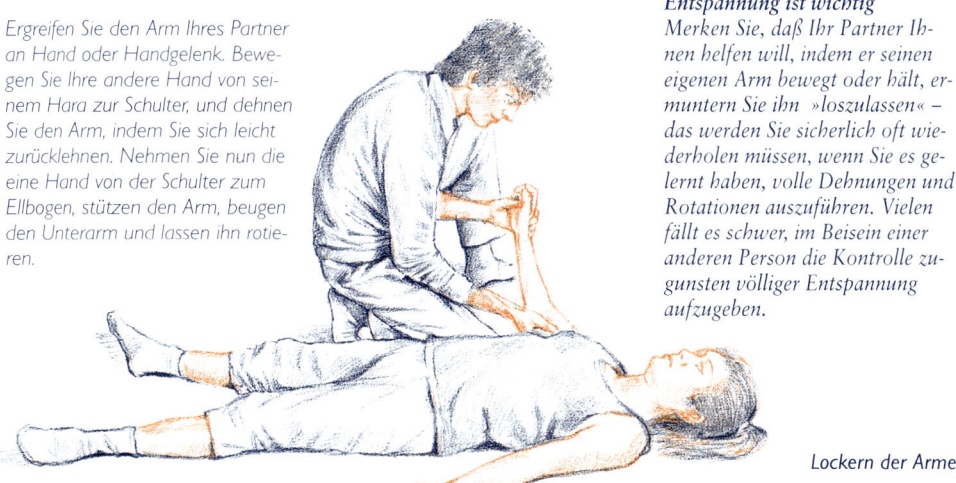

*Lockern der Arme*

Legen Sie den Arm Ihres Partners rechtwinklig zur Seite. Handfläche und Innenseite des Armes zeigen nach oben. Hocken oder knien Sie mit gegrätschten Beinen auf den Zehen, und stützen Sie sich mit der stützenden Hand auf die Vorderseite der Schulter. Bearbeiten Sie mit der Handfläche der anderen Hand den Arm, indem Sie allmählich abwärts wandern. Halten Sie Ihre Hände entspannt, arbeiten Sie in der Greiftechnik, der Form des Arms folgend.

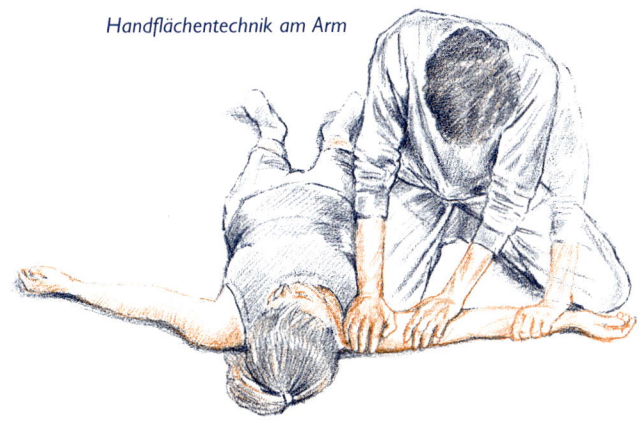

*Handflächentechnik am Arm*

Ki spricht in Händen und Füßen besonders gut an. Shiatsu der Hände ist ausgesprochen wohltuend und wirkt entspannend. Arbeiten Sie mit der Daumentechnik auf der Handfläche Ihres Partners, setzen Sie dazu einen speziellen dehnenden und öffnenden Griff ein: Die Finger des Partners zeigen auf Sie. Stecken Sie Ihren kleinen Finger zwischen Ring- und kleinen Finger bzw. Daumen und Zeigefinger, mit den anderen Fingern stützen Sie die Rückseite der Hand (rechts). Üben Sie mit gestreckten Daumen systematisch Druck über die gesamte Handfläche aus (rechts außen). Ihr Handrücken kann während der Behandlung auf Ihrem Knie lagern.

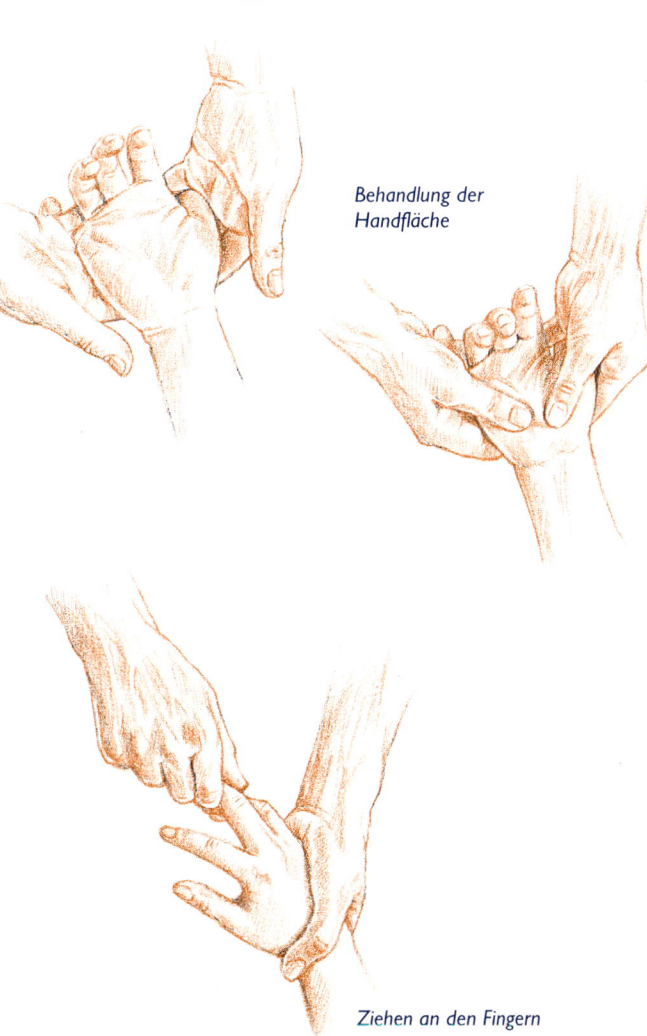

*Behandlung der Handfläche*

Alle wichtigen Meridiane enden bzw. beginnen an den Fingern oder Zehen. Die Shiatsu-Technik zur Stimulierung der Meridian-Enden besteht darin, die Seiten der Finger fest zwischen Daumen und dem Knöchel Ihres Zeigefingers zu drücken. Behandeln Sie Finger und Daumen schrittweise vom Knöchel bis zur Fingerspitze.

*Ziehen an den Fingern*

## Ki findet seinen Weg

*In manchen Shiatsu-Schulen ist es Usus, dem Fluß der Yin- und Yang-Meridiane durch die Gliedmaßen zu folgen, um Ki zu »tonisieren«. Im Zen-Shiatsu gilt es als wichtiger, Kontakt mit dem Zentrum zu wahren und nach außen zu arbeiten. Die Yin-Meridiane fließen die Beininnenseiten hoch. Doch wir arbeiten stets die Beine hinab, auch wenn dies »gegen den Strom«*

*von Ki in den Yin-Meridianen geht.*

*Beim Zwei-Hände-Shiatsu verbinden und öffnen wir die Meridiane – Ki fließt spontan, wenn wir guten Kontakt herstellen und »durchdringenden Druck« entwickeln. Wir müssen dem Ki nicht sagen, wo es langgeht. Es findet seinen Weg allein!*

*Kehren Sie nun zum Hara Ihres Partners zurück. Knien Sie sich ihm zugewandt möglichst nah an seinen Körper – die Beine weit gespreizt, so daß Sie das gesamte Bein abwärts arbeiten können, ohne die Balance zu verlieren. Lassen Sie eine Hand bequem auf seinem Hara liegen, und stützen Sie die andere Hand, mit den Fingern nach außen, auf das Ende des Oberschenkels. Heben Sie Ihr Gesäß, wenn es an Höhe mangelt.*

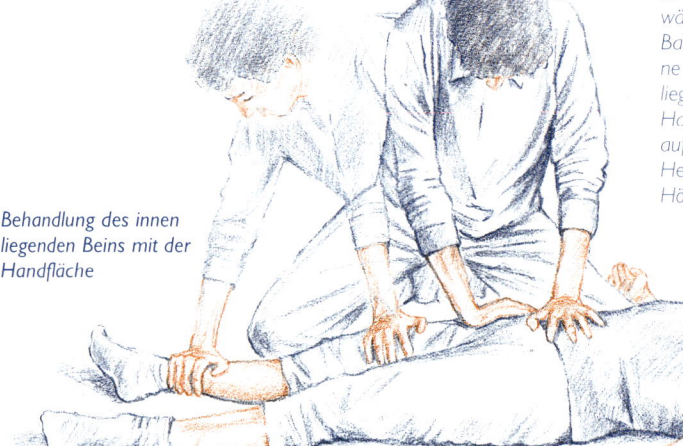

**Behandlung des innen liegenden Beins mit der Handfläche**

*Behandeln Sie das innen liegende Bein bis zum Knöchel hinab mit der Handfläche. Bewegen Sie die Hände dabei schrittweise voran, zwischen den einzelnen Druckpunkten gleitend, um den Kontakt zu bewahren. Üben Sie mit dem Handballen auf die Außenseite des Schienbeins mehr Druck aus, die gebeugten Fingerspitzen unterstützen den Vorgang.*

**Behandlung des außen liegenden Beins mit der Handfläche**

*Beugen Sie sich vor, um die Innenseite des außen liegenden Beins mit der Handfläche zu behandeln. Halten Sie den Druck Ihrer stützenden Hand auf das Hara konstant, wenn Sie abwärts wandern und mit der aktiven Hand Druck ausüben. Arbeiten Sie mit der Handfläche vom Oberschenkel bis zum Knöchel. Gehen Sie um Ihren Partner herum, um die Gegenseiten der Beine zu behandeln.*

## Die Füße

*Wenden Sie sich zum Abschluß den Füßen zu. Sie können beide Füße einfach unterhalb der Knöchel ergreifen und die Seiten entlang abwärts drücken. Lehnen Sie sich dabei zurück, und dehnen Sie die Füße nach unten. Sie können aber auch – vorsichtig und mit auf das Hara gerichtetem Geist – die Dehn- und Lockerungsübung für die Taille und untere Wirbelsäule probieren.*

Hocken Sie sich dicht hinter die Füße Ihres Partners – die Beine weit gespreizt, Arme und Rücken möglichst gerade. Greifen Sie hinter seine Knöchel, um seine Fersen ein Stück hochzuheben (unten). Verharren Sie, und atmen Sie durch.

Richten Sie sich auf, um die Beine Ihres Partners in einen ca. 30-Grad-Winkel zu heben, treten Sie dabei ein Stück vor, um die Arme auf den Oberschenkeln abzulegen (unten). Atmen Sie dabei aus, und führen Sie diese Bewegung flüssig und mit möglichst geradem Rücken aus. Lehnen Sie sich zurück, um die Wirbelsäule zu dehnen. Entspannen Sie dabei, und atmen Sie durch.

*Die Füße hochheben*

*Auf den Oberschenkeln abstützen*

*Die Beine schwingen*

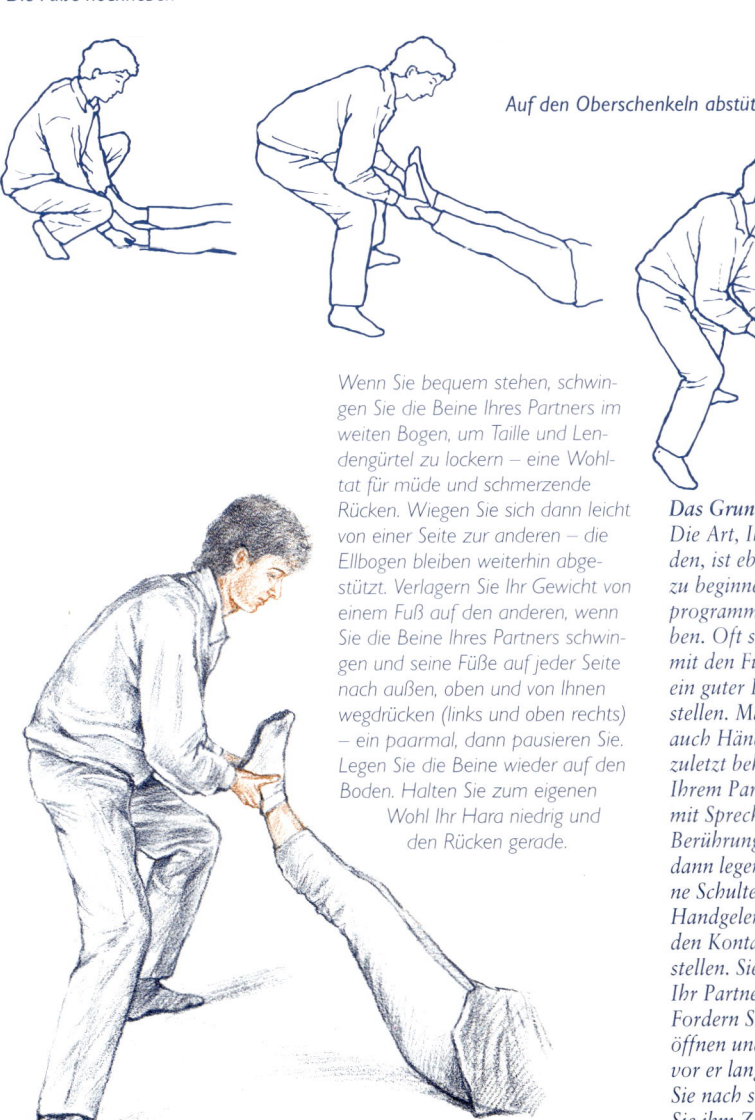

Wenn Sie bequem stehen, schwingen Sie die Beine Ihres Partners im weiten Bogen, um Taille und Lendengürtel zu lockern – eine Wohltat für müde und schmerzende Rücken. Wiegen Sie sich dann leicht von einer Seite zur anderen – die Ellbogen bleiben weiterhin abgestützt. Verlagern Sie Ihr Gewicht von einem Fuß auf den anderen, wenn Sie die Beine Ihres Partners schwingen und seine Füße auf jeder Seite nach außen, oben und von Ihnen wegdrücken (links und oben rechts) – ein paarmal, dann pausieren Sie. Legen Sie die Beine wieder auf den Boden. Halten Sie zum eigenen Wohl Ihr Hara niedrig und den Rücken gerade.

**Das Grundprogramm beenden**
Die Art, Ihre Sitzungen zu beenden, ist ebenso wichtig wie die, sie zu beginnen. Das Shiatsu-Grundprogramm ist nicht festgeschrieben. Oft schließen wir, wie hier, mit den Füßen – damit läßt sich ein guter Bodenkontakt herstellen. Manchmal aber werden auch Hände, Kopf und Nacken zuletzt behandelt. Kündigen Sie Ihrem Partner das Ende nicht nur mit Sprechen, sondern auch durch Berührung an: Eine kurze Pause, dann legen Sie eine Hand auf seine Schulter oder drücken sein Handgelenk. Am besten ist es, den Kontakt mit dem Hara herzustellen. Sie können feststellen, daß Ihr Partner sehr entspannt wirkt. Fordern Sie ihn auf, die Augen zu öffnen und sich zu orientieren, bevor er langsam aufsteht. Fragen Sie nach seinem Befinden. Lassen Sie ihm Zeit!

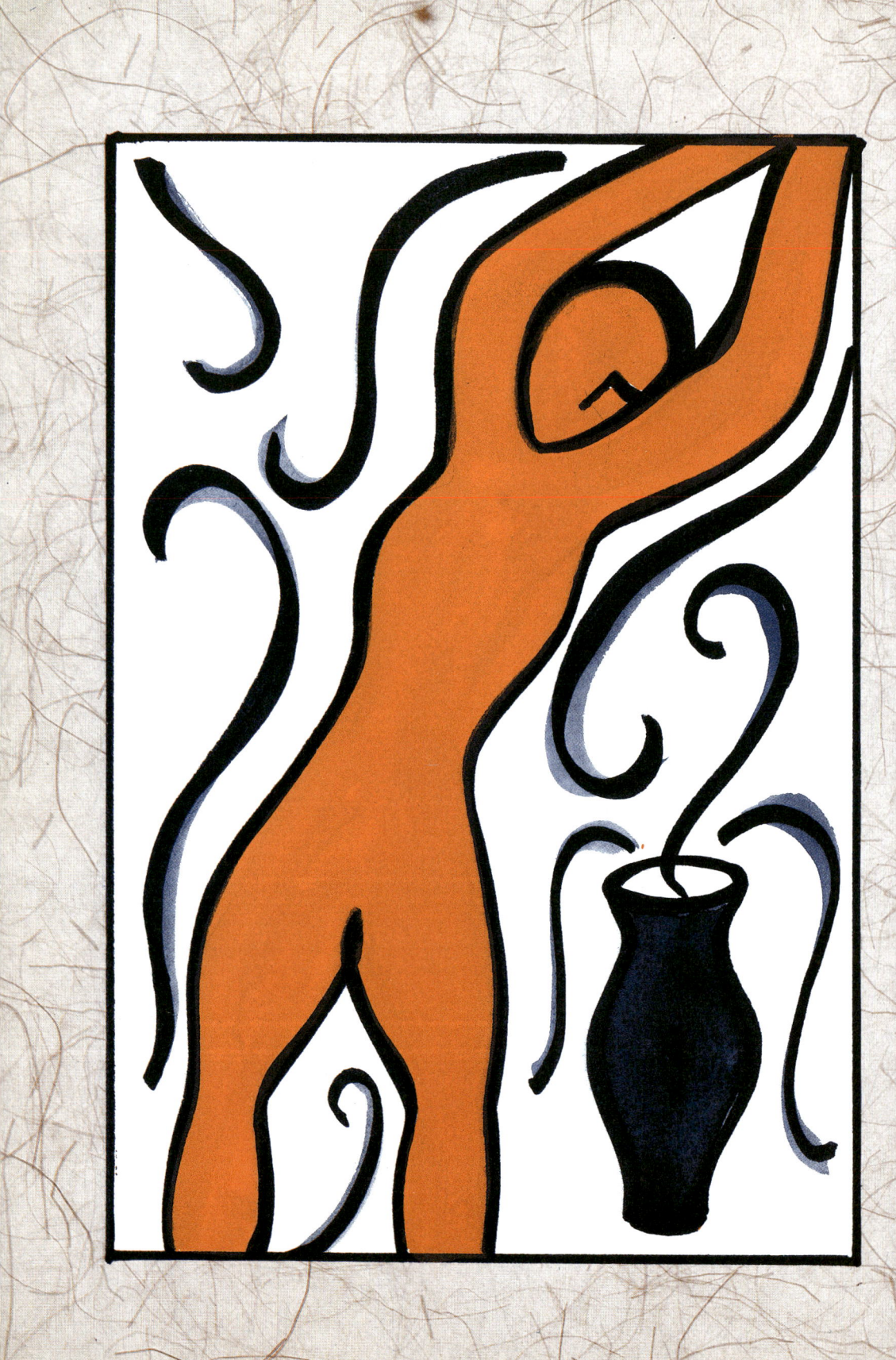

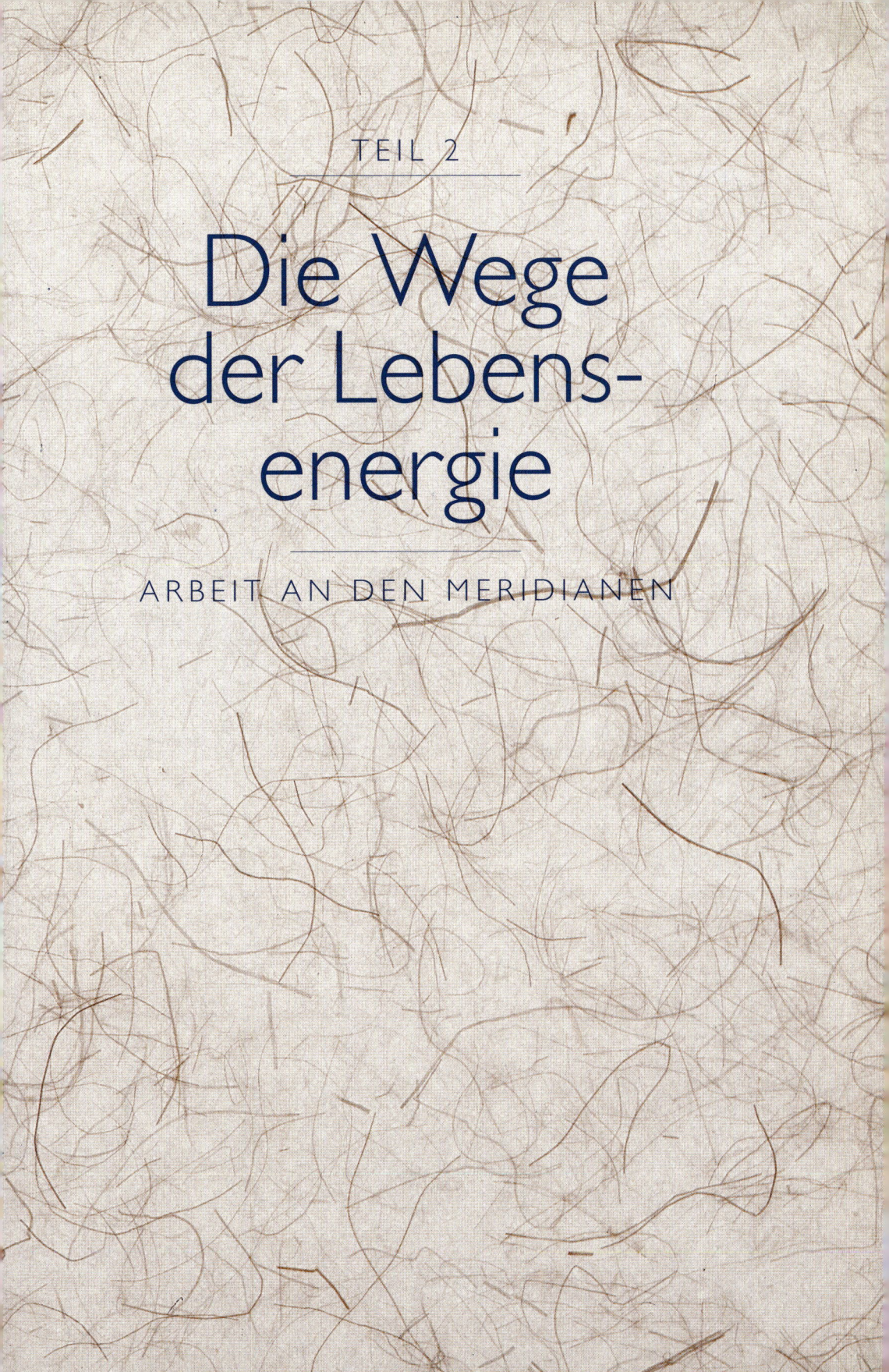

TEIL 2

# Die Wege
# der Lebens-
# energie

ARBEIT AN DEN MERIDIANEN

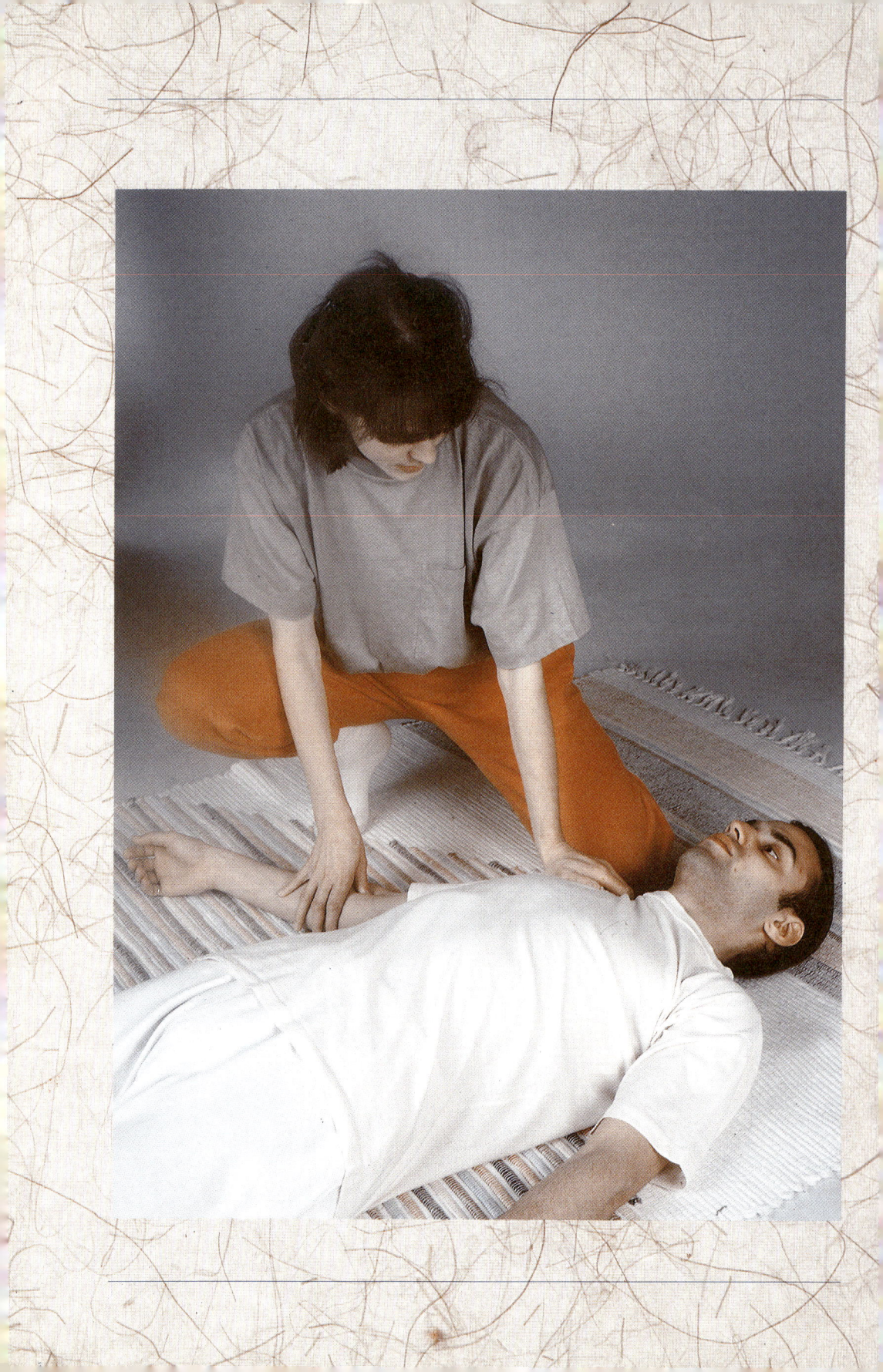

# KAPITEL 5

# Manifestationsformen des Ki

Schon die alten Chinesen interpretierten den Zustand von Ki anhand seiner Manifestationsformen. Schmerzende, geschwollene, gereizte oder gerötete Bereiche, die bei einer Erkrankung entstanden, galten als Störungen oder Blockierungen des Ki auf der Körperoberfläche. Man stellte fest, daß sich bei einigen, auch inneren Erkrankungen durch Drücken oder Reiben dieser sensiblen Bereiche eine Besserung erzielen ließ. Es wurden dabei weitere »Schmerzpunkte« entdeckt, die zu drücken ebenfalls hilfreich zu sein schien. Anfangs bediente man sich dieser Punkte recht willkürlich, doch einige von ihnen wurden bei ähnlichen Erkrankungen wiederholt als hilfreich erkannt. Und mit zunehmender Anzahl dieser Punkte begann man, sie aufzuzeichnen und zu systematisieren. Die Erfahrung zeigte dann, daß alle Teile des Körpers miteinander in Beziehung stehen; es entstand die Theorie, daß die Punkte durch ein Netz von Kanälen, den Meridianen, miteinander in Verbindung stehen. Diese Meridiane führen Ki zur Haut und zu allen Teilen im Körper. Zwölf Hauptmeridiane wurden den wichtigsten Körperorganen zugeordnet.

Symptome und Krankheitszeichen können als Teil eines Musters gelten, das die gestörte Harmonie von Ki in bestimmten Meridianen ausdrückt. Sie spiegeln entweder eine Funktionsstörung des entsprechenden Organs wider oder eine Störung des Körpers längs des Meridianverlaufs.

Die wichtigen Meridiane fließen nahe der Oberfläche und können durch Shiatsu an Punkten entlang ihres Verlaufs beeinflußt werden: Die Harmonie in den Organen und das Gleichgewicht im gesamten System werden wiederhergestellt. Die Beschäftigung mit den Meridianen ist wichtig, damit sich Ihr Shiatsu von einer allgemeinen Behandlung, die entspannend oder stimulierend sein kann, zu einer exakteren und wirksameren Heilkunst entwickelt.

Die wichtigen Meridiane sind auf S. 76-77 dargestellt, das Wesen jener Punkte, der »Tsubos«, wird auf S. 78 beschrieben. Die Aufeinanderfolge der Meridiane und die zyklische Bewegung von Ki werden auf S. 79 erläutert. Auf S. 80-81 werden die Funktionen der Organe zusammengefaßt.

# Die wichtigen Meridiane

Ki wird im gesamten Körper durch ein verzweigtes Meridiannetz verteilt. Zwölf »Hauptmeridiane« verbinden die Organe und verlaufen nahe der Oberfläche auf beiden Seiten des Kopfes und Rumpfes und die Gliedmaßen entlang. Die meisten der klassischen Akupunkturpunkte liegen entlang diesen Hauptmeridianen.

Acht »außerordentliche Meridiane« verlaufen etwas tiefer, durchschneiden dabei die zwölf Hauptmeridiane und fungieren als Ki-Reservoire. Ein Netz von Sekundärmeridianen vervollständigt das System.

Zwei der außerordentlichen Meridiane, die »Medianlinien«-Meridiane, haben ihre eigenen Punkte und können zu den Hauptmeridianen gezählt werden. Genau diese 14 »wichtigen Meridiane« sind Gegenstand dieses Buchs.

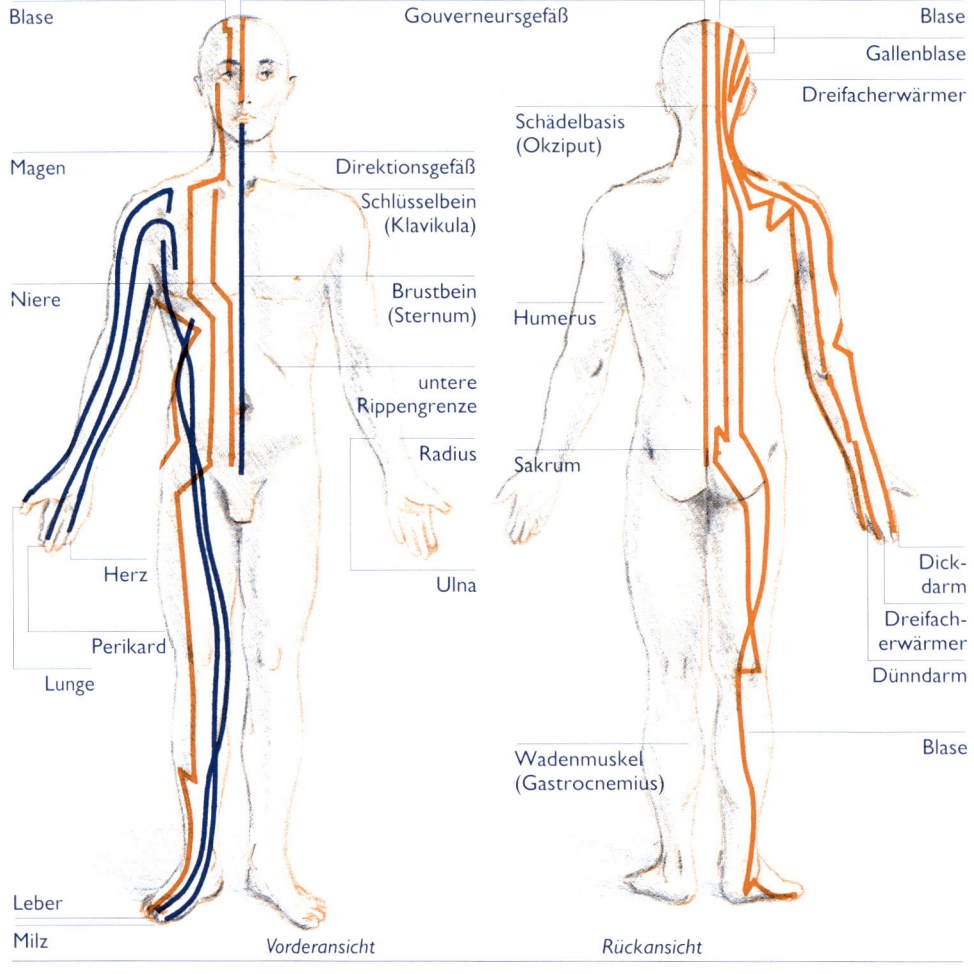

Blase
Gouverneursgefäß
Blase
Gallenblase
Dreifacherwärmer
Magen
Schädelbasis (Okziput)
Direktionsgefäß
Schlüsselbein (Klavikula)
Niere
Brustbein (Sternum)
Humerus
untere Rippengrenze
Radius
Sakrum
Herz
Ulna
Perikard
Lunge
Dickdarm
Dreifacherwärmer
Dünndarm
Wadenmuskel (Gastrocnemius)
Blase
Leber
Milz

*Vorderansicht*

*Rückansicht*

### Die Medianlinien-Meridiane

Daumen- oder Fingerdruck kann man auf Punkte entlang den Medianlinien-Meridianen ausüben, üblicherweise aber bleibt man beim Shiatsu mit diesen Meridianen über die stützende Hand in Kontakt (S. 49). So hält man mit Hara, Brust oder unterem Rückenbereich Verbindung, während die aktive Hand außerhalb dieser Bereiche arbeitet. Indem die stützende Hand auf den Medianlinien-Meridianen bleibt, wird die zentrale Zirkulation des Ki mit den Hauptmeridianen verbunden.

Die Medianlinien-Meridiane, die »Gouverneursgefäß« und »Direktionsgefäß« genannt werden, kontrollieren alle anderen. Das Gouverneursgefäß läuft die Wirbelsäule hoch über den Kopf. Es kontrolliert alle Yang-Meridiane. Die Yin-Meridiane werden vom Direktionsgefäß beherrscht, das in der Mittellinie über Abdomen und Brust bis hoch zu Hals und Mund verläuft.

Liste der in diesem Buch gebrauchten Abkürzungen für die Meridiane:

**Lu** – Lunge
**Di** – Dickdarm
**Ma** – Magen
**Mi** – Milz
**He** – Herz
**Dü** – Dünndarm
**Bl** – Blase
**Ni** – Niere
**Pe** – Perikard
**DE** – Dreifacherwärmer
**Gbl** – Gallenblase
**Le** – Leber
**Dg** – Direktionsgefäß
**Gg** – Gouverneursgefäß

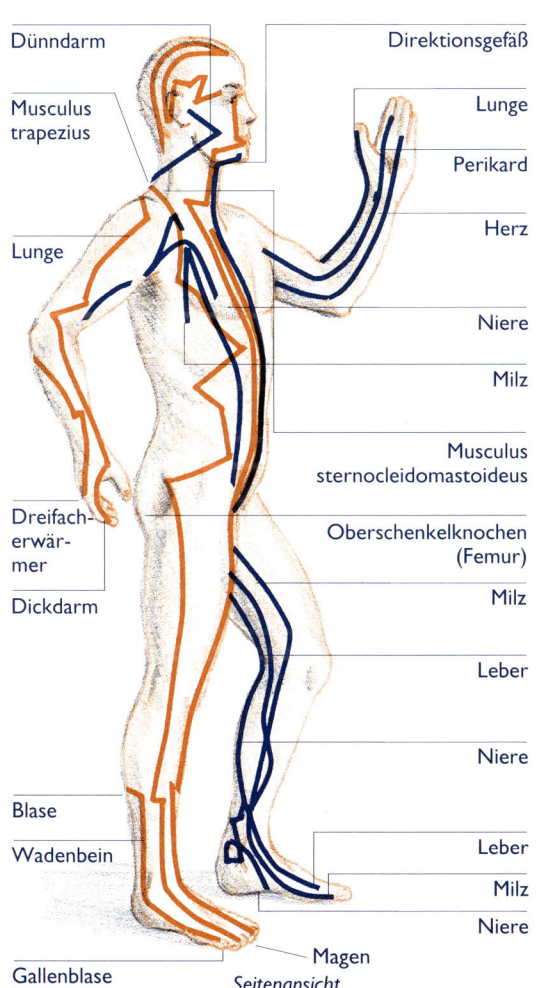

Dünndarm
Musculus trapezius
Lunge
Dreifacherwärmer
Dickdarm
Blase
Wadenbein
Gallenblase

Direktionsgefäß
Lunge
Perikard
Herz
Niere
Milz
Musculus sternocleidomastoideus
Oberschenkelknochen (Femur)
Milz
Leber
Niere
Leber
Milz
Niere
Magen

*Seitenansicht*

Der Verlauf aller wichtigen Meridiane an der Oberfläche ist in der Vorder-, Rücken- und Seitenansicht klar zu erkennen. Die blau dargestellten Yin-Meridiane verlaufen von den Füßen hoch zur Brust und nach außen in die Fingerspitzen. Die orange dargestellten Yang-Meridiane liegen – mit Ausnahme des Magen-Meridians (S. 88) – am Rücken und den Außenseiten der Gliedmaßen. Sie verlaufen von den Händen zum Kopf und hinunter zu den Füßen.

### Benennung der Meridiane

Der volle Name eines jeden Meridians leitet sich ab von dem Organ, mit dem er verbunden ist, dem Gliedmaß, das er entlangläuft, dem Zeitpunkt seiner Aktivitätsspitze, seiner Lage auf Arm oder Bein und seiner Zugehörigkeit zu Yin oder Yang.

So lautet der volle Name für den Lungen-Meridian beispielsweise Lungen-Meridian, Armgroßes Yin.

### Klassische Druckpunkte

Fast alle 365 klassischen Druckpunkte oder »Tsubos«, die im Verlauf der Meridiane liegen, wurden zur Zeit des Des Gelben Kaisers Lehrbuch der inneren Medizin – das früheste chinesische medizinische Werk – festgelegt. Jahrhundertelange Erfahrung zeigte, daß sie einen vorhersagbaren Einfluß auf bestimmte Funktionen und Teile des Körpers haben.

### Chinesische Schriftzeichen

Die chinesischen Schriftzeichen stellen Gegenstände oder Ideen visuell dar. Die Zeichnungen unten zeigen, wie die Schriftzeichen für Druckpunkt bzw. »Tsubo« und »Meridian« die Bestandteile ihres Aufbaus beschreiben.

Einige Punkte sprachen auf bestimmte Krankheiten an, reagierten gereizt und empfindlich auf Druck. Somit konnten sie zur Diagnose wie zur Behandlung genutzt werden. Nach und nach verknüpfte man ganze Gruppen von Punkten ähnlicher Charakteristika miteinander, es entstand das Meridiansystem.

Das ältere System, schmerzhafte oder empfindliche Punkte zu

behandeln, bleibt jedoch in der Tradition verhaftet. Die Chinesen nennen diese Punkte »Ah Shi«, was bedeutet: »Das ist es!« als Reaktion auf die Berührung der betroffenen Stelle. Shiatsu nutzt nicht nur klassische Akupunkturpunkte: Suchen Sie die Punkte, in die sich am tiefsten einsinken läßt und die für den Partner angenehm sind. Dort können Sie auf das Ki einwirken.

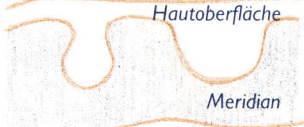

**Normale Tsubos**

Tsubos sind so etwas wie Öffnungen im Meridian. Druck wird angenommen, Ki reagiert. Der Partner fühlt sich gestützt und gehalten. Selbst dabei empfundener Schmerz ist angenehm. Manche Tsubos sind offener als andere.

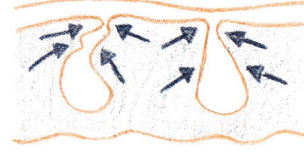

**Blockierte Tsubos**

Physische Spannung blockiert Ki und führt zur Verzerrung und Schließung der Tsubos, in die schwer einzudringen ist (S. 162 bis 163). Druck auf diese Punkte kann unangenehm und schmerzhaft sein. Arbeiten Sie nicht lange an ihnen: Für Sie ist das anstrengend, für Ihren Partner ohne Nutzen.

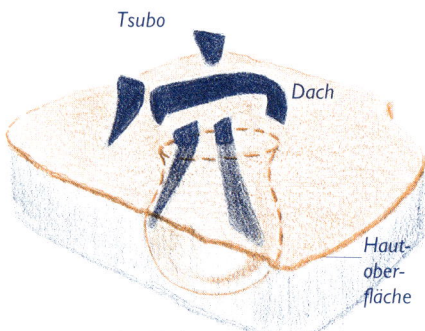

Der Tsubo ist ein Druckpunkt, in dem sich Ki sammeln kann – eine »Vertiefung« oder »Öffnung«, in der sich Ki mittels Druck erreichen und beeinflussen läßt. Er ist, anders als man beim Wort »Punkt« vermuten möchte, eher ein dreidimensionales Gebilde.

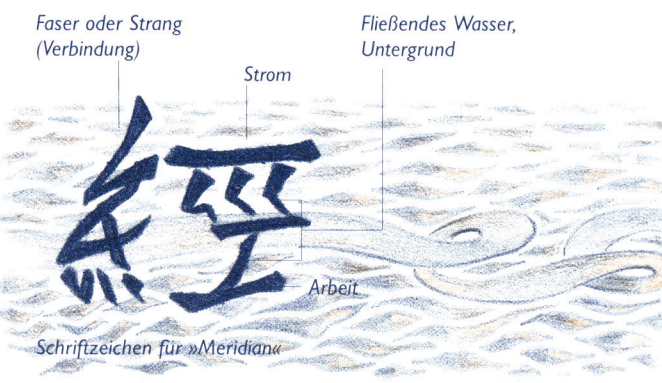

Schriftzeichen für »Meridian«

Die Chinesen beschreiben Ki gerne bildhaft als Wasser. Die Meridiane sind wie ein Wasserlauf oder Flußbett und die Punkte wie Wirbel oder Strudel in der Strömung. Sowohl die Meridiane als auch die Punkte befinden sich in den Räu-

men zwischen den Muskeln und anderem Körpergewebe. Dieses Gewebe ist wie ein Flußufer: Das Wasser formt zwar das Flußbett, doch die Ufer beeinflussen die Strömung.

### Die »chinesische Organuhr«

Nach traditioneller Vorstellung fließt Ki in einer vorgegebenen Reihenfolge durch die zwölf Hauptmeridiane. Die chinesische Organuhr (rechts) stellt den Kreislauf der Energie in den Meridianen dar. In seinem Verlauf fließt Ki stets paarweise durch Yin- und Yang-Organe: Der Lungen-Meridian (Yin) ist mit dem Dickdarm-Meridian (Yang) verbunden und so weiter. Jedes Yin- und Yang-Organpaar ist demselben Element zugeordnet (unten und S. 25).

Die Aktivität von Ki nimmt in jedem Kanal sukzessive zu, so daß im gesamten System eine wellenförmige Bewegung entsteht – ein Zyklus dauert 24 Stunden. Somit

hat jeder Kanal eine zweistündige Aktivitätsspitze und zwölf Stunden später entsprechend ein Aktivitätstief. Das ist von Bedeutung, da der Zeitpunkt, zu dem Symptome auftreten, auf eine Störung des entspre-

chenden Meridians hinweisen kann. Dieses Modell zeigt ferner, welche Zeiten für gesundheitsfördernde Aktivitäten am geeignetsten sind.

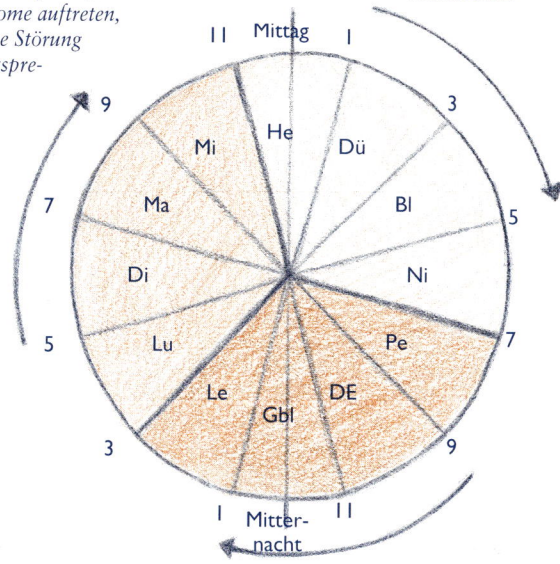

### Darstellung des Ki-Kreislaufs

Diese Grafik zeigt den Fluß der Energie durch aufeinanderfolgende Yin- und Yang-Meridiane. Der Zyklus beginnt mit dem Lungen-Meridian, der aus dem Brustkorb kommt, und endet mit dem Leber-Meridian, aus dem Ki wieder in den Lungen-Meridian übertritt – der Kreislauf beginnt erneut. Jeder Yin-Meridian ist an

Hand oder Fuß mit seinem Yang-Gegenstück verbunden. Alle Yin-Meridiane treffen auf die Brust, die Yang-Meridiane auf den Kopf.

Die Yin- und Yang-Meridiane können in drei Vierergruppen unterteilt werden, die jeweils ein Yin-Yang-Paar am Arm und ein weiteres Yin-Yang-Paar am Bein

aufweisen. Jedes Yin-Yang-Paar ist demselben Element zugeordnet. Die in Kapitel 6, 7 und 8 gezeigten Übungen wirken auf die Meridiane jeweils einer Vierergruppe.

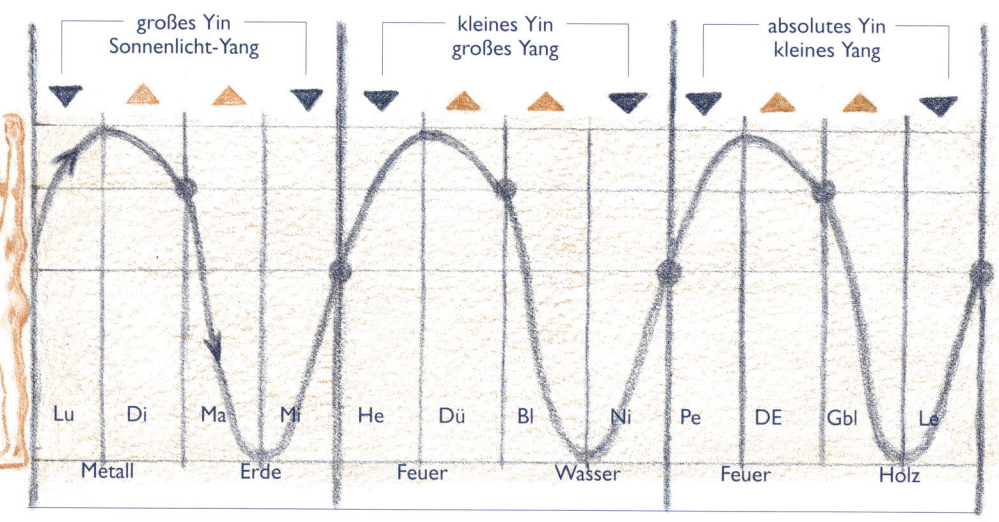

### Die Yin- und Yang-Organe und ihre Meridiane

Die traditionelle östliche Physiologie und Anatomie unterscheidet sich deutlich von der modernen westlichen Medizin. Die Yin- und Yang-Organe, Kernstück des Systems, werden mehr hinsichtlich ihrer Funktionen und Wechselbeziehungen als ihrer Lage, Form, Struktur oder Biochemie beschrieben. Bezeichnend ist hier das Beispiel des Dreifacherwärmers, eines in der chinesischen Medizin anerkannten Organs mit speziellen Funktionen; es sorgt für ein harmonisches Zusammenspiel zwischen oberem, mittlerem und unterem Teil des Körpers, hat aber kein körperliches Gegenstück (s. auch S. 132). Die chinesische Medizin schreibt allen diesen Organen eine weit größere Bedeutung zu als die moderne Physiologie. Die mit ihnen in Beziehung stehenden Meridiane verbinden die Einzelteile zu einem Ganzen. Es lag stets eher in der Natur der chinesischen Medizin, Muster und Beziehungen zu beobachten, als Bestandteile zu analysieren. Kennen Sie die Haupteigenschaften dieser Organe, werden Sie eher begreifen, welche Organe bei welcher Erkrankung beteiligt sind und welcher Art das jeweils zugrundeliegende Ungleichgewicht ist.

### Funktionen der Yin-Organe

Es gibt fünf Yin-Organe: Lungen, Milz, Herz, Nieren und Leber. Als »stabile« Organe bekannt, haben sie die Yin-Eigenschaften, tief innen und verborgen zu sein. Yin-Organe sind von größter Wichtigkeit: Sie sind verantwortlich für die Transformation, Zirkulation und Speicherung von Ki und Blut – reine, für den Körper lebenswichtige Substanzen. Jedes Organ hat in unterschiedlicher Ausprägung Yin- und Yang-Eigenschaften. Ihre Funktionen drücken sich in der Qualität und der Bewegungsrichtung von Ki aus. Einige Organe beschäftigen sich mehr mit Ki, andere mehr mit Blut; einige liegen weiter oben im Körper, andere weiter unten. Die Lungen liegen wie ein Deckel oben und agieren nach unten. Die Nieren, die Wurzeln gleich das Ki halten und speichern, aber auch nach oben weiterleiten, liegen unten. Die Milz leitet die Energie nach oben, während die Leber den Ki-Fluß jedweder Richtung beruhigt und bremst.

### Funktionen der Yang-Organe

Die Yang-Organe unterstützen die Yin-Organe. Yang bezieht sich mehr auf die Oberfläche oder Außenseite von Dingen, und die Yang- oder »Hohl«-Organe bilden den Verdauungstrakt. Aufgabe dieser lediglich durch ihre Außenwände definierten Organe ist es, Nahrungsmittel aufzunehmen und zu verarbeiten und Abfallprodukte auszuscheiden. In diesem Sinn stellen sie eine Verbindung zur Außenseite her; ihre Inhalte sind nicht aufbereitet – für den Körper noch nicht nutzbar oder überflüssig. Die Gallenblase ist eine Ausnahme: Dieses Hohlorgan speichert die reine Körperflüssigkeit Galle, die verdauen hilft.

**Die Lungen** nehmen die Luft auf und wandeln himmlisches und alimentäres Ki in menschliches Ki um. Sie leiten der Haut Ki zur Verteidigung zu, lassen Ki in den Meridianen zirkulieren und geben überflüssiges Ki nach unten an die Nieren zur Speicherung ab.

**Die Leber** speichert Blut und beruhigt alle Ki-Bewegungen.

**Die Gallenblase** speichert Galle und unterstützt die Leber.

**Der Magen** nimmt Nahrungsmittel und Getränke auf. Er leitet die reinsten Teile an die Milz weiter und die unreineren hinunter zum Dünndarm. Magenenergie steigt hinab.

**Der Dünndarm** sondert reine Flüssigkeiten ab, absorbiert sie und gibt die unreinen Flüssigkeiten an die Blase, die unreinen festen Stoffe an den Dickdarm weiter.

**Die Blase** speichert und scheidet flüssige Abfallstoffe aus.

**Der Dickdarm** scheidet feste Abfallstoffe nach Absorption von Flüssigkeiten aus.

**Das Perikard** – der äußere Herzmuskel – hat zwar seinen eigenen Meridian, unterstützt aber als Organ nur das Herz.

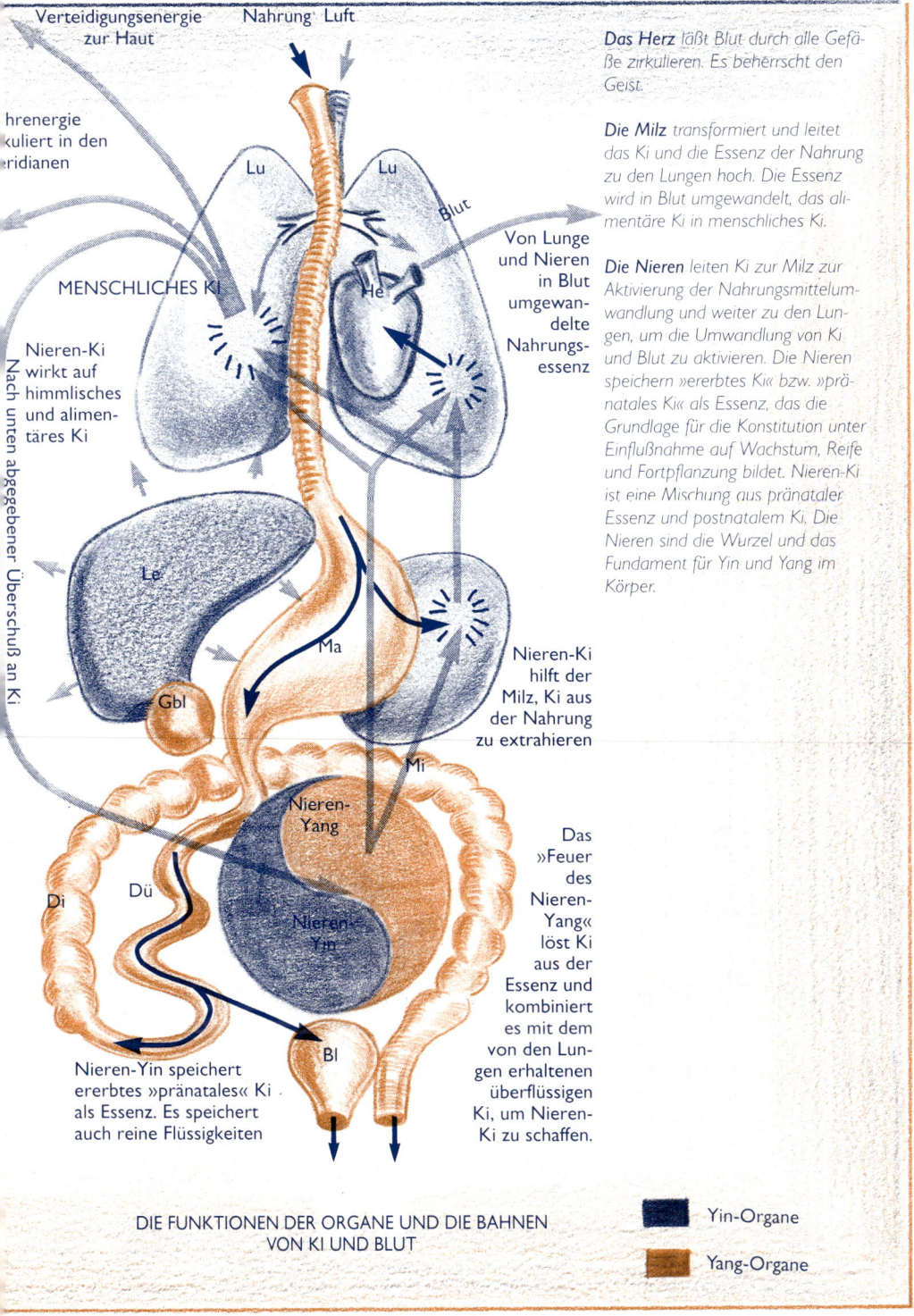

Verteidigungsenergie zur Haut

Nahrung Luft

hrenergie kuliert in den ridianen

Lu    Lu

Blut

MENSCHLICHES KI

He

Nieren-Ki wirkt auf himmlisches und alimen- täres Ki

Nach unten abgegebener Überschuß an Ki

Le

Ma

Gbl

Mi

Nieren- Yang

Di    Dü

Nieren- Yin

Bl

Das Herz läßt Blut durch alle Gefä- ße zirkulieren. Es beherrscht den Geist.

Die Milz transformiert und leitet das Ki und die Essenz der Nahrung zu den Lungen hoch. Die Essenz wird in Blut umgewandelt, das ali- mentäre Ki in menschliches Ki.

Die Nieren leiten Ki zur Milz zur Aktivierung der Nahrungsmittelum- wandlung und weiter zu den Lun- gen, um die Umwandlung von Ki und Blut zu aktivieren. Die Nieren speichern »ererbtes Ki« bzw. »prä- natales Ki« als Essenz, das die Grundlage für die Konstitution unter Einflußnahme auf Wachstum, Reife und Fortpflanzung bildet. Nieren-Ki ist eine Mischung aus pränataler Essenz und postnatalem Ki. Die Nieren sind die Wurzel und das Fundament für Yin und Yang im Körper.

Von Lunge und Nieren in Blut umgewan- delte Nahrungs- essenz

Nieren-Ki hilft der Milz, Ki aus der Nahrung zu extrahieren

Das »Feuer des Nieren- Yang« löst Ki aus der Essenz und kombiniert es mit dem von den Lun- gen erhaltenen überflüssigen Ki, um Nieren- Ki zu schaffen.

Nieren-Yin speichert ererbtes »pränatales« Ki als Essenz. Es speichert auch reine Flüssigkeiten

DIE FUNKTIONEN DER ORGANE UND DIE BAHNEN VON KI UND BLUT

Yin-Organe

Yang-Organe

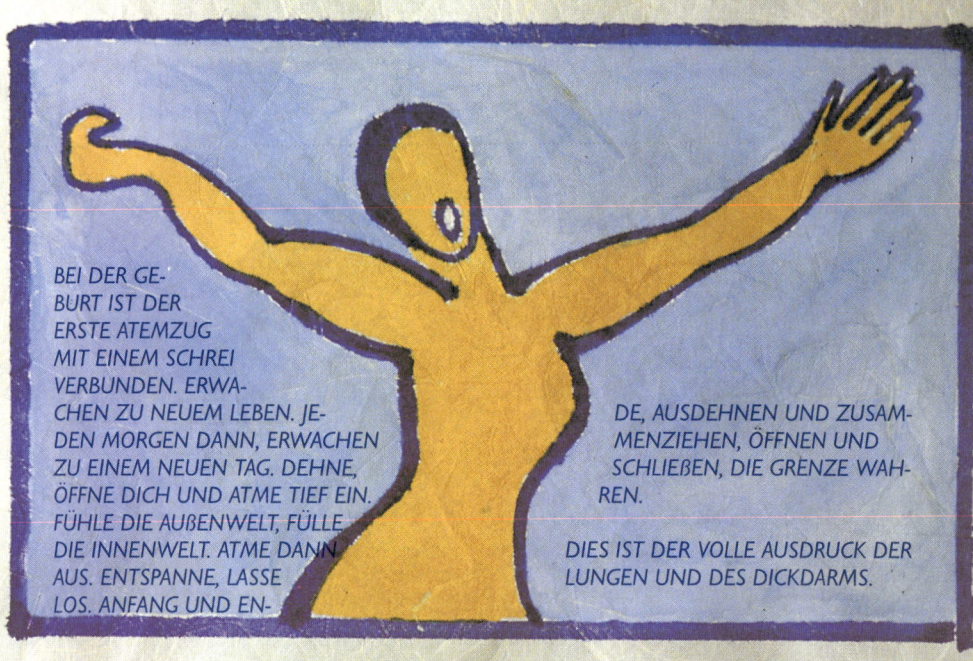

BEI DER GE-
BURT IST DER
ERSTE ATEMZUG
MIT EINEM SCHREI
VERBUNDEN. ERWA-
CHEN ZU NEUEM LEBEN. JE-
DEN MORGEN DANN, ERWACHEN
ZU EINEM NEUEN TAG. DEHNE,
ÖFFNE DICH UND ATME TIEF EIN.
FÜHLE DIE AUßENWELT, FÜLLE
DIE INNENWELT. ATME DANN
AUS. ENTSPANNE, LASSE
LOS. ANFANG UND EN-
DE, AUSDEHNEN UND ZUSAM-
MENZIEHEN, ÖFFNEN UND
SCHLIEßEN, DIE GRENZE WAH-
REN.

DIES IST DER VOLLE AUSDRUCK DER
LUNGEN UND DES DICKDARMS.

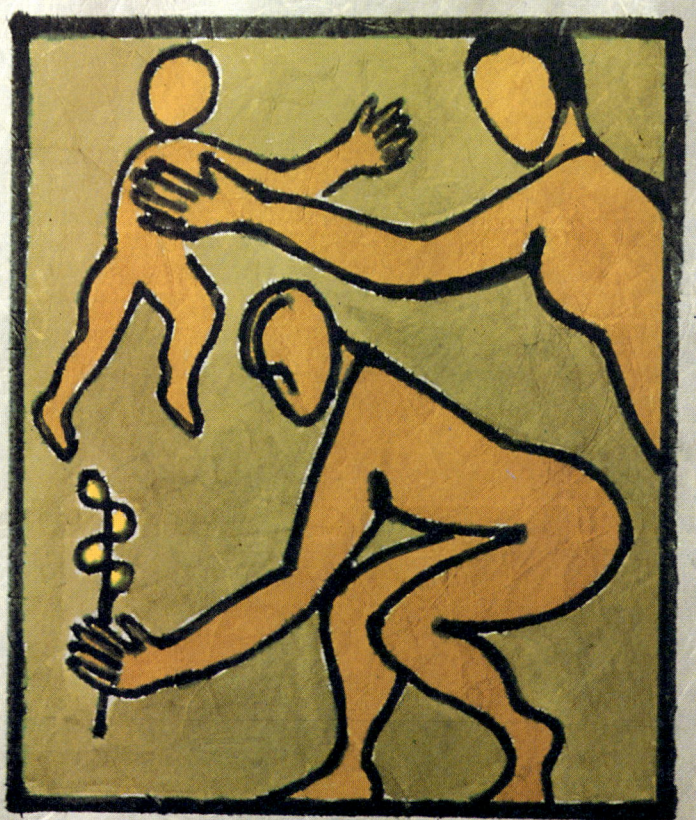

DAS KIND GREIFT NACH DER
MUTTER, UM GENÄHRT UND
GEWÄRMT ZU WERDEN. DIE
MUTTER GREIFT NACH VORN,
UM DAS KIND ZU HALTEN
UND IN DIE ARME ZU
SCHLIEßEN. SPÄTER MÜSSEN
WIR, UM UNSERE BEDÜRF-
NISSE ZU STILLEN, WEITER IN
DIE FERNE SCHWEIFEN. EIN
JÄGER UND SAMMLER WER-
DEN, DIE SINNE GESCHÄRFT,
INFORMATIONEN SAMMELN,
UNTERSCHEIDEN LERNEN.
EINKAUFEN ODER WILDE
FRÜCHTE UND KRÄUTER SAM-
MELN; STUDIEREN ODER
NACH KONTAKTEN GREIFEN.

MAGEN- UND MILZ-KI – STETS
VORN.

# KAPITEL 6

# Die Meridiane auf der Körpervorderseite

LUNGEN • DICKDARM
MAGEN • MILZ

Dieses und die beiden folgenden Kapitel beschäftigen sich jeweils mit zwei Organpaaren, die in ihrer Funktion einander verbunden sind. Sie beschreiben den Verlaufsweg und die Funktionen ihrer Meridiane (S. 84 bis 85 und 88-89), erläutern Übungen für jedes Organpaar (S. 86-87 und 90-91) und enden mit einem detaillierten Shiatsu-Programm für jede Meridian-Gruppe (S. 92-103).

Die vier Meridiane dieses Kapitels bilden in dem Ki-Kreislauf den Anfang (S. 79). Als Gruppe haben Sie die Aufgabe, unser Bedürfnis, nach der Geburt aus der Umwelt Energie und Nahrung zu absorbieren, zu befriedigen und was nicht gebraucht wird abzusondern und zurückzugeben. Für die Arbeit an diesen Meridianen muß Ihr Partner die Rückenlage einnehmen.

Die Abbildungen auf S. 82 stellen archetypische körperliche Äußerungen der Ki-Qualität in jedem Organpaar dar. Dieses Kapitel behandelt Lungen und Dickdarm als erstes Organpaar (S. 82 oben). Sie stellen eine Öffnung zur Außenseite dar und kontrollieren die Grenze zwischen innen und außen. Die Lungen nehmen Energie aus der Luft auf und stoßen Abgase aus. Sie kontrollieren auch die Haut, die »atmet«. Der Dickdarm absorbiert Flüssigkeiten und scheidet feste Abfallstoffe aus.

Das zweite Organpaar, Magen und Milz, sind Verdauungsorgane (S. 82 unten). Ihre Meridiane fließen über die Körpervorderseite. Die Milz öffnet sich zum Mund und kontrolliert den Geschmack. Der Magen-Meridian verläuft durch die Mitte der Brust. Für den Säugling sind Mund, Brustwarze und warme Umarmung eins. Hier nimmt unsere Assoziation von festen und flüssigen Nahrungsmitteln mit Sicherheit und Behaglichkeit ihren Anfang.

Sobald Sie die Verlaufswege und Punkte (Tsubos) in diesem und den zwei folgenden Kapiteln gelernt haben, haben Sie das Rüstzeug, um Ihre eigenen Shiatsu-Programme zu entwickeln. Denken Sie bei Ihrer Arbeit aber an die weiter vorn vorgestellten Prinzipien und Techniken des Shiatsu.

### Der Verlauf des Lungen-Meridians

Der Lungen-Meridian beginnt tief im Bereich des Solarplexus (der mittlere Dreifacherwärmer, S. 132) und wendet sich abwärts zum Dickdarm, dem Yang-Partner der Lungen. Beim Hochschlängeln am Magen vorbei durchquert er das Zwerchfell. Er teilt sich und dringt in die Lungen ein. Dann vereinigt er sich wieder, folgt der Luftröhre bis zum Rachen und teilt sich erneut, um auf der Lateralseite des ersten Rippenzwischenraums nahe der Schultervorderseite an die Oberfläche zu treten (Lu 1). Von hier aus verläuft er über die Schulter und die Vorderseite des Arms hinunter bis zum äußeren Rand des Bizeps. Er erreicht die Außenseite der Bizepssehne in der Ellbogenbeugefalte (Lu 5) und zieht weiter den Unterarm hinab bis zum Handgelenk knapp oberhalb des Daumenansatzes (Lu 9). Er durchquert den Daumenmuskel und endet im Nagelfalz des Daumens.

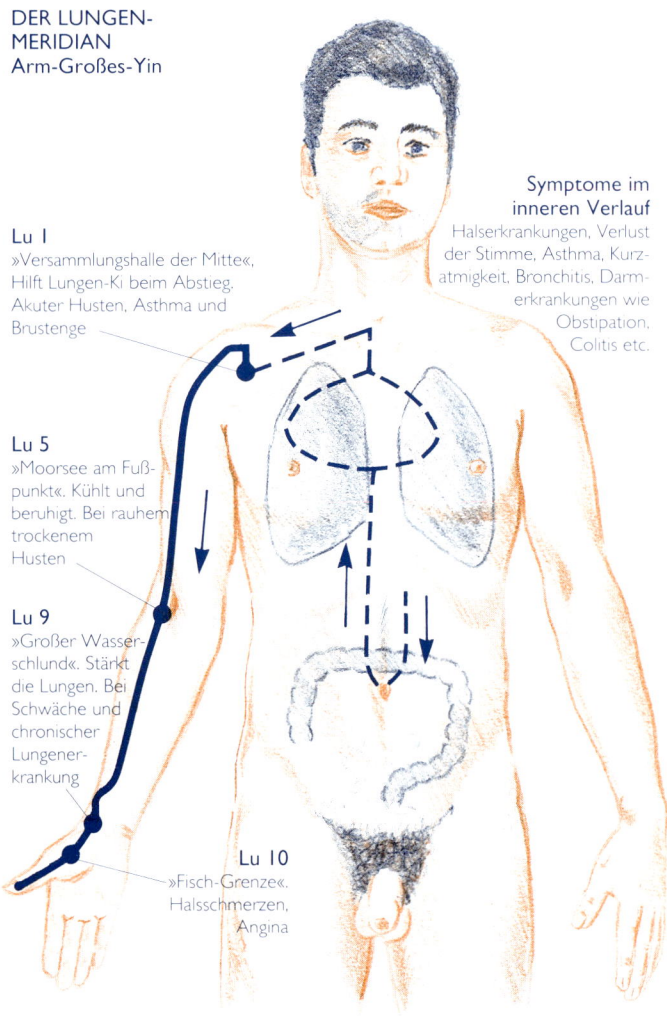

**DER LUNGEN-MERIDIAN**
Arm-Großes-Yin

**Lu 1**
»Versammlungshalle der Mitte«. Hilft Lungen-Ki beim Abstieg. Akuter Husten, Asthma und Brustenge

**Lu 5**
»Moorsee am Fußpunkt«. Kühlt und beruhigt. Bei rauhem trockenem Husten

**Lu 9**
»Großer Wasserschlund«. Stärkt die Lungen. Bei Schwäche und chronischer Lungenerkrankung

**Lu 10**
»Fisch-Grenze«. Halsschmerzen, Angina

**Symptome im inneren Verlauf**
Halserkrankungen, Verlust der Stimme, Asthma, Kurzatmigkeit. Bronchitis, Darmerkrankungen wie Obstipation, Colitis etc.

### Der Lungen-Meridian – Funktionen und assoziierte Symptome

Die Lungen sind die Herren der Energie. Sie empfangen, transformieren und verteilen Ki im Körper: zur Haut zur Verteidigung, durch die Meridiane zur Ernährung und Energieversorgung aller Teile und hinab zu den anderen Organen, besonders den Nieren, wo überschüssiges postnatales Ki unseren konstitutionellen Reserven zugefügt wird.

Sind die Lungen schwach, können sie der Haut nicht genügend Verteidigungs-Ki liefern, klimatische Einflüsse können dann durch die Poren eindringen. So »fangen« wir uns, nach Auffassung der östlichen Medizin, Erkältungen, Fieber und Nackensteife ein. Eine chronische Lungenschwäche verursacht gewöhnlich Müdigkeit, oft auch Kurzatmigkeit und Blässe. Können die Lungen Ki nicht zirkulieren lassen, staut es sich und löst Fülle und Druck in der Brust, Husten oder Asthma aus.

Andere Lungensymptome können eine Behandlung an mehr als einem Meridian erfordern: Ein trockener Hals, Reizhusten und trockene Haut etwa erfordern oft auch eine Behandlung am Nieren-Meridian.

### Meridian-Symptome

Schmerzen und andere Symptome, die im oberflächlichen Verlauf eines Meridians auftreten, werden »Meridian-Symptome« genannt. Sie profitieren von der Arbeit am Meridian. Im Lungen-Meridian gehören dazu Brust- und Schulterschmerzen, Schmerzen den Arm entlang oder im Daumen und Nackenstarre.

## DER DICKDARM-MERIDIAN
### Arm-Sonnenlicht-Yang

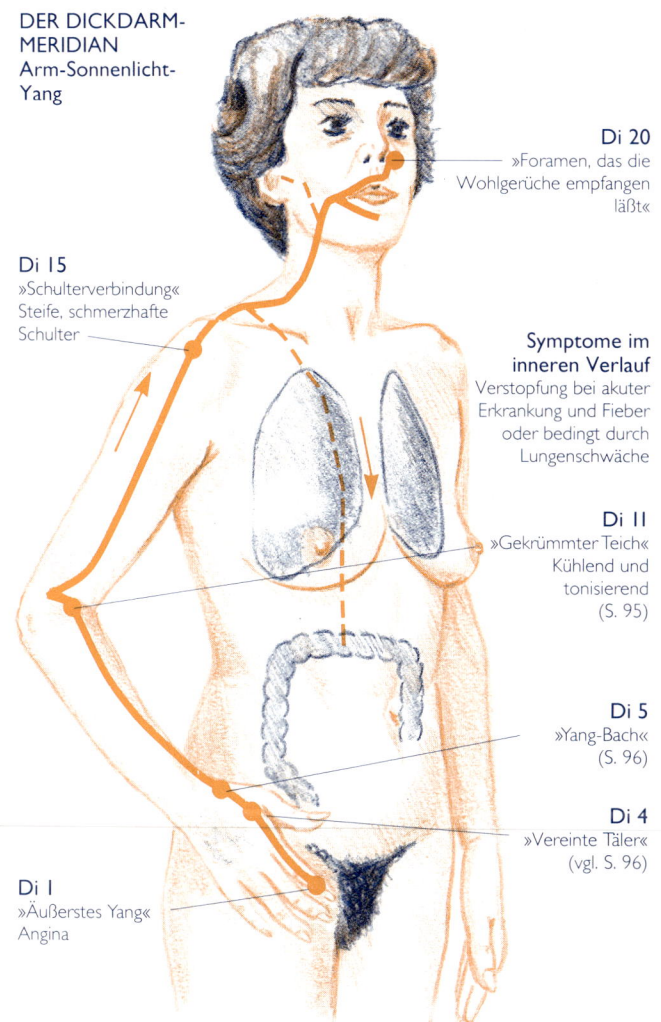

**Di 20**
»Foramen, das die
Wohlgerüche empfangen
läßt«

**Di 15**
»Schulterverbindung«
Steife, schmerzhafte
Schulter

**Symptome im
inneren Verlauf**
Verstopfung bei akuter
Erkrankung und Fieber
oder bedingt durch
Lungenschwäche

**Di 11**
»Gekrümmter Teich«
Kühlend und
tonisierend
(S. 95)

**Di 5**
»Yang-Bach«
(S. 96)

**Di 4**
»Vereinte Täler«
(vgl. S. 96)

**Di 1**
»Äußerstes Yang«
Angina

### Der Verlauf des Dickdarm-Meridians

Der Dickdarm-Meridian beginnt am radialen Nagelfalzwinkel des Zeigefingers. Er läuft am Radialrand des Zeigefingers entlang und weiter zwischen den beiden Sehnen des Daumens und des Handgelenks (Di 5), um dann über die Rückseite des Unterarms bis zum Ellbogen zu ziehen. Der Punkt Di 11 befindet sich am äußeren Ende der Ellbogenbeugefalte, die bei gebeugtem Arm zu sehen ist. Von hier aus läuft der Meridian durch den Punkt Di 15 auf der Außenseite des Schultermuskels weiter. Er überquert dann das Schulterblatt und trifft unter dem 7. Halswirbel im Punkt Gg 14 auf das Gouverneursgefäß. Innerlich wendet es sich dann abwärts, dringt in die Lungen und dann in sein eigenes Organ, den Dickdarm ein. Von der Schulter zieht ein Ast hoch über den Muskel an der Seite des Halses (Musculus sternocleidomastoideus) zur Wange, passiert den Unterkiefer und umrundet die Oberlippe. Er endet neben dem Nasenloch der Gegenseite, wo er sich mit dem Magen-Meridian verbindet.

### Der Dickdarm-Meridian – Funktionen und assoziierte Symptome

Der Dickdarm nimmt die Nahrungs- und Getränkereste vom Dünndarm auf, absorbiert mehr Flüssigkeit und scheidet die Abfallstoffe aus. Er kann durch falsche Ernährung, Schwäche oder Ärger aus dem Gleichgewicht geraten. Diese Störungen lassen sich aber oft besser indirekt über einen verwandten Meridian als über den Dickdarm-Meridian selbst behandeln.

So sprechen z.B. viele Darmstörungen besser auf eine Behandlung des Lungen-, Nieren-, Milz- oder Magen-Meridians an. Behandeln Sie bei durch Ärger bedingten Störungen oder bei Obstipation zusammen mit Schwäche oder Kurzatmigkeit die Lungen. Schwache oder frostige Personen leiden oft unter wäßrigen Stühlen oder Diarrhö mit Darmgeräuschen, Blähungen und Unwohlsein im Bauch. Behandeln Sie in solchen Fällen die Milz, die die Umwandlung der Flüssigkeiten kontrolliert.

Behandeln Sie den Dickdarm-Meridian bei Schulterschmerzen und Tennisellbogen, Blockierungen oder Schmerzen in den Sinnesorganen inkl. verstopfter Nase, Sinusitis oder Zahnschmerzen. Behandeln Sie diesen Meridian bei Verstopfung, die durch erhöhte Temperatur oder Fieber bedingt ist, und zwar vom Ellbogen zur Hand hin.

## MERIDIAN-ÜBUNGEN

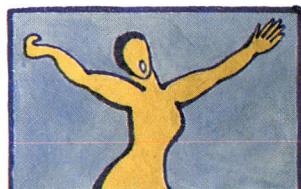

# Lungen und Dickdarm

Unter den in der östlichen Tradition verhafteten Übungen für Gesundheit und ein langes Leben gibt es auch solche, die bestimmte Organe kräftigen und den Ki-Fluß in den Meridianen verbessern. Einige dieser Übungen für Lungen und Dickdarm finden Sie im Anschluß.

Gemein ist all diesen traditionellen Übungen die Bedeutung, die sie der Atmung beimessen. Eine gute Atmung ist Quelle unserer Lebenskraft. Die Lungen regieren die Atmung, beherrschen das Ki und öffnen sich in die Nase. Der Dickdarm-Meridian endet an der Nase und hilft bei der Regulierung der Atmung. Viele Menschen leiden heute an verlegten Nasengängen, allergischer Sinusitis und allgemeinen Störungen, die durch die Luftverschmutzung in unseren Städten und durch vollklimatisierte Büroräume ausgelöst werden.

Raffinierte, verarbeitete und nicht naturbelassene Nahrungsmittel schwächen den Dickdarm und sind oft mit Allergien verbunden. Aber Lungen wie Dickdarm werden durch Ärger und Streß, aber auch durch die Auswirkungen einer vorwiegend sitzenden Lebensweise beeinträchtigt. Spazierengehen, Schwimmen, Radfahren und Bergsteigen, Gymnastik und eine tiefe Nasenatmung wirken vielen dieser negativen Einflüsse entgegen.

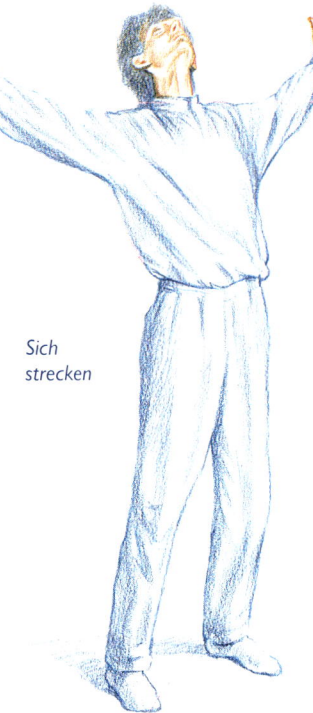

*Sich strecken*

*Gähnen treibt Sauerstoff ins Blut. Zum Gähnen reiben Sie Ihr Gesicht nahe Mund und Nase. Strecken Sie sich, und öffnen Sie den Mund. Atmen Sie beim Hochheben der Arme ein, bewegen Sie sie dann kreisförmig, und schauen Sie hoch. Verharren Sie kurz, die Arme nach hinten gedehnt (oben). Spüren Sie, wie Ki die Meridiane durchströmt. Atmen Sie beim Herablassen der Arme aus.*

*Makko-Ho-Dehnungen*
*Masunaga übernahm eine Reihe von Dehnungen für jedes Meridian-Paar aus dem japanischen Körperübungsprogramm, das als Makko Ho bekannt ist. Sie sind heute fester Bestandteil des Shiatsu – zum Wohl des Shiatsu-Gebers wie dessen Partner.*

*Für Lungen und Dickdarm: Stehen Sie mit gespreizten Beinen. Verschränken Sie die Finger hinter dem Rücken wie auf dem Bild. Atmen Sie aus, und beugen Sie sich aus der Hüfte vor. Strecken Sie dabei Ihre Arme aus und hoch, die Knie sind leicht gebeugt (rechts). Atmen Sie, und entspannen Sie so ein paar Atemzüge lang. Richten Sie sich, indem Sie ausatmen, wieder langsam auf.*

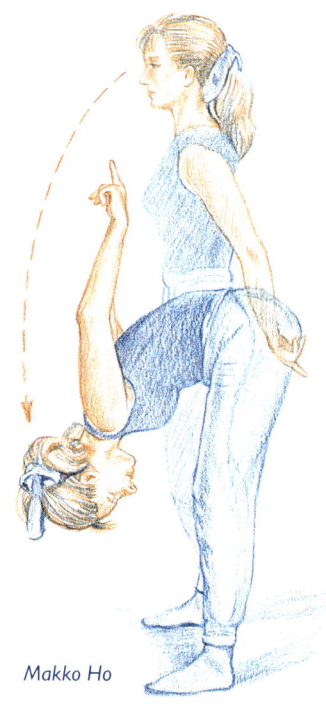

*Makko Ho*

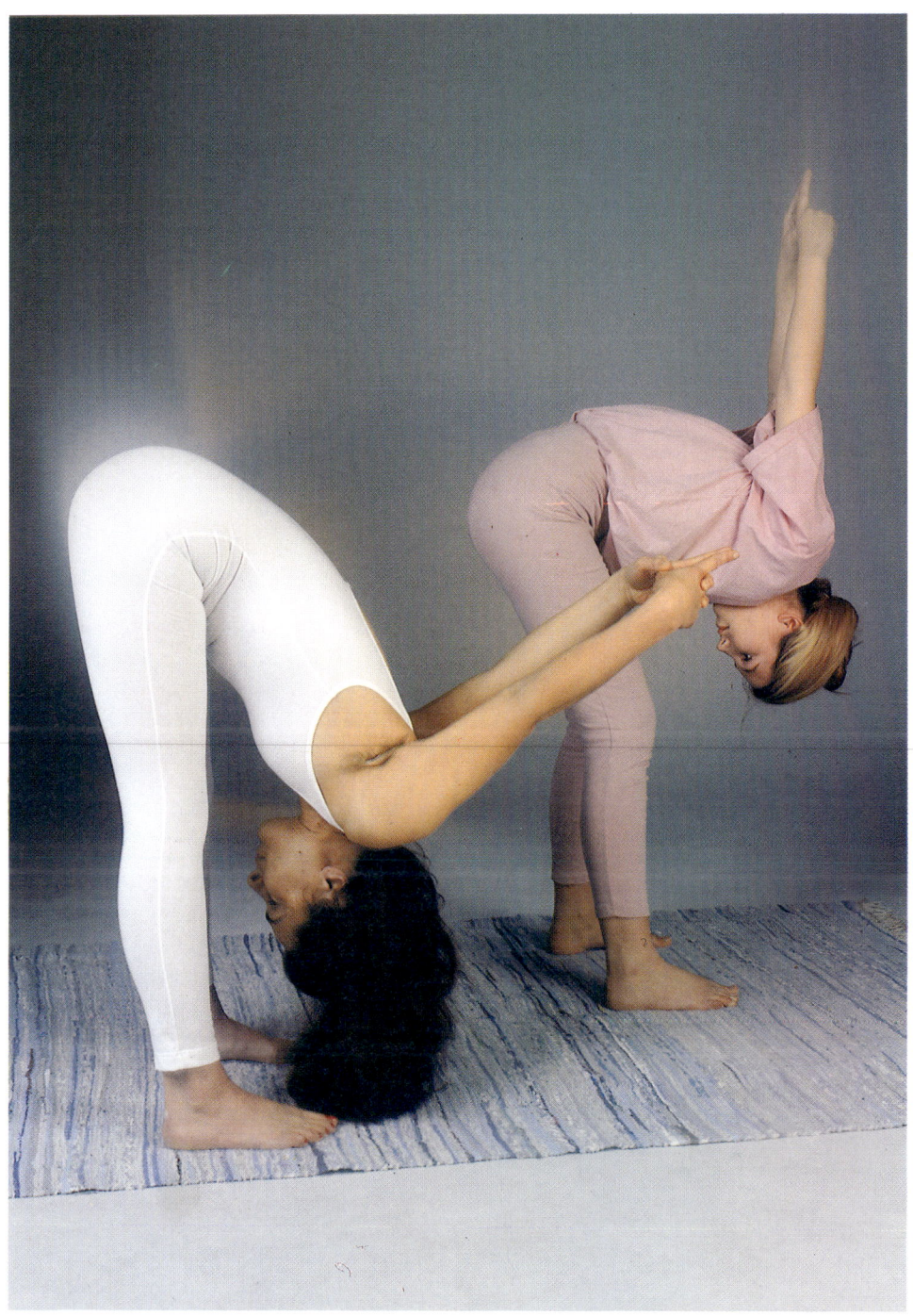

*Dehnen von Lungen- und Dickdarm-Meridian – Makko-Ho-Dehnung*

### Der Verlauf des Magen-Meridians

Er beginnt seitlich des Nasenflügels beim Punkt Di 20 und trifft am inneren Augenwinkel den Blasen-Meridian in Bl 1. Von Ma 1 direkt unter dem Auge läuft er in die Schleimhaut des Oberkiefers und um den Mund, um sich mit dem Gouverneurs- und Direktionsgefäß zu verbinden. Dann läuft er durch den Unterkiefer vor dem Ohr hoch zur Stirn.

Vom Kiefer steigt er den Hals hinab zur Schlüsselbeinregion: Von hier läuft ein innerer Ast hinab in Magen und Milz. Der oberflächliche Ast zieht sich abwärts über den Bauch zum Schambereich, wo sich ein zweiter innerer Ast vom Magen her mit ihm vereint.

Der Meridian läuft weiter über die Vorderseite des Oberschenkels, vorbei an der Kniescheibe. In Ma 36 unter dem Knie teilt er sich erneut. Der oberflächliche Ast führt über den Unterschenkel seitlich des Schienbeins und endet am seitlichen Nagelfalz der zweiten Zehe. Der tiefere Ast steigt ab zur Mittelzehe. Von der Spitze des Fußes aus läuft eine Verbindung zum Milz-Meridian.

### Magen und Milz – Funktionen bei der Verdauung

Magen und Milz sind für die Verdauung verantwortlich und werden oft gemeinsam behandelt. Ki, das aus der Nahrung kommt, ist Basis für das körperliche Ki und Blut – deshalb ist es wichtig, Magen wie Milz bei chronischen Erkrankungen zu kräftigen.

Der Magen leidet am meisten unter Trockenheit und Hitze. Zu wenig Flüssigkeit, und die Verdauung leidet, Mund und Lippen werden trocken. Eine Störung der Magenenergie, die »nicht herabsteigt«, kann Übelkeit und Erbrechen oder Kopfschmerzen auslösen.

## DER MAGEN-MERIDIAN
### Bein-Sonnenlicht-Yang

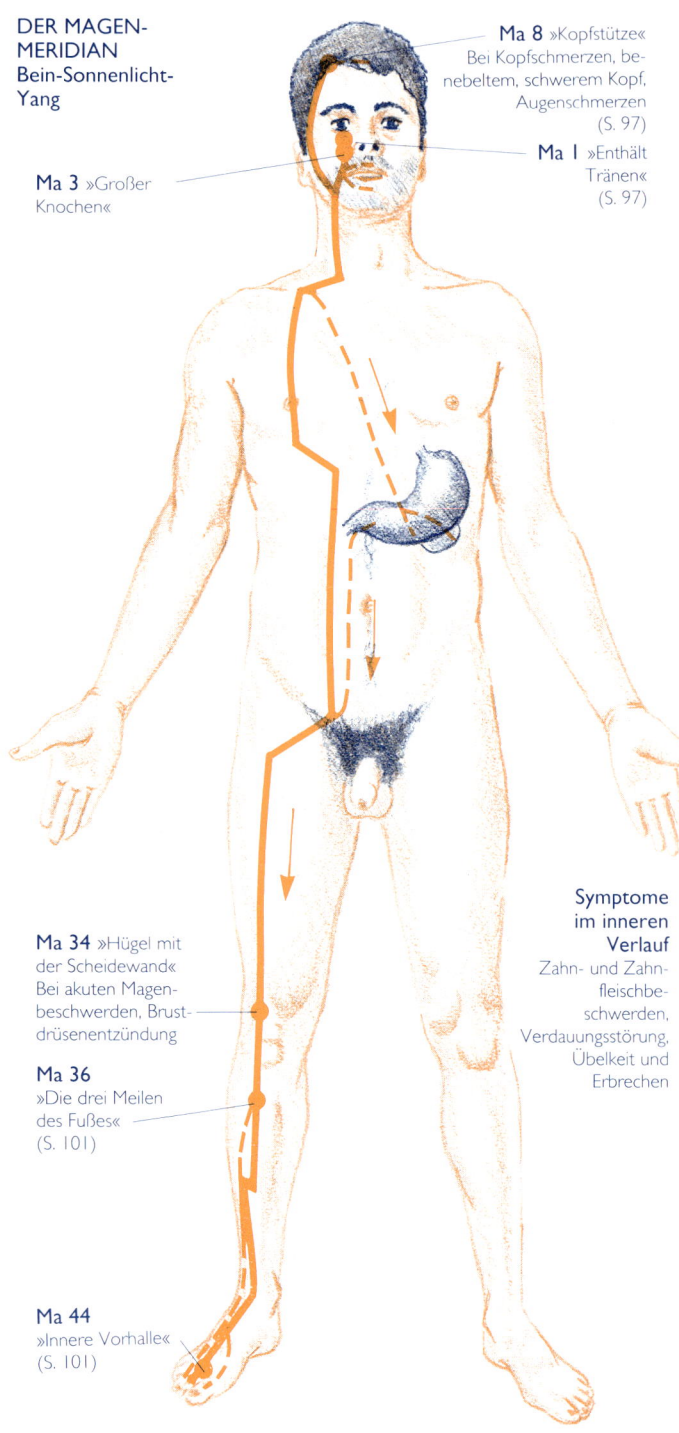

**Ma 3** »Großer Knochen«

**Ma 8** »Kopfstütze« Bei Kopfschmerzen, benebeltem, schwerem Kopf, Augenschmerzen (S. 97)

**Ma 1** »Enthält Tränen« (S. 97)

**Symptome im inneren Verlauf** Zahn- und Zahnfleischbeschwerden, Verdauungsstörung, Übelkeit und Erbrechen

**Ma 34** »Hügel mit der Scheidewand« Bei akuten Magenbeschwerden, Brustdrüsenentzündung

**Ma 36** »Die drei Meilen des Fußes« (S. 101)

**Ma 44** »Innere Vorhalle« (S. 101)

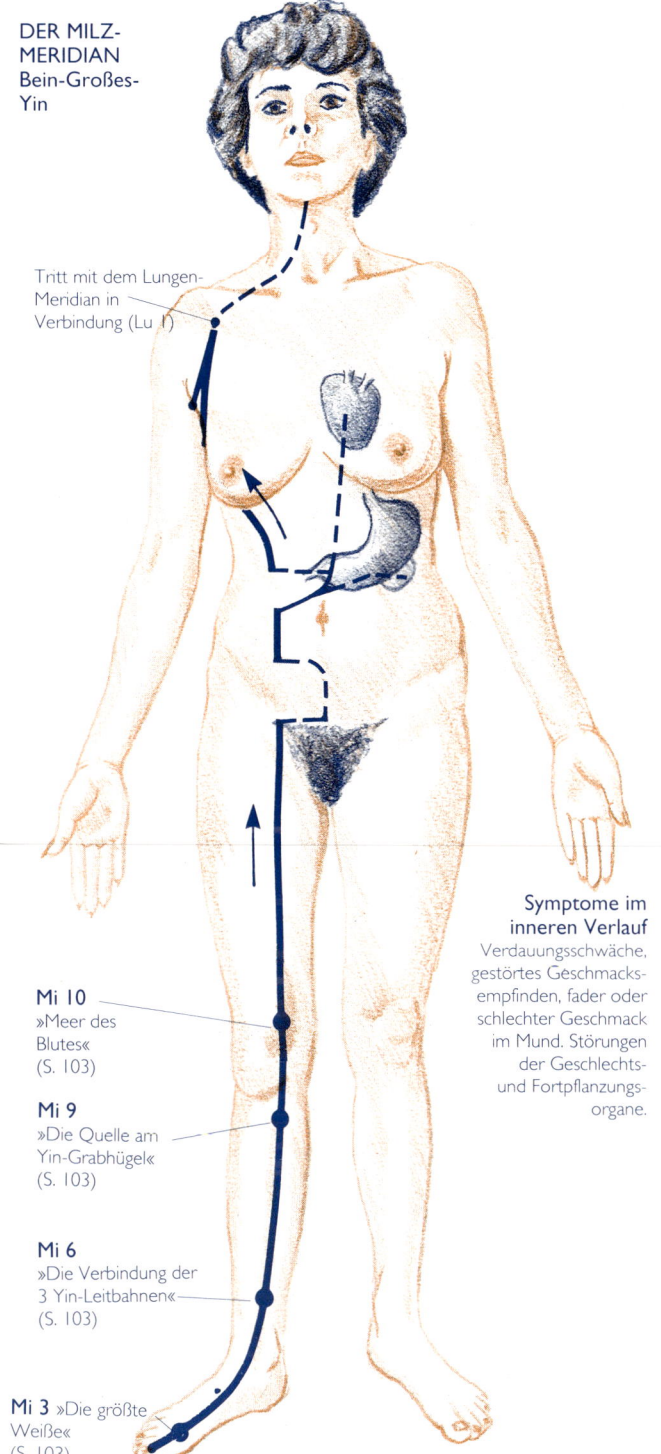

**DER MILZ-MERIDIAN**
Bein-Großes-Yin

Tritt mit dem Lungen-Meridian in Verbindung (Lu 1)

Mi 10
»Meer des Blutes«
(S. 103)

Mi 9
»Die Quelle am Yin-Grabhügel«
(S. 103)

Mi 6
»Die Verbindung der 3 Yin-Leitbahnen«
(S. 103)

Mi 3 »Die größte Weiße«
(S. 103)

**Symptome im inneren Verlauf**
Verdauungsschwäche, gestörtes Geschmacks-empfinden, fader oder schlechter Geschmack im Mund. Störungen der Geschlechts- und Fortpflanzungs-organe.

### Der Verlauf des Milz-Meridians

Der Milz-Meridian beginnt am inneren Nagelfalz der Großzehe, läuft den Innenrand des Fußge-wölbes entlang und steigt vor dem Innenknöchel zum Punkt Mi 6 auf. Er zieht knapp hinter dem Knochen das Bein hoch, über-quert dabei das Knie und steigt die Vorderseite des Oberschenkels vom Innenrand der Kniescheibe aus hoch.

Von der Leiste aus dringt er in den Unterbauch, verbindet sich mit dem Direktionsgefäß und kommt vor Eindringen in Magen und Milz kurz wieder an die Oberfläche. Der Hauptmeridian steigt dann durch das Zwerchfell und über die Brust auf und kreuzt den Lungen-Meridian in Lu 1. Er läuft weiter hoch zur Speiseröhre und unter die Zunge. Ein innerer Ast aus der Magengegend trans-portiert Ki hoch zum Herzen.

### Die Funktionen der Milz

Hauptaufgaben der Milz sind die Transformation und der Trans-port. Sie wandelt die Nahrung um und befördert die Nährenergie zu den Organen, Muskeln und Glie-dern, hoch zu Herz und Lungen als Basis für Ki und Blut. Ihr wärmendes Yang-Ki transformiert auch die Körperflüssigkeiten. Die Milz liebt Trockenheit, keine Feuchtigkeit. Kalte Nahrungs-mittel oder zu kalte Getränke können die Milz schwächen. Symp-tome sind Appetitlosigkeit und Verdauungsstörung, Müdigkeit, Muskelschwäche, schwere Glie-der, wäßrige Stühle, Durchfall und Blähung des Bauches.

Milz-Ki »hält das Blut in den Gefäßen« – verhindert so Blutun-gen – und »hält die Organe an ih-rem Platz«. Prellungen, Blutun-gen, Hämorrhoiden, Krampf-adern und sämtliche Prolapsfor-men (»Vorfälle«) sind Symptome einer Milzschwäche.

## MERIDIAN-ÜBUNGEN

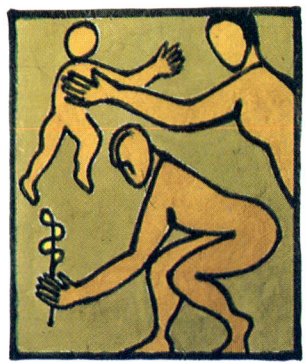

# Magen und Milz

Die folgenden Übungen dienen der Harmonisierung von Magen und Milz. Ihre Meridiane fließen über die Vorderseite des Körpers. Die Milz beherbergt den Intellekt. Zuviel Geistesarbeit oder Studieren, zumal bei unregelmäßigen Eßgewohnheiten, können die Milz schwächen. Ebenso sind auch Konzentrations- und Gedächtnisprobleme Symptome einer Milzschwäche. Körperübungen sorgen für einen idealen Ausgleich zur geistigen Arbeit.

Im System der fünf Elemente ist der Geschmackssinn der Milz zugeordnet (S. 25). Ein gestörtes Geschmacksempfinden oder ein fader Geschmack im Mund deuten auf ein gestörtes Magen-Milz-Gleichgewicht hin, ebenso wie der Heißhunger nach Süßem – der spezifische Geschmack der Erdorgane.

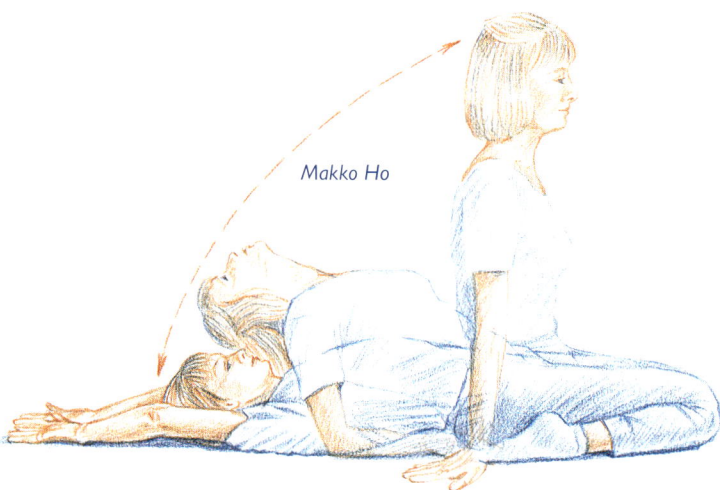

*Makko Ho*

*Lassen Sie sich in der Seiza-Stellung (S. 32) soweit wie möglich zwischen Ihren Fersen auf den Boden herab. Hören Sie aber auf, wenn die Knie schmerzen. Stützen Sie sich rückwärts auf die Hände, und öffnen Sie die Brust. Lassen Sie sich auf die Ellbogen und dann ganz zurücksinken (links). Strecken Sie die Arme hinter Ihren Kopf, wenn Ihnen das bequem ist. Atmen Sie bei jeder Positionsänderung aus. Atmen Sie dreimal bei der letzten Dehnung aus. Bewegen Sie sich die einzelnen Übungsstufen langsam zurück.*

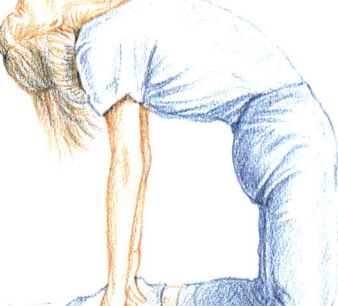

*Die Kamel-Stellung*

*Die Yoga-Stellung ist eine Dehnalternative für jene, deren Knie die stärkere Makko-Ho-Dehnung nicht erlauben. Die Startstellung ist einfach: Setzen Sie sich auf ein Kissen zwischen Ihre Fersen.*

*Knien Sie sich aufrecht, stützen Sie den Körper mit den Händen auf den Fersen ab. Heben Sie das Becken vorn hoch, um den Körper bei einer vollen Ausatmung zu biegen. Verharren Sie einige Atemzüge so.*

**Streß und Anspannung im Kiefer**
*Auch das Gesicht braucht eine*
*Übung. Streß und Anspannung,*
*oft unbewußt im Kiefermuskel*
*zurückgehalten, können zu nächt-*
*lichem Zähneknirschen führen –*
*ein häufiges Problem.*

*Die beste Übung: Beim Essen gut*
*kauen, davon profitiert der Magen.*
*Sie können auch mit Ihrem Kiefer*
*Dehnübungen machen, Grimassen*
*schneiden und dabei auch Ihre Ge-*
*fühle laut herauslassen. Eine tradi-*
*tionelle Übung ist die, mit der Zun-*
*ge über das Zahnfleisch zu kreisen,*
*um Speichel zu produzieren – der*
*als eine mit der Milz verknüpfte*
*kostbare Flüssigkeit gilt. Schlucken*
*und entspannen Sie.*

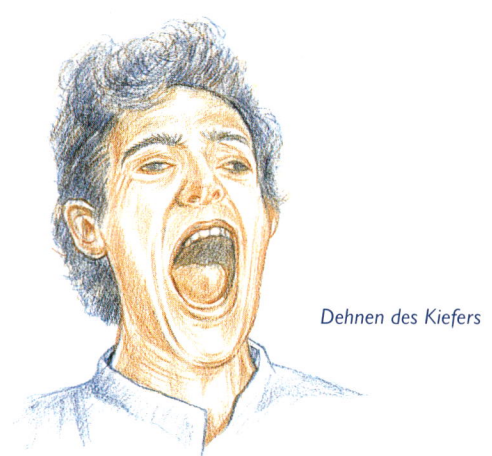

*Dehnen des Kiefers*

**Den Solarplexus befreien**

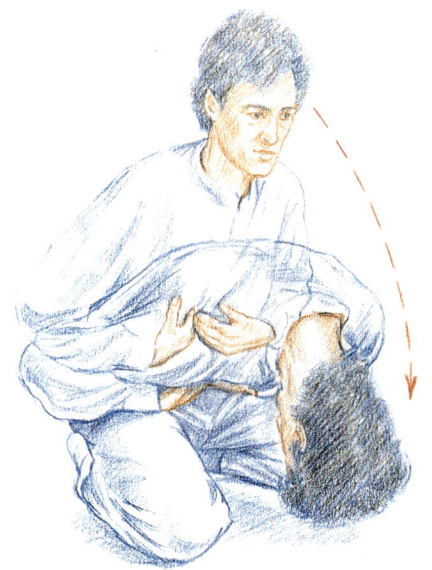

**Anspannung in Zwerchfell und**
**Magen**
*Zwerchfell, Magen und Solarple-*
*xusregion sind oft verspannt und*
*behindern so die Atmung und den*
*Fluß von Ki und Blut zu den*
*Verdauungsorganen.*

*Legen Sie die Fingerspitzen auf den*
*Bereich direkt unterhalb des Brust-*
*korbs. Beugen Sie sich vor, um zu-*
*nehmend stärkeren Druck auszu-*
*üben (links). Atmen Sie beim Vor-*
*beugen stets langsam aus. Beim*
*Aufsetzen atmen Sie ein. Wieder-*
*holen Sie mehrmals. Das wirkt rei-*
*nigend und belebend.*

# Übung für die Vorderseiten-Meridiane

Den jeweiligen Meridian von Lungen, Dickdarm, Magen und Milz erreichen Sie am besten, wenn Ihr Partner die Rückenlage einnimmt.

Die Behandlung des Lungen- und Milz-Meridians stärkt das Ki und unterstützt seine Zirkulation im gesamten Körper. Es wärmt die Gliedmaßen und fördert die Verdauung. Denken Sie an ihre spezifischen Funktionen (S. 85 und 88), wenn Sie diese Meridiane entlang Shiatsu geben.

Dickdarm- und Magen-Meridian (S. 85 und 88) treffen im Gesicht zusammen. Die Arbeit an ihnen kann bei Beschwerden an Augen, Nase, Nebenhöhlen, Zähnen und Zahnfleisch hilfreich sein. Das auf S. 92 bis 103 dargestellte Grundprogramm beginnt mit den Armen, geht zu Kopf und Hals über und endet mit den Beinen.

*Heben Sie mit der Außenhand den Arm Ihres Partners, nehmen die andere Hand vom Hara, um die Schulterkuppe zu umgreifen. Führen Sie den Arm am Kopf des Partners vorbei nach oben, dann nach unten und nach außen. Wiederholen Sie mehrmals (s. auch S. 50). Legen Sie den Arm jetzt im 45-Grad-Winkel neben Ihrem Partner ab, um mit der Behandlung des Lungen-Meridians zu beginnen.*

*Rotation des Armes*

**Stille Vorbereitung**
*Sie sitzen im Fersensitz neben Ihrem Partner und stellen durch Auflegen der Handfläche auf sein Hara den Kontakt her. Seien Sie gelassen, und konzentrieren Sie sich auf Ihr Gefühl und Ihre Verfassung. Achten Sie auf die Atmung Ihres Partners. Das ist besonders wichtig bei der Behandlung des Lungen-Meridians.*

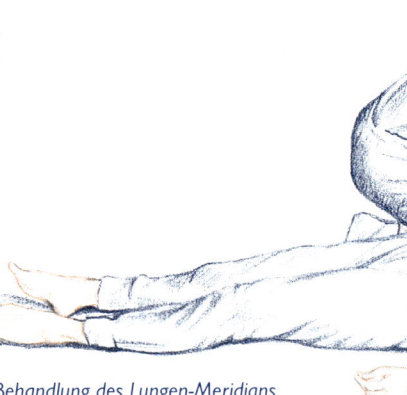

*Die Behandlung des Lungen-Meridians*

*Um sich bequem aufzustützen und mit dem Ki des Lungen-Meridians Kontakt aufzunehmen, knien Sie sich neben den Arm Ihres Partners – die Innenfläche seiner Hand zeigt nach oben. Stützen Sie sich dann in der Grube auf der Vorderseite der*

*Schulter (im Bereich von Lu 1 und Lu 2) auf, und legen Sie Ihre zweite Hand irgendwo auf den Arm (links). Verharren und entspannen Sie – gegrätscht, mit einem aufgestellten Bein –, bevor Sie den Meridian mit der Handfläche bearbeiten.*

Suchen Sie mit der aktiven Hand den Bizeps, stützen Sie sich auf, und lassen Sie Ihr Gewicht durch die Linie des gestreckten Daumens und des Handballens auf den Raum zwischen Muskel und Humerus wirken. Lassen Sie nach, wandern Sie mit der Hand ein paar Zentimeter nach unten, entspannen und üben Sie erneut Druck aus. Arbeiten Sie so mit der Handfläche immer weiter abwärts bis zum Handgelenk der Daumenseite. Schließen Sie, indem Sie sanft die Daumenseiten entlang drücken (rechts).

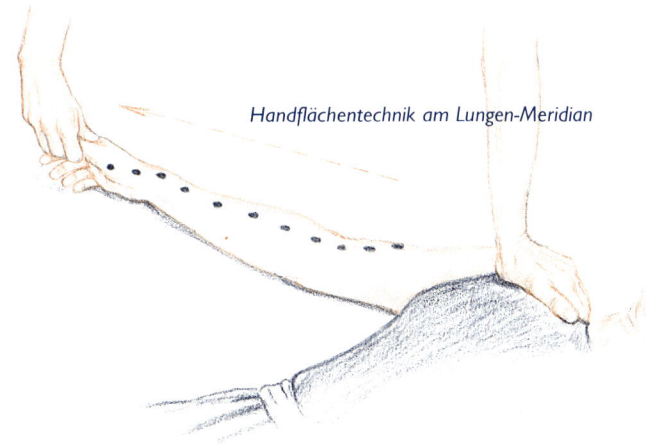

Handflächentechnik am Lungen-Meridian

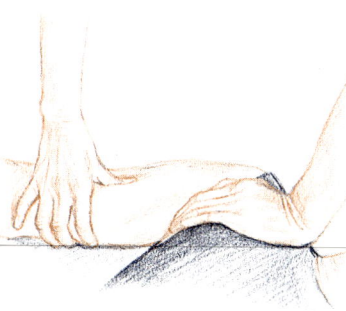

Die Radialisfurche absuchen

Suchen Sie nun mit gestrecktem Daumen – die Finger halten dabei den Arm – die Radialisfurche zwischen Bizeps und Knochen nach den Tsubos ab. Gleiten Sie mit Ihrem Daumen, stets den Kontakt wahrend, von Punkt zu Punkt. Bearbeiten Sie Lu 5 (S. 84) an der Außenseite der Bizepssehne am Ellbogen. Behandeln Sie den Meridian mit dem Daumen weiter abwärts, und zwar innen am Radius entlang bis zum Punkt Lu 9 am Daumenansatz (S. 84). Verharren Sie, um in die Tsubos, die Sie unterwegs finden, einzusinken.

**Bleiben Sie entspannt**
*Denken Sie daran, Ihre Schultern entspannt zu halten. Strecken Sie die Arme aus, und beugen Sie sich aus dem Hara heraus vor. Pressen und drücken Sie nicht mit dem Daumen – das bewirkt nichts, kann nur verletzen.*

*Schließen Sie, indem Sie den Daumenansatz Ihres Partners umgreifen und fest die Daumenkanten entlang bis zum Nagelwinkel drücken. Alternativ dazu können Sie mit der Daumentechnik den inneren Rand des Daumens inkl. Muskelbauch am Daumenansatz, wo sich Lu 10 befindet, behandeln. Dies ist ein Sedierungspunkt bei schmerzhafter Angina.*

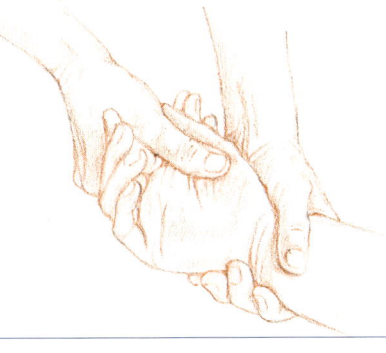

Daumentechnik am Daumen bei Lu 10

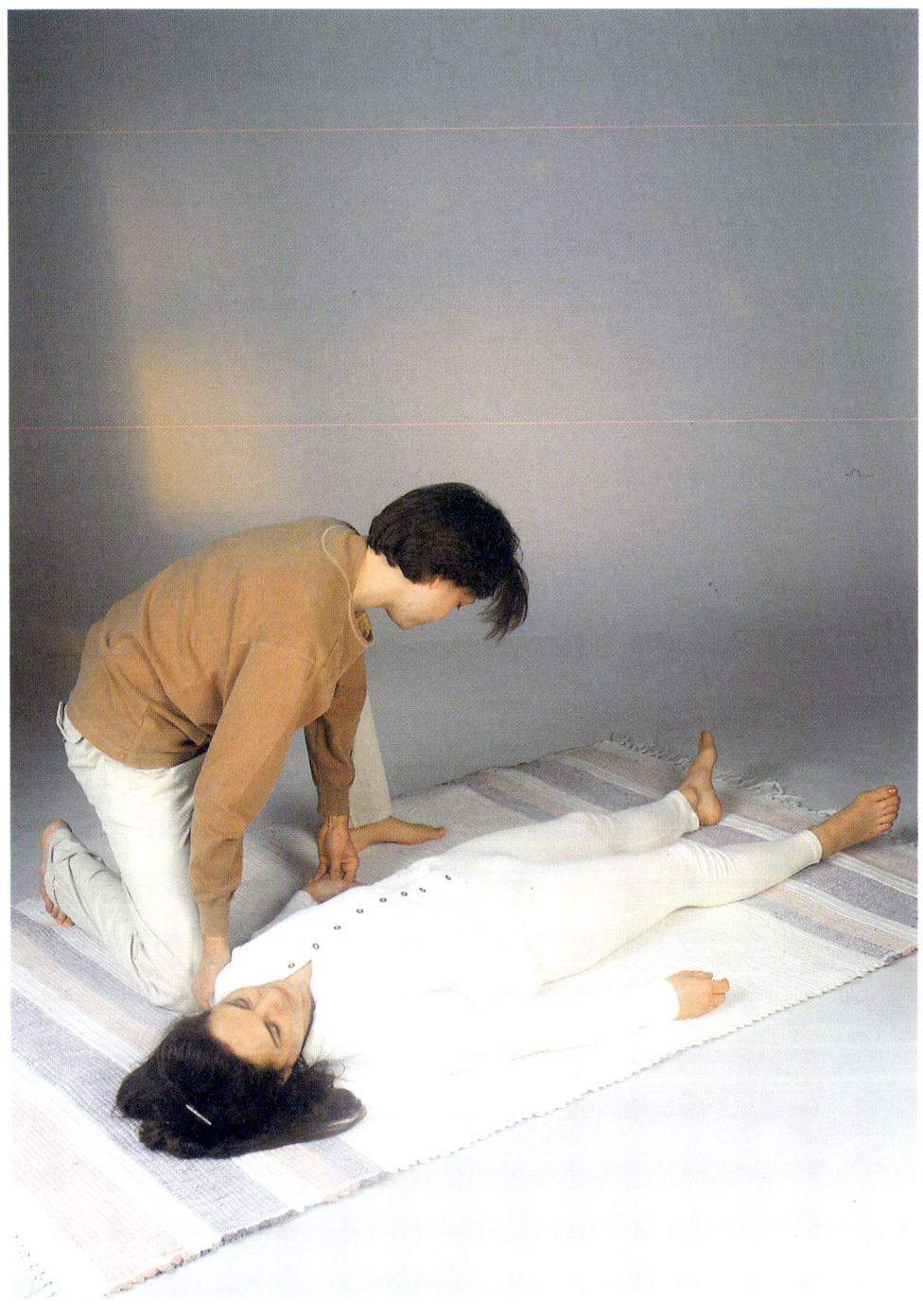

*Daumentechnik am Dickdarm-Meridian*

### Der Dickdarm-Meridian

*Für die Arbeit an diesem Meridian ist nur eine kleine Positions-änderung nötig. Sie müssen lediglich die Hand Ihres Partners leicht nach innen drehen (unten), damit der Unterarmrand weiter oben zu liegen kommt. Der Dickdarm-Meridian liegt dicht neben dem Lungen-Meridian, da er jedoch Yang ist, verläuft er weiter an der Armaußenseite, den knochigen Rand entlang.*

Handflächentechnik am Dickdarm

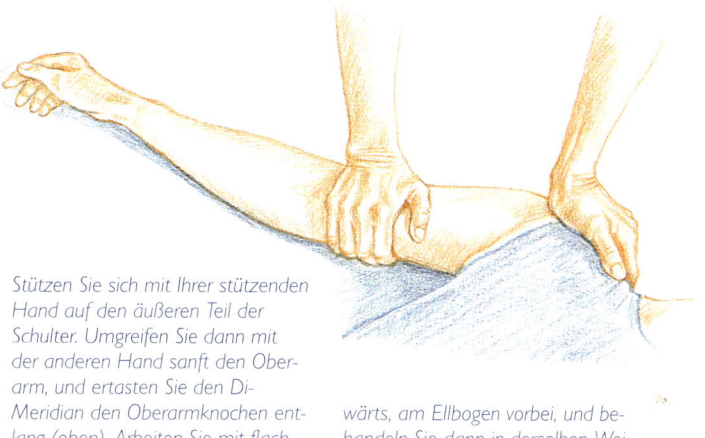

*Stützen Sie sich mit Ihrer stützenden Hand auf den äußeren Teil der Schulter. Umgreifen Sie dann mit der anderen Hand sanft den Oberarm, und ertasten Sie den Di-Meridian den Oberarmknochen entlang (oben). Arbeiten Sie mit flach aufliegendem Daumen und Handballen. Wandern Sie schrittweise ab-* *wärts, am Ellbogen vorbei, und behandeln Sie dann in derselben Weise den knochigen Rand des Unterarms.*

*Wenn Sie mit dem Verlauf dieses Meridians vertraut sind, bearbeiten Sie den Oberarm mit dem Daumen in einem schrägeren Winkel (rechts). Arbeiten Sie abwärts bis Di 11 an der Außenseite der Ellbogenbeugefalte. Behandeln Sie diesen Punkt – der Arm ist leicht gebeugt – bei Fieber, Hitzezuständen, Ausschlag und Juckreiz. Setzen Sie unter dem Ellbogen die Drachenmaul-Technik ein (S. 46), und arbeiten Sie schrittweise bis zum Handgelenk.*

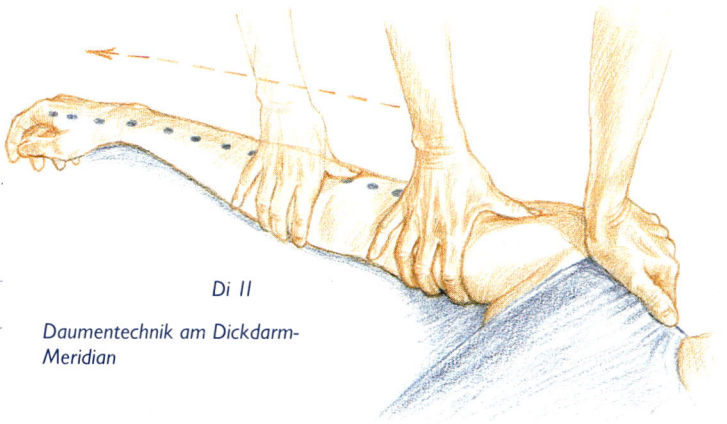

Di 11

Daumentechnik am Dickdarm-Meridian

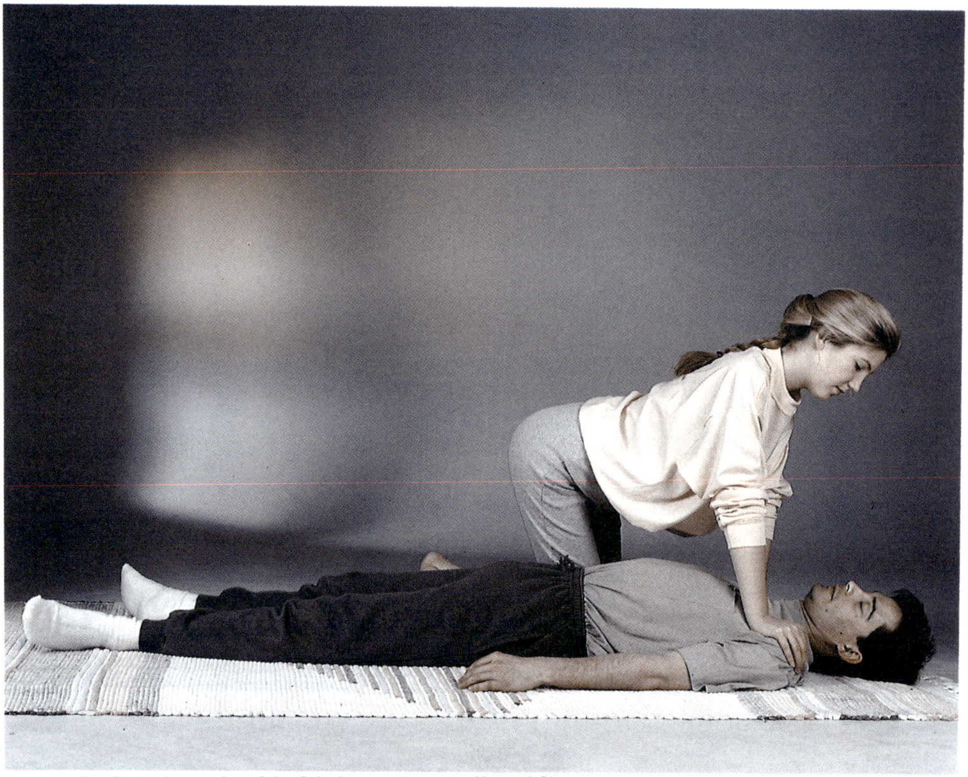

Am Punkt Lunge 1 auf die Schultern stützen (s. Kapitel 9)

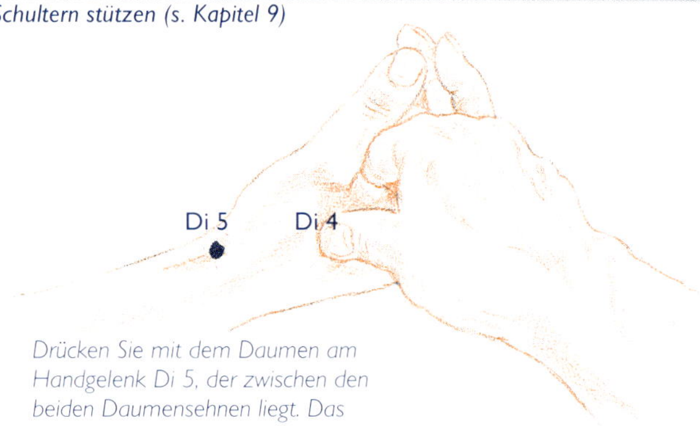

### Dickdarm 4

Suchen Sie die höchste Stelle auf dem Muskelberg zwischen zusammengepreßtem Daumen und Zeigefinger. Drücken Sie Ihren Daumen – in den dann entspannten Muskel – unter den zweiten Mittelhandknochen. Drücken dieses oft benutzten Punktes lindert Kopf-, Kiefer- und Zahnschmerzen. Es stärkt Yang und das Verteidigungs-Ki und vertreibt Wind-, Kälte- und Hitzesymptome aus dem Gesicht, so etwa Schnupfen, Niesen, Augenentzündungen und Heuschnupfen. Innerlich liegt eine starke, abwärts gerichtete Wirkung vor, hilfreich bei Verstopfung und der Geburt.

**Warnhinweis:** Diesen Punkt in der Schwangerschaft nicht drücken.

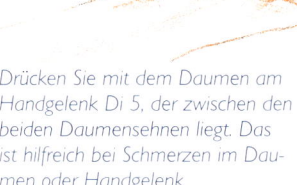

Di 5          Di 4

Drücken Sie mit dem Daumen am Handgelenk Di 5, der zwischen den beiden Daumensehnen liegt. Das ist hilfreich bei Schmerzen im Daumen oder Handgelenk.

Der Di-Meridian endet im Zeigefinger. Bearbeiten Sie dessen Rand mit der Greif- oder Daumentechnik bis zum Fingernagelwinkel. Halten Sie am Ende kurz inne, bevor Sie den Kontakt unterbrechen und um Ihren Partner herumgehen, um den Lungen- und Dickdarm-Meridian der anderen Seite zu behandeln.

### Behandlung von Gesicht und Nacken

Pausieren Sie nach der Arbeit an den Armen. Gehen Sie dann – mit den Schultern Ihres Partners sollte leichter Kontakt bewahrt werden – auf die Knie, und nehmen Sie seinen Kopf dazwischen. Knien Sie breit gegrätscht, damit sich Ihr Aktionsradius nicht verkleinert und Ihr Partner sich nicht bedrängt fühlt. Die Arbeit in diesem Bereich erfordert Feingefühl. Nähern Sie sich Gesicht und Nacken entspannt. Stützen Sie sich mit beiden Händen auf die Schultern des Partners.

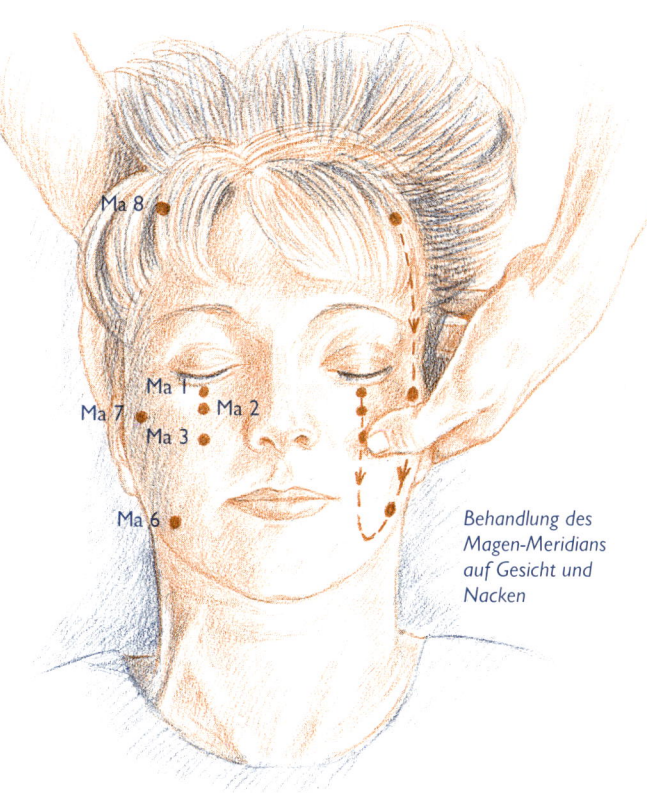

Behandlung des Magen-Meridians auf Gesicht und Nacken

### Den Nacken lockern

Lassen Sie Ihre Handflächen kurz locker auf Schläfen und Ohren liegen. Halten Sie dann mit Ihren Fingerspitzen den Hinterhauptwulst an der Schädelbasis hinter den Ohren. Rollen Sie den Kopf mehrmals von einer Seite zur anderen, um den Nacken zu lockern. Schieben Sie Ihre Finger – die Handkanten bleiben auf dem Boden – weiter unter den Kopf, und biegen Sie sie dann zurück in die Grube unter dem Hinterhauptknochen. Beugen Sie sich aus dem Hara heraus zurück, um den Nacken zu öffnen und zu dehnen. Dadurch wird der Hinterkopf Ihres Partners hochgehoben. Schieben Sie Ihre Handflächen unter den Kopf, so daß er bequem darauf zu liegen kommt. Lassen Sie die Finger so liegen, und umschließen Sie den Hinterkopf mit der hohlen Hand – ein angenehmes Gefühl für Ihren Partner. Verweilen Sie so.

Rollen Sie den Kopf Ihres Partners zur Seite, indem Sie ihn in der Innenfläche einer Hand wiegen und balancieren. Mit der anderen Hand und gestrecktem Daumen können Sie so beide Äste des Magen-Meridians behandeln (oben). Beginnen Sie mit dem Punkt Ma 8, direkt unterhalb des Haaransatzes am oberen Rand der Schläfengrube. Der Meridian steigt auf der Gesichtshälfte, etwa 2 cm vor dem Ohr, weiter ab. Suchen Sie die Tsubos, Ma 7 unter dem Jochbein und

Ma 6 am Unterkieferwinkel in der Mitte des kräftigen Kaumuskels (Musculus masseter).

Der andere Ast dieses Meridians beginnt am unteren Rand der Augenhöhle (Orbita) in Ma 1 und Ma 2. Ma 3 liegt unter dem Jochbein in Höhe des unteren Nasenflügelrandes. Drücken dieses Punktes hilft bei Schnupfen und Nasenbeschwerden.

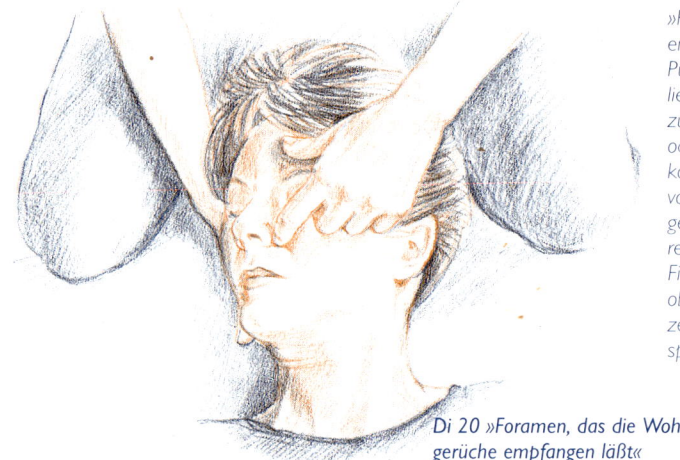

»Foramen, das die Wohlgerüche empfangen läßt« ist der letzte Punkt des Di-Meridians. Die Stimulierung dieses Punkt hilft bei Entzündung oder Verlegung von Nase oder Nebenhöhlen. Möglicherweise kommen Sie bei der Stimulierung von Di 20 besser mit dem Zeigefinger oder gar dem kleinen Finger zurecht. Drücken Sie mit gestrecktem Finger im leichten Winkel nach oben und innen zur Nase hin – setzen Sie dazu das Gewicht Ihres entspannten Armes ein (links).

*Di 20 »Foramen, das die Wohlgerüche empfangen läßt«*

Sie halten den Kopf weiter im leichten Winkel und arbeiten den vorstehenden Muskel an der Nackenseite (Musculus sternocleidomastoideus) hinunter. Der Di-Meridian verläuft auf ihm, der Ma-Meridian etwas weiter vorn. Ihr Handballen bleibt über dem Muskel, die Finger der aktiven Hand stützen den Nacken von hinten. Versuchen Sie das »Zwei-wie-eins-Gefühl« des Zwei-Hände-Shiatsu zu erreichen (S. 52). Verändern Sie zur Entspannung die Kopfhaltung Ihres Partners, wenn Sie die beiden Meridiane den Muskel hinunter behandeln.

*Den Nacken behandeln*

**Arbeiten auf der Gegenseite**
Legen Sie nun die aktive Hand unter die Schädelbasis, um die Position der anderen Hand entsprechend zu verändern, bevor Sie den Kopf sanft hinüberrollen, um den Magen- und Dickdarm-Meridian auf der anderen Gesichtsseite zu behandeln.

**Den Nacken heben und die Wirbelsäule dehnen**

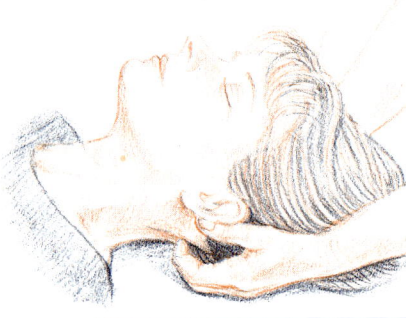

Bringen Sie den Kopf Ihres Partners in seine natürliche Lage, lassen Sie die Hände sinken, und umfassen Sie mit verschränkten Fingern den Nacken unter der Schädelbasis. Ihre Daumen liegen fest am Kieferknochen Ihres Partners. Heben Sie den Kopf hoch und zurück – so biegen Sie leicht den Nacken. Durch leichtes Zurücksinkenlassen aus der Hüfte heraus dehnen Sie die Wirbelsäule etwas.

Legen Sie den Kopf wieder bequem auf den Boden, indem Sie ihn leicht am Hinterhauptwulst unter dem Schädel zurückziehen.

Schließen Sie das Grundprogramm, wie Sie es begonnen haben, indem Sie sich auf die Schultern Ihres Partners stützen. Unterbrechen Sie nach ein paar Sekunden sanft den Kontakt.

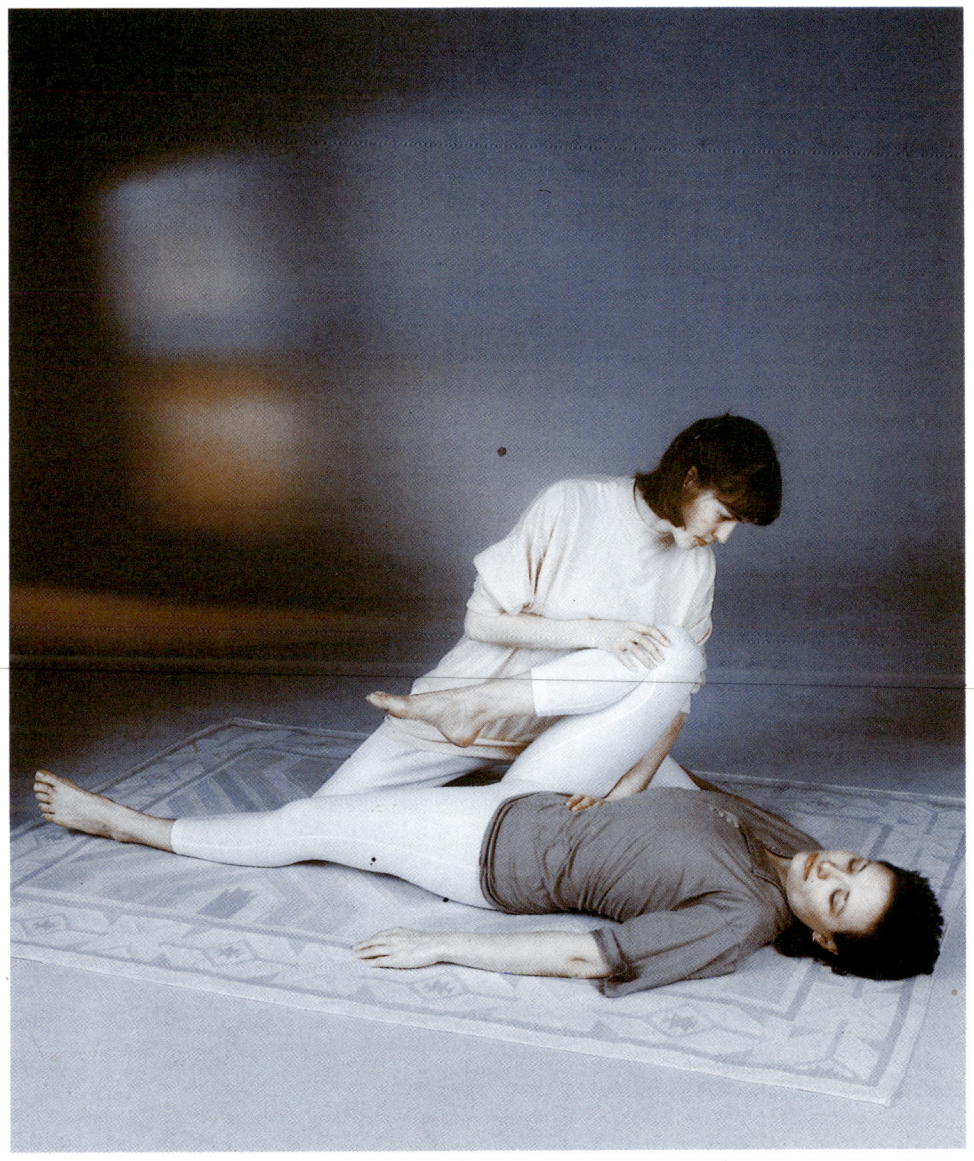

*Rotation der Hüfte*

### Behandlung der Bein-Meridiane – die richtige Lage

Magen- und Milz-Meridian steigen am vorderen Ober- und Unterschenkel herab. Der Magen-Meridian, der Yang ist, verläuft weiter außen als der Milz-Meridian (S. 88-89). Magen und Milz lenken die Verdauung und gehören zum Erdelement. Die Arbeit an ihren Meridianen im Bein verbindet Ihren Partner »energetisch« mit der Erde (S. 22) und stärkt die Verdauung. Knien Sie weit gegrätscht neben Ihrem Partner.

Eine Hand liegt unter dem Nabel, die andere mit den Fingerspitzen nach außen oben auf dem Oberschenkel des Partners. Arbeiten Sie mit der Handfläche herunter zum Knie. Wenn Sie den Leistenbereich verlassen haben, legen Sie die Finger nach innen. Versuchen Sie nun, den Magen-Meridian zu dehnen (unten).

**Handflächentechnik am Magen-Kanal**

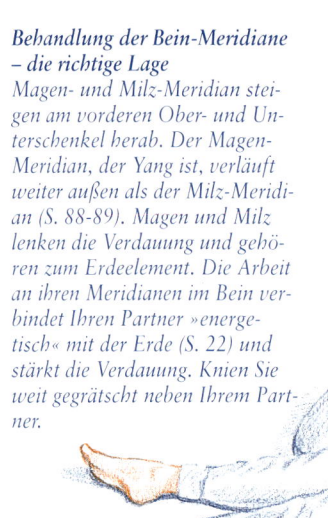

Rollen Sie das Ihnen zugewandte Bein des Partners nach innen und strecken Ihr eigenes Bein aus, um die Fußsohle – die Ferse bleibt auf dem Boden – über den Fußrücken des Partners zu stellen. Das bringt den Magen-Meridian nach oben. Knien Sie sich aufrecht, schieben Sie die Hüfte vor, und behandeln Sie den Meridian wieder mit der Handfläche – diesmal vom Oberschenkelansatz bis zum Unterschenkel. Die Dehnung aktiviert das Ki im Meridian.

**Dehnen des Magen-Meridians**

Behandeln Sie aus derselben Position heraus den Magen-Meridian mit dem Daumen beinabwärts. Gleiten Sie dabei von Tsubo zu Tsubo bis zu Ma 34. Wandern Sie dann zu Ma 36 – eine Handbreit unter der Kniescheibe (rechts und S. 101) und das Bein hinunter, dem Magen-Meridian folgend.

**Daumentechnik am Magen-Meridian**

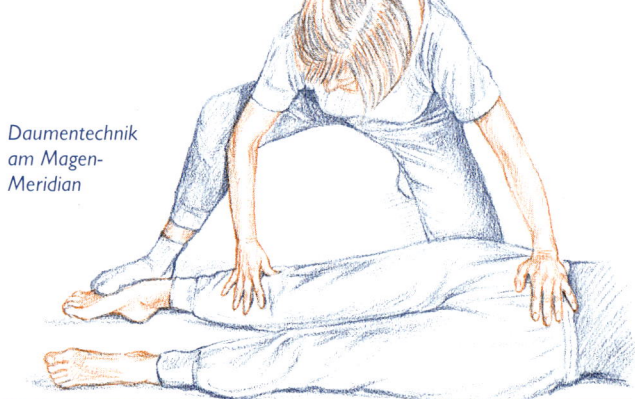

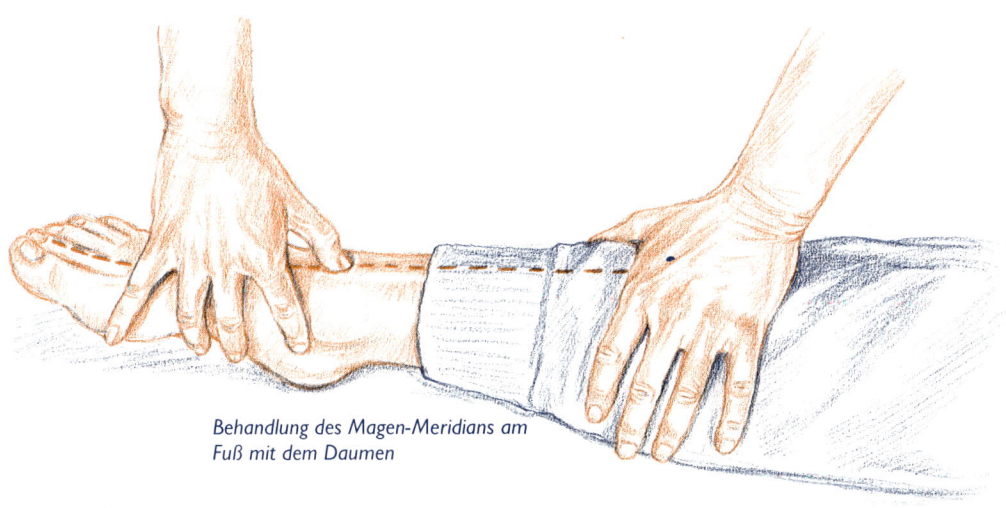

Behandlung des Magen-Meridians am
Fuß mit dem Daumen

Beim Fuß angelangt, legen Sie Ihre
stützende Hand vom Hara auf das
Bein über oder unter das Knie oder
gar auf den Knöchel. Gleiten Sie mit
dem Daumen über die höchste Er-
hebung des Fußes (oben) nach
Ma 44 zwischen dem zweiten und
dritten Mittelfußknochen (unten).
Bearbeiten Sie Ma 44, dann gehen
Sie weiter bis zum Meridianende
auf der Außenseite der zweiten Zehe. Drücken Sie die Zehe fest mit
zwei Fingern, und dehnen Sie sie.

### Magen 36 (»Die drei Meilen des Fußes«)

Früher glaubten die Ärzte, jede
Krankheit könne mit Hilfe dieses
Punktes behandelt werden. Mit
ihm läßt sich das gesamte System
gefahrlos kräftigen und tonisieren. Ma 36 beeinflußt Magen und
Milz, die gemäß der traditionellen
östlichen Medizin Blut und Ki
aus der Nahrung ziehen. Es heißt,
bei chinesischen Infanteristen sei
es üblich gewesen, alle drei Meilen zu rasten und Ma 36 zu massieren, um neue Energie zu schöp-
fen – daher der Name. Soldaten
der revolutionären Bauernarmee,
die Mao Tse-tung 1934 bis 1935
auf dem »Langen Marsch« durch
China folgten, sollen ebenso verfahren sein.

### Magen 44 (»Innere Vorhalle«)

1 cm über der Schwimmhaut zwischen zweiter und dritter Zehe
liegt Ma 44. Zum Auffinden dieses Punktes drücken Sie zwischen
zweitem und drittem Mittelfußknochen. Setzen Sie Ma 44 zur
Linderung von Magenschmerzen
und -übersäuerung ein. Bei akuten Störungen behandeln Sie auch
Ma 36 und Ma 34. Ma 44 hilft
auch bei Zahnschmerzen, entzün-
detem und blutendem Zahn-
fleisch, geröteten und entzündeten
Augen sowie bei Kopfschmerzen
in der Stirn. Behandeln Sie bei Beschwerden im Gesichts- oder
Mundbereich auch den Di-Meridian, besonders Di 4 (S. 96).

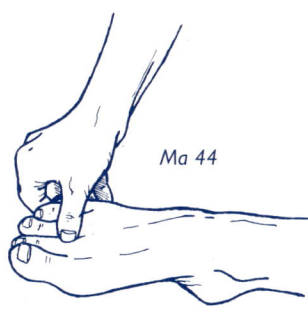

Ma 44

Eine Hand liegt auf dem Hara, die andere umfaßt von unten das Knie. Beugen Sie sich vor, um das Knie zu heben und zu beugen. Lehnen Sie das Bein mit weiter auf dem Boden stehendem Fuß an Ihre Seite. Legen Sie die Hand nun vor das Knie, drücken es nach oben (unten), und mit dem Bein führen Sie unter

Einsatz Ihres Körpergewichts eine Rotation aus. Lassen Sie den Oberschenkel mehrmals nach innen und vorn, herum, nach außen und zurück rotieren.

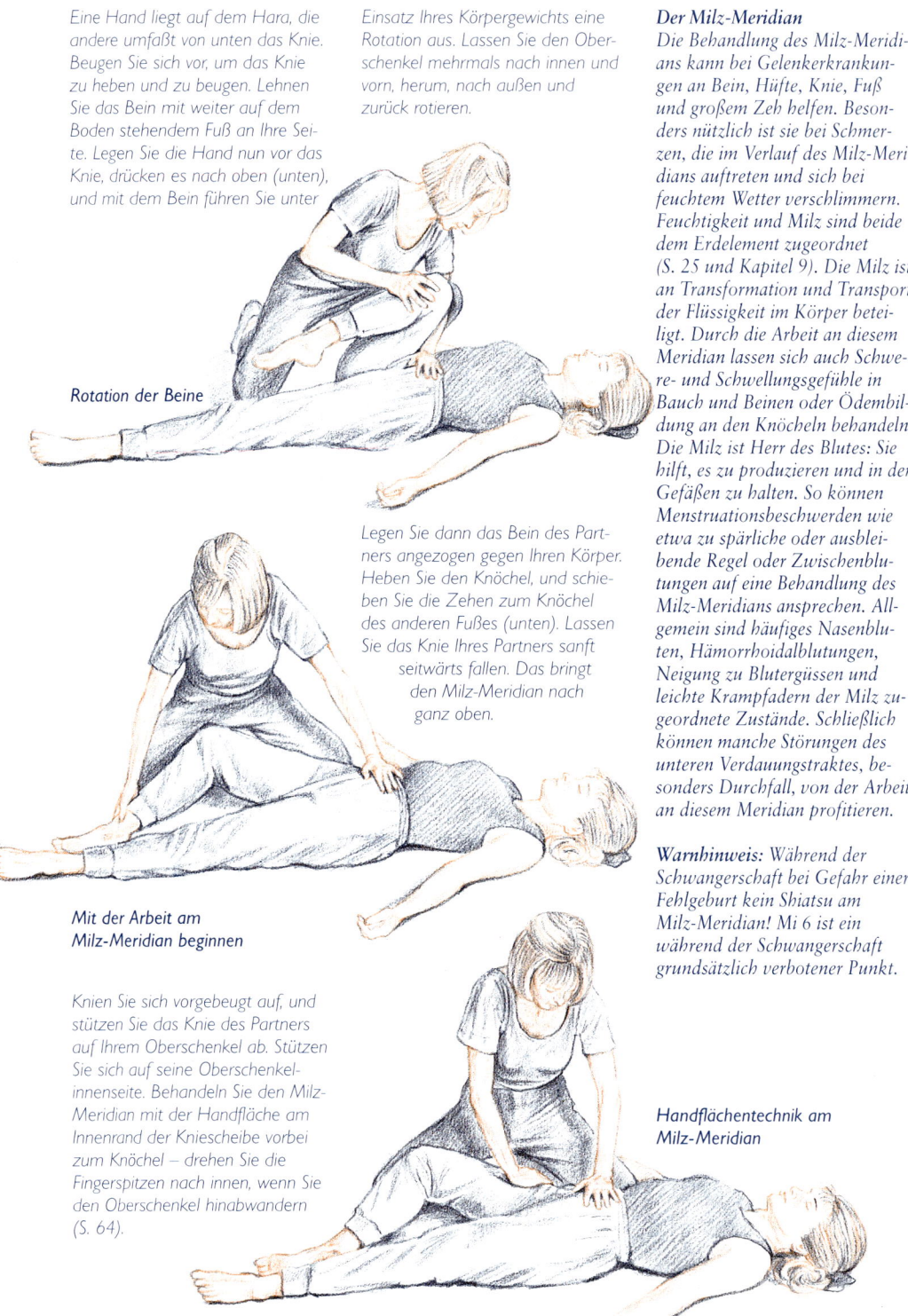

*Rotation der Beine*

*Legen Sie dann das Bein des Partners angezogen gegen Ihren Körper. Heben Sie den Knöchel, und schieben Sie die Zehen zum Knöchel des anderen Fußes (unten). Lassen Sie das Knie Ihres Partners sanft seitwärts fallen. Das bringt den Milz-Meridian nach ganz oben.*

**Mit der Arbeit am Milz-Meridian beginnen**

*Knien Sie sich vorgebeugt auf, und stützen Sie das Knie des Partners auf Ihrem Oberschenkel ab. Stützen Sie sich auf seine Oberschenkelinnenseite. Behandeln Sie den Milz-Meridian mit der Handfläche am Innenrand der Kniescheibe vorbei zum Knöchel – drehen Sie die Fingerspitzen nach innen, wenn Sie den Oberschenkel hinabwandern (S. 64).*

### Der Milz-Meridian

*Die Behandlung des Milz-Meridians kann bei Gelenkerkrankungen an Bein, Hüfte, Knie, Fuß und großem Zeh helfen. Besonders nützlich ist sie bei Schmerzen, die im Verlauf des Milz-Meridians auftreten und sich bei feuchtem Wetter verschlimmern. Feuchtigkeit und Milz sind beide dem Erdelement zugeordnet (S. 25 und Kapitel 9). Die Milz ist an Transformation und Transport der Flüssigkeit im Körper beteiligt. Durch die Arbeit an diesem Meridian lassen sich auch Schwere- und Schwellungsgefühle in Bauch und Beinen oder Ödembildung an den Knöcheln behandeln. Die Milz ist Herr des Blutes: Sie hilft, es zu produzieren und in den Gefäßen zu halten. So können Menstruationsbeschwerden wie etwa zu spärliche oder ausbleibende Regel oder Zwischenblutungen auf eine Behandlung des Milz-Meridians ansprechen. Allgemein sind häufiges Nasenbluten, Hämorrhoidalblutungen, Neigung zu Blutergüssen und leichte Krampfadern der Milz zugeordnete Zustände. Schließlich können manche Störungen des unteren Verdauungstraktes, besonders Durchfall, von der Arbeit an diesem Meridian profitieren.*

**Warnhinweis:** *Während der Schwangerschaft bei Gefahr einer Fehlgeburt kein Shiatsu am Milz-Meridian! Mi 6 ist ein während der Schwangerschaft grundsätzlich verbotener Punkt.*

**Handflächentechnik am Milz-Meridian**

Nach Behandlung mit der Handfläche sind die Tsubos auf dem
Milz-Meridian leichter zu finden.
Die Kenntnis der klassischen Punkte Mi 10, 9, 6 und 3, die auch der
Orientierung im Meridianverlauf
dienen, ist nützlich. Lassen Sie Ihren
Daumen den Meridian sanft ent-
langgleiten, und sinken Sie in die
aufnahmefähigen Punkte ein. Die
Beininnenseite kann empfindlich
sein: Bewegen Sie sich aus dem
Hara, um den Druck langsam zu
erhöhen (S. 53).

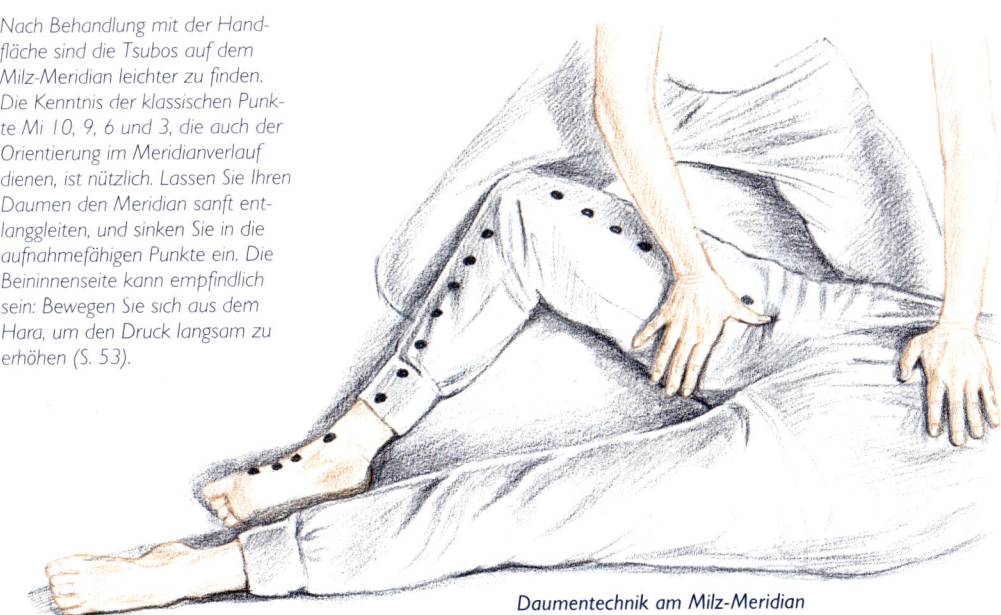

Daumentechnik am Milz-Meridian

### Milz 3 (»Die größte Weiße«)

Dieser Punkt liegt direkt hinter
dem Großzehengelenk am inneren
Fußrand, und zwar etwas unter
dem Knochen. Sein Name weist
auf einen blaßen Teint in Verbindung mit Blutschwäche hin. Mi 3
stärkt die Milz und hilft, wenn
Verdauungsschwäche zusammen
mit Appetitlosigkeit auftritt, die
Darmbewegungen zum Erliegen
kommen oder eine Blutung im
Dickdarm auftritt. Dieser Punkt
hilft bei Gedächtnisschwäche, geistiger Verwirrung und geistiger
Ermüdung. Er stärkt auch
Nacken und Wirbelsäule.

### Milz 6 (»Die Verbindung der 3 Yin-Leitbahnen«)

Mi 6 liegt eine Handbreit über
dem Innenknöchel in der
Muskelvertiefung direkt hinter
dem Knochen. Die drei Yin-Meridiane von Milz, Leber und Nieren
kreuzen sich hier. Mi 6 kräftigt
und regiert das Blut. Er wird bei
allen Sexualstörungen von Mann
und Frau benutzt – Impotenz,
Unfruchtbarkeit, unregelmäßige
Periode, Regelschmerz und Aus-
fluß. Er wirkt auf den Uterus: Er
regt die Wehentätigkeit an und
lindert den Geburtsschmerz
(s. Kapitel 10).
**Achtung:** Mi 6 nicht während der
Schwangerschaft drücken!

### Milz 9 (»Die Quelle am Yin-Grabhügel«)

Dieser Punkt liegt etwa 5 cm unter dem Knie auf der Innenseite in
der Rinne zwischen Schienbein-
kopf und Wadenmuskel. Er hilft
der Milz bei der Kontrolle der
Flüssigkeiten und ist hilfreich bei
Kniegelenksschmerzen, vor allem
wenn sich diese bei Feuchtigkeit
verschlimmern und wenn Steifheit
bei Bewegungsmangel, z.B. im
Bett oder beim Sitzen, zunimmt.

### Milz 10 (»Meer des Blutes«)

Knapp 5 cm über der Innenseite
der Kniescheibe auf dem Muskelbauch liegt Mi 10. Mit diesem
Punkt lassen sich Blutungen – bei
Personen, die dazu neigen – kontrollieren. Er wirkt kühlend auf
das Blut und lindert allergischen
Ausschlag und Juckreiz.

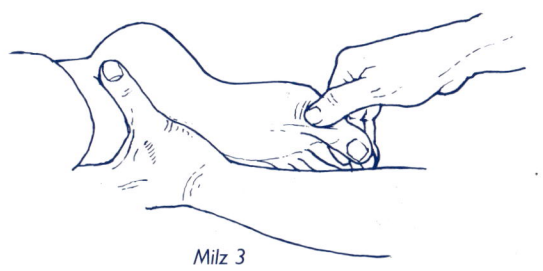

Milz 3

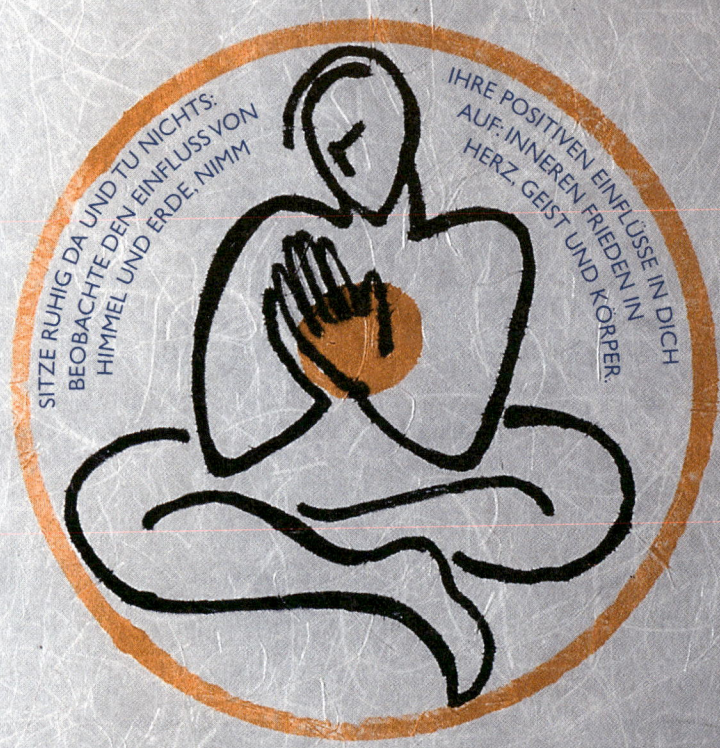

SITZE RUHIG DA UND TU NICHTS: BEOBACHTE DEN EINFLUSS VON HIMMEL UND ERDE, NIMM IHRE POSITIVEN EINFLÜSSE IN DICH AUF. INNEREN FRIEDEN IN HERZ, GEIST UND KÖRPER.

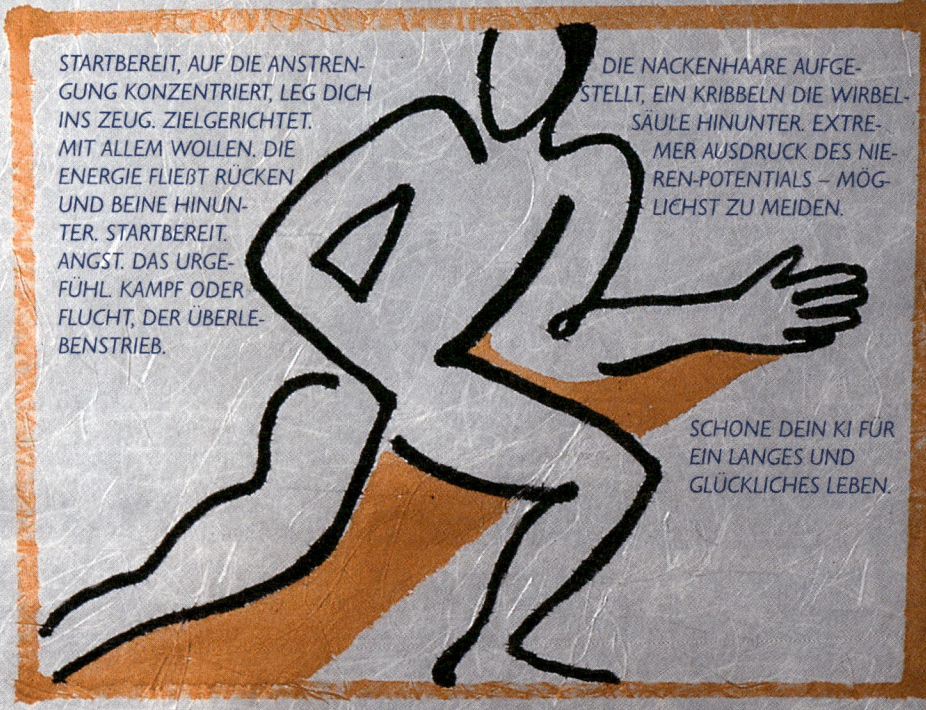

STARTBEREIT, AUF DIE ANSTRENGUNG KONZENTRIERT, LEG DICH INS ZEUG. ZIELGERICHTET. MIT ALLEM WOLLEN. DIE ENERGIE FLIESST RÜCKEN UND BEINE HINUNTER. STARTBEREIT. ANGST. DAS URGEFÜHL. KAMPF ODER FLUCHT, DER ÜBERLEBENSTRIEB.

DIE NACKENHAARE AUFGESTELLT, EIN KRIBBELN DIE WIRBELSÄULE HINUNTER. EXTREMER AUSDRUCK DES NIEREN-POTENTIALS – MÖGLICHST ZU MEIDEN.

SCHONE DEIN KI FÜR EIN LANGES UND GLÜCKLICHES LEBEN.

# KAPITEL 7

# Die Meridiane auf der Körperrückseite

HERZ • DÜNNDARM
BLASE • NIEREN

Das tief und verborgen liegende Herz ist das zentrale Kontrollorgan, es ist Sitz des Bewußtseins und des Geistes, das Reaktionszentrum für unsere emotionale Umwelt. Es regiert das Blut und kontrolliert Blutgefäße und -kreislauf. Blut nährt nicht nur den physischen Körper, sondern umhegt und stärkt den Geist. So wie früher der Kaiser heilige Rituale durchführte, um für eine Harmonie der Elemente und für Frieden und Wohlstand im Volk zu sorgen, verhält es sich auch hier: Funktioniert das Herz gut, gedeiht der Körper, und der Geist ist heiter. Menschen mit starker Konstitution, lebhaftem Geist, funkelnden Augen und offenem, warmem und sensiblem Wesen spiegeln die Arbeit dieses Organs wider. Der Dünndarm hilft dem Herzen, Ideen zu beurteilen, Gedanken zu klären und Schocks zu verarbeiten.

Die Nieren, »Wurzeln des Lebens«, sind elementarer. Alle Organismen werden durch den Überlebens-, den Selbsterhaltungs- und Fortpflanzungstrieb gesteuert. Der Impetus dieser drei Triebe wird durch die Nieren manifestiert. Mit Hilfe der Blase kontrollieren sie die Reinigung, die Reserven, die Funktion des hormonellen und Nervensystems, die Bereitschaft und Kraft zu handeln. Sie sind Grundlage von Yin und Yang, speichern konstitutionelle Essenz und regieren Geburt, Wachstum und Fortpflanzung.

Bezüglich der Zuordnung im System der fünf Elemente entsprechen Herz und Dünndarm (links oben) dem Feuer, der aufsteigenden Tendenz, dem Sommer, der Hitze, der Farbe Rot, dem Klang von Gelächter und dem Gefühl von Freude und Glück. Blase und Nieren dagegen (links unten) gehören dem Wasser an, der abfallenden und sammelnden Tendenz, dem Winter, der Kälte, der Farbe Blau-Schwarz und dem Gefühl von Angst.

Zur Behandlung aller vier Meridiane nimmt Ihr Partner die Bauchlage ein. Lesen Sie nun die genauen Verlaufsbeschreibungen dieser vier Meridiane (S. 106-107 und 110-111), die Meridian-Übungen (S. 108 und 112-113) und das Grundprogramm für die vier Meridiane (S. 114-127).

## Der Verlauf des Herz-Meridians

Dieser Meridian beginnt mitten im Herzen. Von hier aus führt ein Ast durch das Zwerchfell zum Dünndarm – sein Yang-Partner – hinunter. Ein weiterer innerer Ast steigt durch die Kehle zum Auge auf, ein Verbindungskanal führt zur Zunge.

Ein dritter Ast führt zunächst zur Lunge, bevor er mitten in der Achselhöhle an die Oberfläche tritt. Von hier aus steigt der Meridian die Innenseite des Oberarms – auf der dem Lungen-Meridian gegenüberliegenden Seite des Bizeps – hinunter, passiert die Beugefalte des Ellbogens und endet am radialen Nagelwinkel des Kleinfingers.

Beim Shiatsu in der Rückenlage beugen Sie den Arm so, daß der Herz-Meridian gedehnt wird (rechts), er ist so leichter erreichbar. Beim Shiatsu in der Bauchlage, wie in diesem Kapitel, ziehen Sie den Arm vom Körper weg, die Handfläche zeigt dabei nach oben.

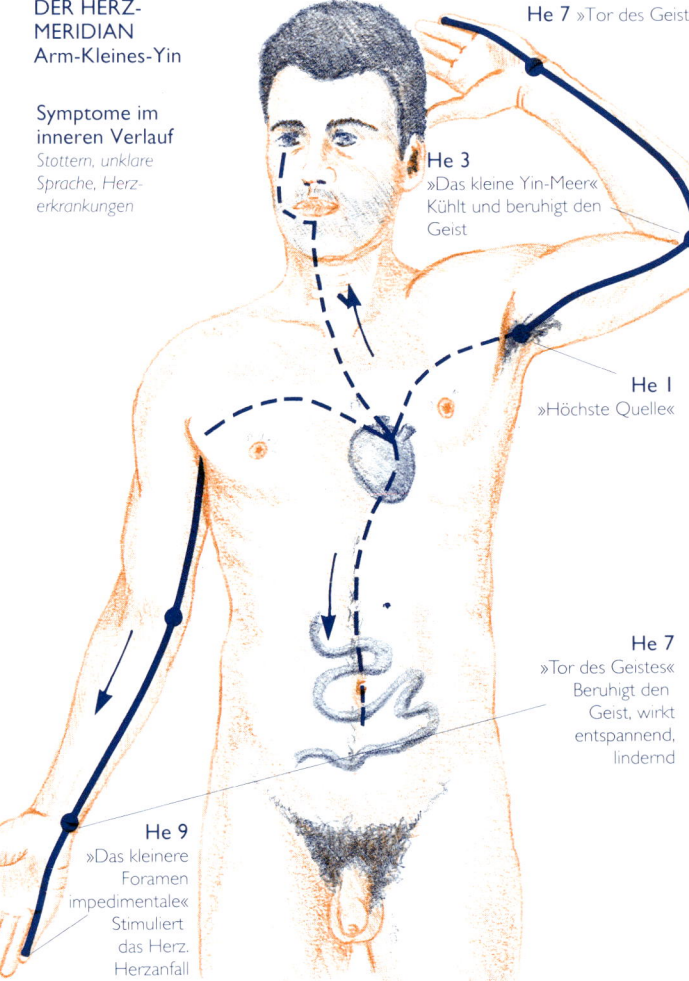

**DER HERZ-MERIDIAN**
Arm-Kleines-Yin

**Symptome im inneren Verlauf**
Stottern, unklare Sprache, Herzerkrankungen

He 7 »Tor des Geistes«

He 3 »Das kleine Yin-Meer« Kühlt und beruhigt den Geist

He I »Höchste Quelle«

He 7 »Tor des Geistes« Beruhigt den Geist, wirkt entspannend, lindernd

He 9 »Das kleinere Foramen impedimentale« Stimuliert das Herz. Herzanfall

## Der Herz-Meridian – Funktionen und assoziierte Symptome

Konstitutionelle Stärke hängt von Herz und Nieren ab (S. 105). Entsprechend können Störungen des Herzens zu Schwäche, Müdigkeit oder Lethargie und manchmal auch zu Schwindel oder Herzklopfen führen. Durch die enge Verbindung zwischen Blut und Ki können auch die Lungen in Form von Kurzatmigkeit betroffen sein (S. 84).

Das Herz ist dem Feuer zugeordnet, bewegt das Blut und beherbergt den Geist. Der Meridian öffnet sich zur Zunge und kontrolliert den Schweiß.

Eine Disharmonie des Herzens ist oft durch Kreislaufstörungen, wie etwa Schmerzen in der Brust und Hitze- oder Kältegefühl, vor allem in den Händen, charakterisiert. Unausgeglichenheit der Herzenergie kann auch zu geistigen und emotionalen Störungen führen, wie innere Unruhe, Schlaflosigkeit oder Schlafstörungen, Nervosität, Reizbarkeit oder Angst. Diese Symptome können von Schweißausbrüchen begleitet sein. Der Teint spiegelt den Zustand der Blutzirkulation und somit des Herzens wider (S. 160 bis 161). Ein blasser, matter Teint deutet auf eine Schwäche der Herzenergie oder des Blutes hin, ein roter Teint auf ein durch Hitze beeinträchtigtes Herz.

Eine gestörte Herzharmonie zeigt sich in der Zunge in Form von Sprachstörungen wie Stottern. Bei vielen redseligen, nervösen, überdrehten Menschen liegt möglicherweise eine Unausgeglichenheit des Herzens vor.

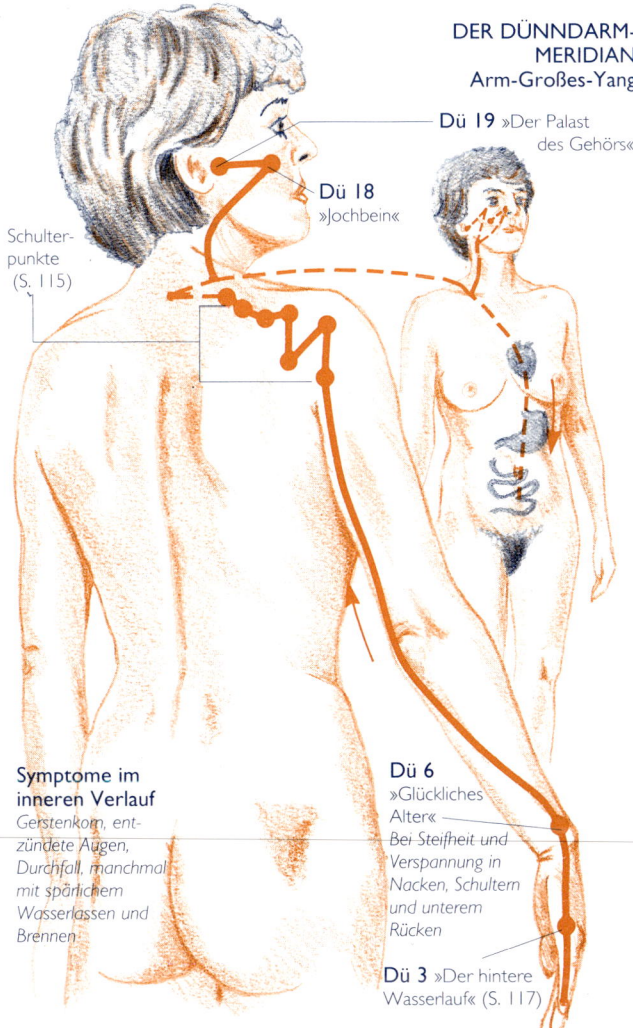

## DER DÜNNDARM-MERIDIAN
### Arm-Großes-Yang

Dü 19 »Der Palast des Gehörs«

Dü 18 »Jochbein«

Schulter-punkte (S. 115)

**Symptome im inneren Verlauf**
*Gerstenkorn, entzündete Augen, Durchfall, manchmal mit spärlichem Wasserlassen und Brennen*

Dü 6 »Glückliches Alter« *Bei Steifheit und Verspannung in Nacken, Schultern und unterem Rücken*

Dü 3 »Der hintere Wasserlauf« (S. 117)

### Der Verlauf des Dünndarm-Meridians

*Dieser Meridian beginnt am dem Herz-Meridian gegenüberliegenden Nagelwinkel des kleinen Fingers (S. 106), folgt der Handkante bis zum Handgelenk und dreht sich dort leicht, um den Unterarm dicht an der Außenkante der Elle aufzusteigen. Er passiert den Ellbogen am »Musikantenknochen« und läuft über die Rückseite des Oberarms hinter das Schultergelenk. Dann zieht er über das Schulterblatt, um sich – wie alle Yang-Meridiane – in Gg 14 mit dem Gouverneursgefäß zu verbinden. Er fließt weiter nach vorn in die Schlüsselbeingrube, wo der innere Ast eindringt, um zunächst zum Herzen, dann die Speiseröhre entlang nach unten zum Magen zu laufen, bevor er schließlich in den Dünndarm eintritt, dem er angehört.*

*Von der Schlüsselbeinregion aus steigt der oberflächliche Verlauf hinter dem Muskel an der Halsseite auf (Musculus sternocleidomastoideus), dann über die Wange zum Ohr. Auf der Wange teilt er sich in zwei innere Äste: Sie führen zum Gallenblasen-Meridian am äußeren Augenwinkel und zum Blasen-Meridian – dem nächsten im Zyklus (S. 79) – zum Punkt Bl 1 im inneren Augenwinkel.*

### Der Dünndarm – Funktionen und assoziierte Symptome

Der Dünndarm nimmt die teils verarbeiteten festen und flüssigen Nahrungsstoffe aus dem Magen auf, trennt und absorbiert den verwertbaren Teil für die Milz zur Weiterverteilung. Die festen Abfallstoffe gehen in den Dickdarm, die »unreine Flüssigkeit« fließt zur Blase. Die Aufgabe dieses Meridians besteht darin, aufzunehmen, zu trennen, zu absorbieren und zu transformieren.

Der Dünndarm ist mit dem Herzen verbunden und verhilft ihm zu einem klaren Geist, der gute Ideen erkennt und aufnimmt. Unklare Gedanken sind Zeichen für eine Schwäche des Dünndarms.

An der Trennung und Umwandlung von Flüssigkeiten ist die Blase mitbeteiligt. Beide Organe befinden sich in der unteren, von den Nieren kontrollierten Körperregion. Aufgrund der Verbindungen zur Blase lindert die Arbeit am Dünndarm-Meridian Schmerzen in Hinterkopf, Wirbelsäule und unterer Rückenregion. Häufiges und ausgiebiges Wasserlassen oder spärliches Wasserlassen mit Brennen können durch die Arbeit an diesen drei Meridianen behandelt werden. Zu den Meridian-Symptomen des Dünndarms zählen Schmerzen und Steifheit in Handgelenk, Ellbogen, Schulterblattbereich oder Nacken, Ohrenschmerz und entzündete, gerötete Augen.

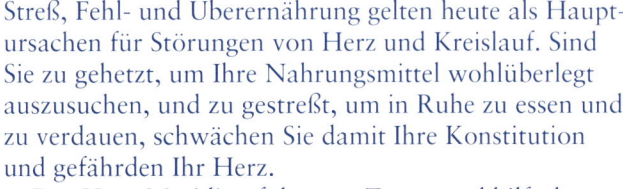

MERIDIAN-ÜBUNGEN

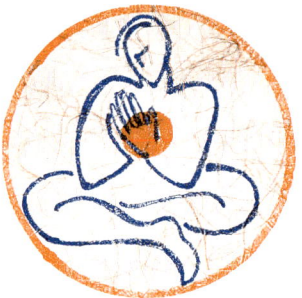

# Herz und Dünndarm

Streß, Fehl- und Überernährung gelten heute als Hauptursachen für Störungen von Herz und Kreislauf. Sind Sie zu gehetzt, um Ihre Nahrungsmittel wohlüberlegt auszusuchen, und zu gestreßt, um in Ruhe zu essen und zu verdauen, schwächen Sie damit Ihre Konstitution und gefährden Ihr Herz.

Der Herz-Meridian führt zur Zunge und hilft der Milz, die »fünf Geschmäcker« zu unterscheiden und somit die richtige Nahrung auszusuchen. Der Dünndarm hilft Magen und Dickdarm bei der Verdauung und unterstützt Ihr Urteilsvermögen in allen Belangen.

Die Makko-Ho-Übungen für Herz und Dünndarm leiten sich von der Gebets- und Meditationshaltung her. Die Dehnung aktiviert beide Meridiane sanft, indem sie Nacken und Schultern öffnet – dadurch wird der Ki-Strom in den Arm-Meridianen stimuliert. Sie öffnet und kräftigt auch Brust und Bauchhöhlen, den Sitz der Organe. Die Aussage, die hinter diesen Übungen steckt, ist einfach: Iß langsam und entspanne dich mehr.

*Sie sitzen mit gebeugten Knien, die Fußsohlen aneinander. Umfassen Sie Ihre Füße, und ziehen Sie sie, so dicht wie es noch angenehm ist, zur Leiste. Lassen Sie die Knie sinken. Öffnen Sie nun – sich der Füße wie eines Ankers bedienend – die Brust, und lassen Sie sich,*

*langsam ausatmend, aus dieser Position bis zum Ende des Atemzugs nach vorn klappen. Entspannen Sie in der weitesten Position, die Ellbogen außerhalb der Knie, und atmen Sie mehrmals tief in Ihr Hara. Atmen Sie beim Aufsetzen ein.*

*Makko-Ho-Dehnung*

*Mache das Herz frei von allem, lasse den Geist in Frieden weilen*

Laotse

Taoteking

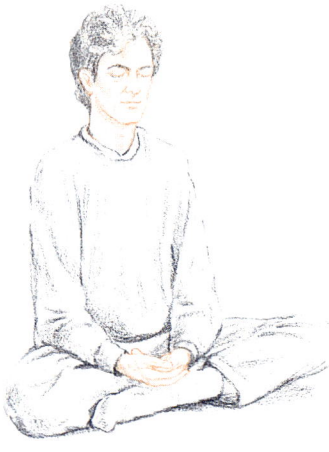

*Meditationshaltung*

*Wichtig ist nicht so sehr die äußere Haltung, sondern vielmehr die innere Einstellung. Sitzen oder knien Sie mit entspannter und gerader Wirbelsäule. Sie können sich auch auf ein Kissen oder einen Stuhl setzen. Entspannen Sie die Hände, schließen Sie die Augen, und konzentrieren Sie sich 15 Minuten nur auf Ihren Atem, horchen auf sein Geräusch. Wenn Sie abgelenkt sind: nicht ärgern, neu anfangen. Sie solen nichts vollbringen, nichts erreichen.*

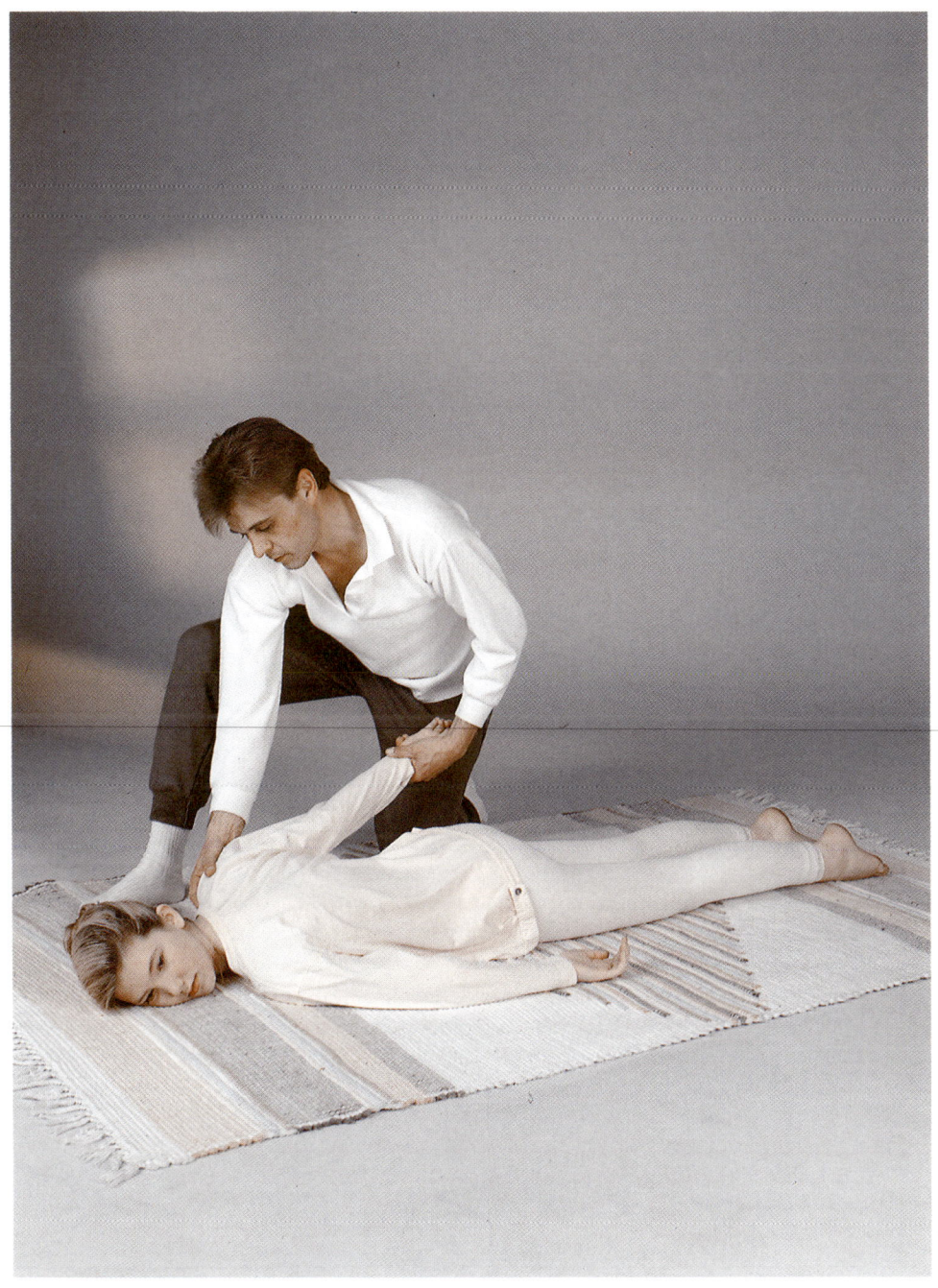

*Rotation der Schulter*

**Der Verlauf des Blasen-Meridians**
Er beginnt im inneren Augenwinkel und steigt durch die Augenbraue (Bl 2) über Stirn und Schädel auf, um sich in Gg 20 mit dem Gouverneursgefäß zu verbinden. Hier dringt er in das Gehirn ein und taucht als oberflächlicher Verlauf im Nacken wieder auf. Diese Bahn läuft über die Schädelbasis (Okziput), wo sie sich wieder in zwei Äste gabelt, die parallel zur Wirbelsäule absteigen. Der mediale Ast läuft zu Gg 14, bevor er weiter zum Kreuzbein und die Rückseite des Oberschenkels hinab bis zur Mitte der Kniekehle läuft. Ein innerer Verlauf zweigt in der Lendenregion ab und dringt in Nieren und Blase ein. Der seitliche Ast läuft von der Schädelbasis am Schulterblattrand entlang zum Gesäß und weiter den Oberschenkel hinunter, um sich mit dem medialen Ast in der Kniekehle zu vereinigen. Jetzt läuft er wieder als ein Blasen-Meridian die Wadenmitte hinab und hinter dem Außenknöchel zum äußeren Nagelwinkel der Kleinzehe.

**Der Blasen-Meridian – Funktionen und assoziierte Symptome**
Die Blase wandelt flüssige Abfallstoffe in Urin um, den sie dann ausscheidet und so den Nieren bei der Wasserregulation hilft. Doch der Einfluß ihres Meridians reicht noch weiter. Es ist ein Aspekt des Nieren-Yang, der bei der Verteidigung hilft und andere Organe durch die assoziierten Punkte unterstützt (S. 123). Die Nieren »nähren Gehirn und Rückenmark«. Der Blasen-Meridian tritt mit dem Gehirn in Verbindung und hilft, Intelligenz in die Funktionen des Nervensystems zu integrieren. Disharmonie der Blase kann sich in mentalen Symptomen äußern, z.B. in Eifersucht und Mißtrauen, innerer Unruhe und angespannten Nerven.

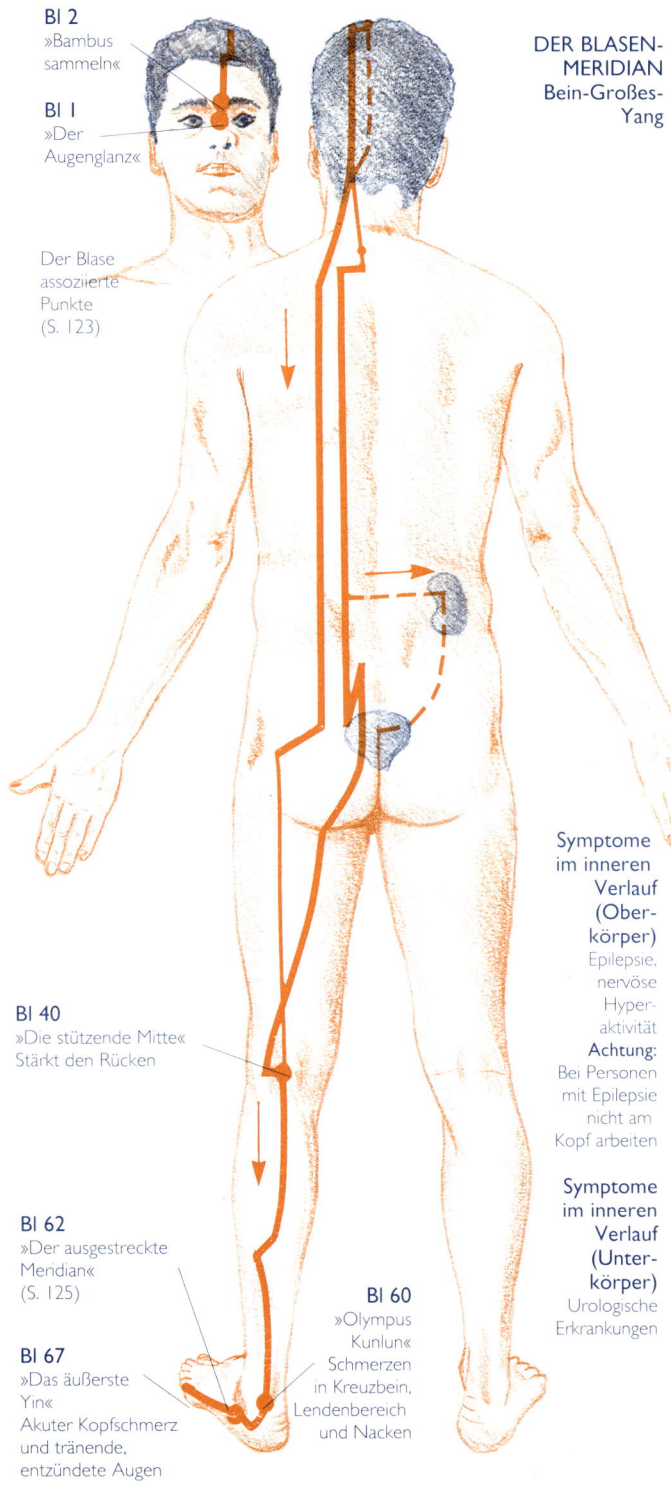

**Bl 2**
»Bambus sammeln«

**Bl 1**
»Der Augenglanz«

Der Blase assoziierte Punkte (S. 123)

**DER BLASEN-MERIDIAN**
Bein-Großes-Yang

**Bl 40**
»Die stützende Mitte«
Stärkt den Rücken

**Bl 62**
»Der ausgestreckte Meridian«
(S. 125)

**Bl 67**
»Das äußerste Yin«
Akuter Kopfschmerz und tränende, entzündete Augen

**Bl 60**
»Olympus Kunlun«
Schmerzen in Kreuzbein, Lendenbereich und Nacken

Symptome im inneren Verlauf (Oberkörper)
Epilepsie, nervöse Hyperaktivität
**Achtung:**
Bei Personen mit Epilepsie nicht am Kopf arbeiten

Symptome im inneren Verlauf (Unterkörper)
Urologische Erkrankungen

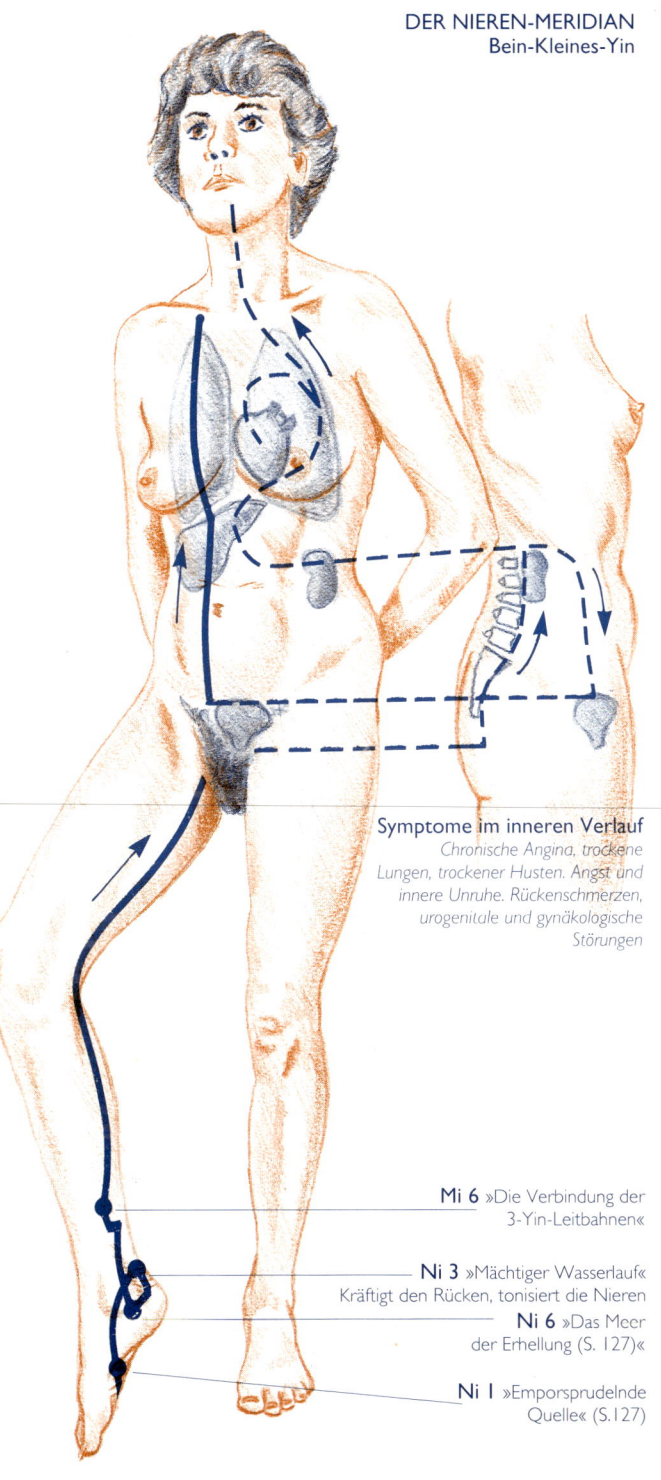

### DER NIEREN-MERIDIAN
#### Bein-Kleines-Yin

**Symptome im inneren Verlauf**
*Chronische Angina, trockene
Lungen, trockener Husten. Angst und
innere Unruhe. Rückenschmerzen,
urogenitale und gynäkologische
Störungen*

**Mi 6** »Die Verbindung der
3-Yin-Leitbahnen«

**Ni 3** »Mächtiger Wasserlauf«
Kräftigt den Rücken, tonisiert die Nieren

**Ni 6** »Das Meer
der Erhellung (S. 127)«

**Ni 1** »Emporsprudelnde
Quelle« (S.127)

## Der Verlauf des Nieren-Meridians

Er beginnt unter der Kleinzehe im
Endbereich des Blasen-Meridians
und läuft durch Ni 1 zum Innenrand des Fußes. Er schlingt sich
hinter dem Innenknöchel zur Ferse, steigt die Innenseite des Beins
auf, wobei er in Mi 6 den Milz-
Meridian kreuzt, bevor er an Wade und Innenseite des Oberschenkels weiter aufsteigt.

Hier wird der Meridianverlauf
tiefer und geht zum Ansatz der
Wirbelsäule, wo er das Gouverneursgefäß trifft. Er steigt innen
an der Lendenwirbelsäule auf,
tritt in die Nieren ein, steigt zur
Blase ab und taucht im Schambereich wieder auf. Er verbindet
sich mit dem Direktionsgefäß im
unteren Abdomen und läuft bis
zum Schlüsselbein hinauf.

In den Nieren zweigt ein innerer Ast ab, dringt in Leber und
Lungen ein und steigt auf zu Kehle und Zunge. Ein weiterer Ast
läuft von den Lungen zu Herz
und Brust und verbindet sich mit
dem Perikard-Meridian.

## Die Nieren – Funktionen und assoziierte Symptome

Die Nieren sind die Basis für die
Konstitution und kontrollieren
Energie und Substanz im Körper.
Sie regieren auch die Knochen, öffnen sich zum Ohr und manifestieren sich im Haupthaar. Nieren-Yin speichert Essenz, die Basis
für körperliches Wachstum, Entwicklung und Reife. Es erzeugt
»Mark« für Gehirn und Rückenmark sowie für das Knochenmark.

Nieren-Yang ist die »Transfor-
mationskraft« des Körpers und
unterstützt die Funktionen aller
anderer Organe.

Nierensymptome sind gekenn-
zeichnet durch Schwäche und Erschöpfung. Zu ihnen zählen urologische Erkrankungen und
Sexualstörungen, Schmerzen im
unteren Rücken, Gedächtnisschwäche, Schwindel, Gehör-
verlust, Ohrgeräusche, Schüt-
terwerden oder Haarausfall.

MERIDIAN-ÜBUNGEN

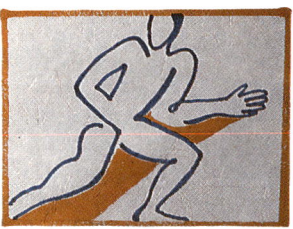

## Blase und Nieren

Bei einer Störung kann die Aufgabe von Blase und Nieren, den Körper zu unterstützen, zu Erschöpfungszuständen führen. Exzessive geistige Arbeit kann zu geistiger Ermüdung, Reizbarkeit, Schlaflosigkeit und der Unfähigkeit zu entspannen führen. Exzessive körperliche Arbeit kann das Ki wie die Essenz aufzehren und viele Symptome verursachen (S. 111). Wichtig ist es auch, die sexuelle Aktivität zu regulieren, damit Sie mit Ihren Energien haushalten können, da die Kombination von Überarbeitung und exzessivem Sex schwere Störungen der Nierenharmonie auslösen kann. Die Makko-Ho-Dehnung (unten) – vor dem Zubettgehen auszuführen – belebt und entspannt den Körper. Körperliche Betätigung ist als Ausgleich zum Einsatz mentaler Energie ebenso wichtig wie Ruhe und Entspannung zur Kompensation körperlicher Arbeit.

*Setzen Sie sich möglichst aufrecht. Strecken Sie Ihre Füße nach vorn aus, entspannen Sie die Knie, und lassen Sie die Füße nach außen fallen. Entspannen Sie das Gesäß, und setzen Sie sich bequem vorn auf die Gesäßknochen. Notfalls setzen Sie sich auf den Rand eines flachen Kissens.*

*Atmen Sie ein, und heben Sie die Arme gerade über den Kopf, Handflächen nach außen. Lassen Sie sich aus der Hüfte nach vorn klappen – Brust und Rücken bleiben gestreckt –, und atmen Sie dabei aus. Strecken Sie Ihre Hände zu den Füßen, ohne allerdings die Beine zu umfassen oder sich herunterzuziehen. Bleiben Sie einfach vornübergebeugt, und atmen Sie; entspannen Sie Rücken, Nacken, Schultern, Arme und Beine.*
*Bleiben Sie möglichst ein, zwei Minuten in dieser Haltung.*

*Makko-Ho-Dehnungen*

Die einfache Rotation der Taille lokkert diese und dehnt den Rücken und fördert so den Ki-Fluß durch alle Meridiane. Sie ist bei müdem, schmerzendem Rücken – ein häufiges Leiden bei Nierenschwäche – von direktem Nutzen.

Sie stehen gegrätscht, die Füße parallel zueinander, die Knie gebeugt. Stützen Sie Ihren Rücken hinter der Taille oder unter den Lendenrippen ab. Halten Sie Hüfte und Beine still, und drehen Sie sich in der Taille um 45 Grad seitwärts. Beugen Sie sich dann über das Knie und schauen zu Boden. Drehen Sie sich langsam zum anderen Knie, heben Sie Kopf und Brust, und schauen Sie nach vorn. Wiederholen Sie die Rotationen mehrere Minuten lang. Atmen Sie beim Vorbeugen langsam aus, beim Aufrichten langsam ein. Ändern Sie dann die Richtung.

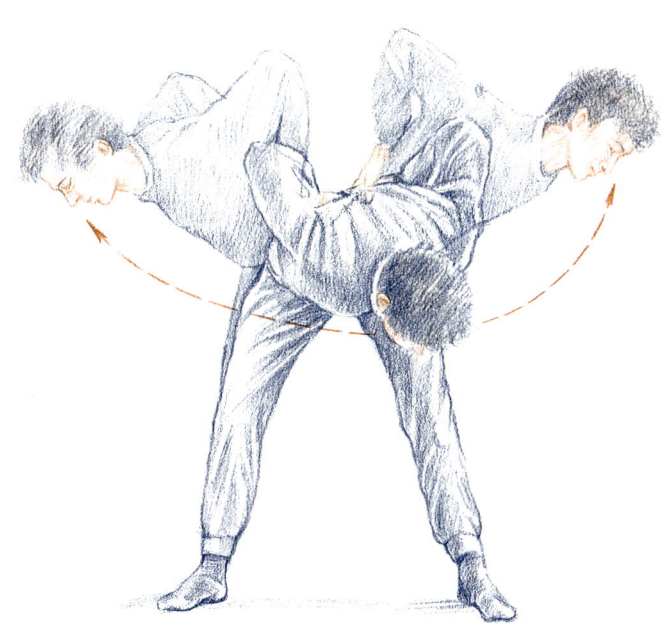

Rotationen der Taille

Wärmen der Nieren

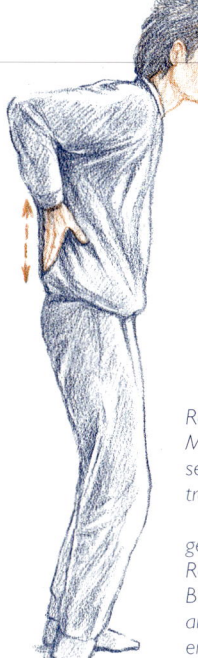

Reiben ist eine natürliche, spontane Methode, Ki zu stimulieren. Es ist seit langem Bestandteil des traditionellen Übungsprogramms.

Sie stehen, die Füße schulterbreit gegrätscht und die Knie entspannt. Reiben Sie Ihre Hände vor der Brust einen Moment lang gegeneinander. Versuchen Sie, die Schultern entspannt zu halten. Atmen Sie tief durch. Wenn Ihre Hände warm sind, legen Sie sie in den Rücken über die Nierenregion. Beugen Sie sich leicht vor, und reiben Sie kräftig. Atmen Sie durch den Mund ein, und blasen Sie den Atem wieder aus. Wiederholen Sie ein-, zweimal. Kombinieren Sie dies an kalten Morgen mit den Übungen für Lungen (S. 86) und Dreifacherwärmer (S. 135).

# Übung für die Rückseiten-Meridiane

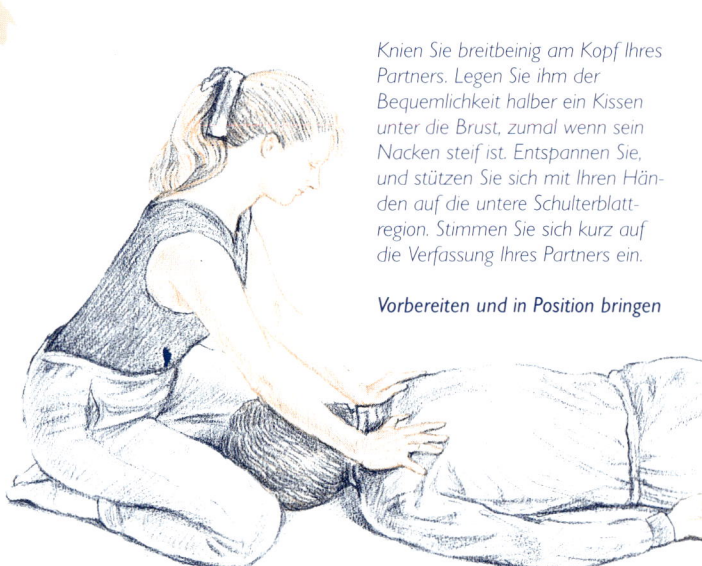

Diese vier Meridiane verlaufen auf den in- und rückwärtigen Oberflächen von Rumpf und Gliedern, lassen sich also am besten behandeln, wenn Ihr Partner die Bauchlage einnimmt.

Herz- und Dünndarm-Meridian am Arm und Blasen- und Nieren-Meridian am Bein repräsentieren Feuer und Wasser, die bei harmonischen Verhältnissen die konstitutionelle Stärke erhalten und fördern. Herz und Nieren unterstützen sich gegenseitig. Dünndarm und Blase arbeiten bei der Umwandlung von Flüssigkeiten zusammen, und beide Meridiane beeinflussen Kopf, Nacken und die Wirbelsäule.

*Knien Sie breitbeinig am Kopf Ihres Partners. Legen Sie ihm der Bequemlichkeit halber ein Kissen unter die Brust, zumal wenn sein Nacken steif ist. Entspannen Sie, und stützen Sie sich mit Ihren Händen auf die untere Schulterblattregion. Stimmen Sie sich kurz auf die Verfassung Ihres Partners ein.*

***Vorbereiten und in Position bringen***

*Behandeln Sie mit dem Daumen den Dü-Meridian vom Nackenansatz bis zum Schulterende – zweimal auf jeder Seite. Legen Sie Ihre stützende Hand auf die Schulter gegenüber. Die Linie verläuft quer über den höchsten Punkt des Schulterblattes bis zur Mulde am Ende. Der Meridian läuft aber auch das Schulterblatt hinunter – arbeiten Sie an allen auffindbaren Punkten.*

***Daumentechnik am Dünndarm-Meridian***

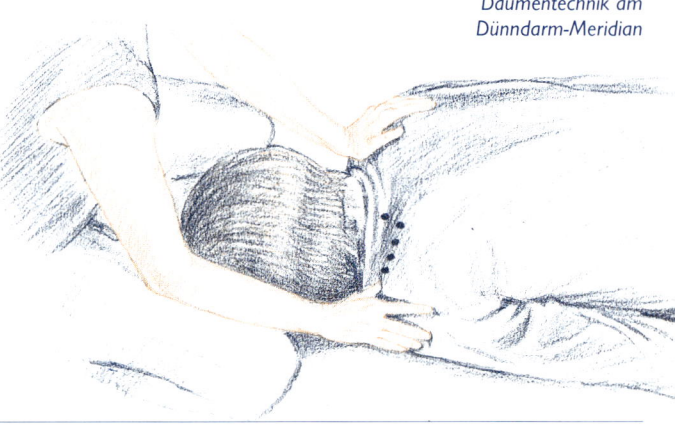

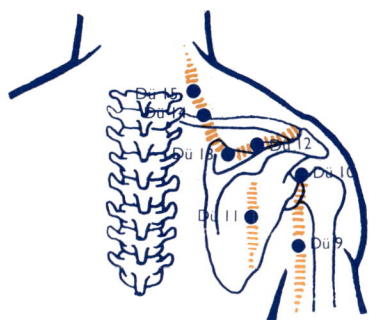

Punkte für Nacken und Schulter

**Lokale Punkte**
*Die klassischen Punkte Dü 15, 14, 13, 12 und 11 (in der Reihenfolge, in der sie behandelt werden) und Dü 9 und 10 über der Achselfalte, wo sich Schulter und Arm miteinander verbinden, sind lokal wirksame Punkte bei Beschwerden in der Schulter-Nacken-Region.*

Behandeln Sie jede Seite getrennt. Stützen Sie sich mit der Handkante in den Muskelbereich zwischen Schulter und Oberarmknochen – Dü 9 und 10. Um tiefer einzudringen, können Sie Finger oder Daumen einsetzen. Versuchen Sie es aber zuerst mit der Handkante: Das ist sehr effektiv und fühlt sich freundlicher an – besonders wichtig bei verhärteten Schultern.

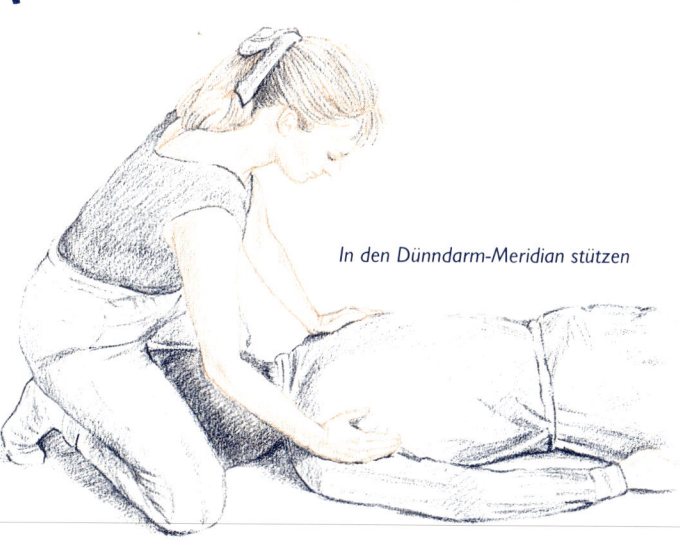

In den Dünndarm-Meridian stützen

Behandeln Sie mit der Handfläche den gesamten Bereich zwischen den Schulterblättern beidseits der Wirbelsäule. Setzen Sie eine oder gleichzeitig beide Hände ein. Drücken Sie dann mit dem Daumen die mediale Linie des Blasen-Meridians entlang – den Muskelstrang etwa 3 cm seitlich der Mittellinie. Arbeiten Sie bis zum unteren Rand des Schulterblattes. Kehren Sie zurück, und drücken Sie den seitlichen Verlauf des Meridians, etwa 7 cm von der Mittellinie entfernt. Verlagern Sie beim Hinunterarbeiten Ihr Gewicht nach vorn.

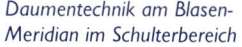

Daumentechnik am Blasen-Meridian im Schulterbereich

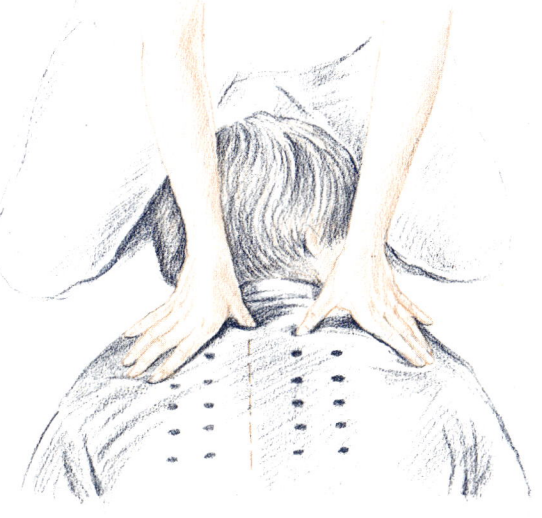

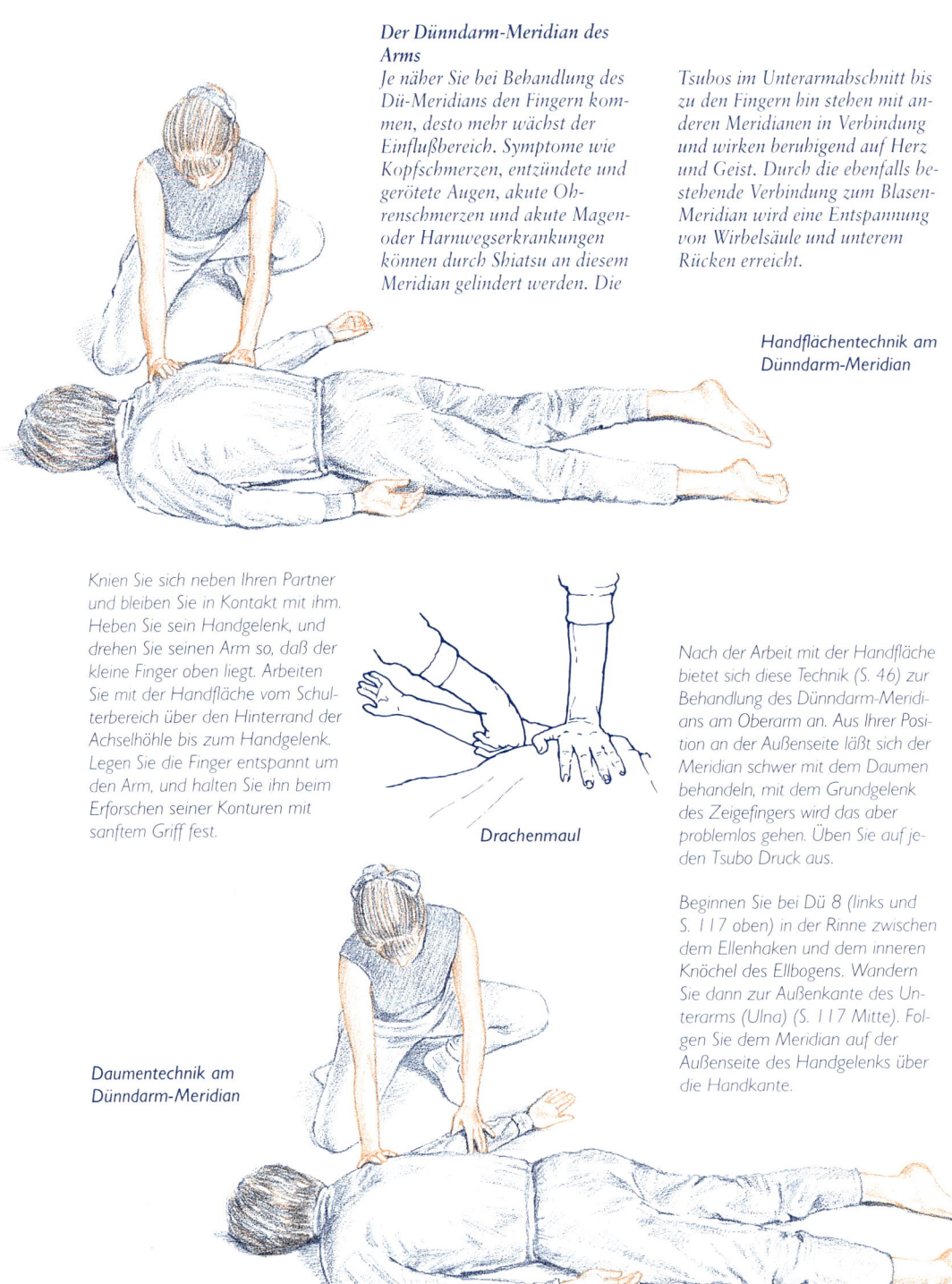

### Der Dünndarm-Meridian des Arms

Je näher Sie bei Behandlung des Dü-Meridians den Fingern kommen, desto mehr wächst der Einflußbereich. Symptome wie Kopfschmerzen, entzündete und gerötete Augen, akute Ohrenschmerzen und akute Magen- oder Harnwegserkrankungen können durch Shiatsu an diesem Meridian gelindert werden. Die

Tsubos im Unterarmabschnitt bis zu den Fingern hin stehen mit anderen Meridianen in Verbindung und wirken beruhigend auf Herz und Geist. Durch die ebenfalls bestehende Verbindung zum Blasen-Meridian wird eine Entspannung von Wirbelsäule und unterem Rücken erreicht.

**Handflächentechnik am Dünndarm-Meridian**

Knien Sie sich neben Ihren Partner und bleiben Sie in Kontakt mit ihm. Heben Sie sein Handgelenk, und drehen Sie seinen Arm so, daß der kleine Finger oben liegt. Arbeiten Sie mit der Handfläche vom Schulterbereich über den Hinterrand der Achselhöhle bis zum Handgelenk. Legen Sie die Finger entspannt um den Arm, und halten Sie ihn beim Erforschen seiner Konturen mit sanftem Griff fest.

**Drachenmaul**

Nach der Arbeit mit der Handfläche bietet sich diese Technik (S. 46) zur Behandlung des Dünndarm-Meridians am Oberarm an. Aus Ihrer Position an der Außenseite läßt sich der Meridian schwer mit dem Daumen behandeln, mit dem Grundgelenk des Zeigefingers wird das aber problemlos gehen. Üben Sie auf jeden Tsubo Druck aus.

Beginnen Sie bei Dü 8 (links und S. 117 oben) in der Rinne zwischen dem Ellenhaken und dem inneren Knöchel des Ellbogens. Wandern Sie dann zur Außenkante des Unterarms (Ulna) (S. 117 Mitte). Folgen Sie dem Meridian auf der Außenseite des Handgelenks über die Handkante.

**Daumentechnik am Dünndarm-Meridian**

### Den Meridianen folgen

*Dem Verlauf der Arm-Meridiane
zu folgen, vor allem einem Yang-
Meridian, kann recht verwirrend
sein, da sie am Ellbogen jäh die
Seite wechseln können. Genau
das macht der Dünndarm-Meridian. Mit Ihrem Partner in der
Bauchlage sind oberer und unterer Teil des Armes für Sie dennoch
einfach zu erreichen. Die Drachenmaul-Technik eignet sich besonders für den Oberarm, mit
dem Daumen arbeitet es sich dagegen am besten unterhalb des
Ellbogens. Setzen Sie sich etwas
zurück, um entlang der
Knochenaußenseite zu arbeiten.
Am Handgelenk werden Sie Ihre
Position wieder ändern müssen:
Kommen Sie wieder weiter nach
vorn, um die Handkante entlang
zu arbeiten. Enden Sie mit dem
kleinen Finger.*

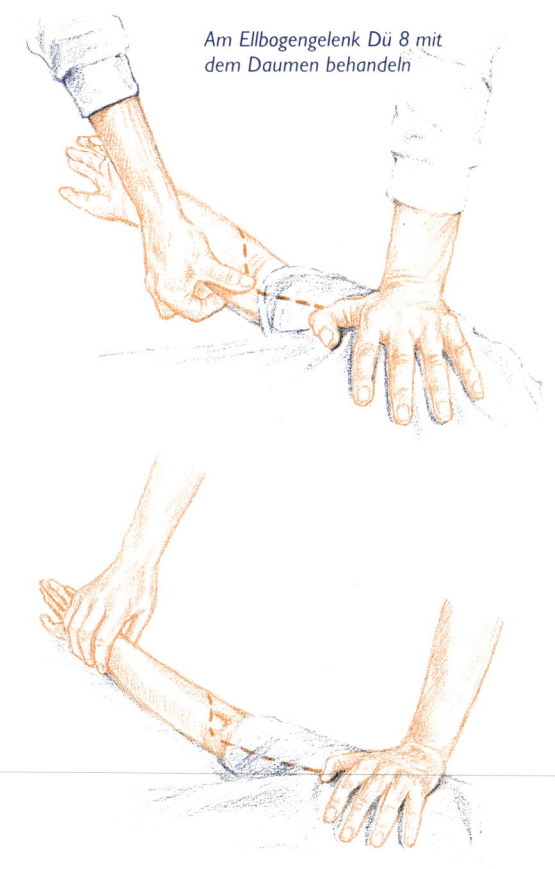

Am Ellbogengelenk Dü 8 mit
dem Daumen behandeln

Daumentechnik am Dünndarm-Meridian des Unterarms

### Dünndarm 3

*Der Dünndarm-Meridian verläuft
zwischen Muskel und Knochen
der äußeren Handkante, und
zwar auf der Linie zwischen helle-
rer und dunklerer Haut. Dü 3 hat
einen besonders großen Einfluß
und liegt auf dieser Linie kurz vor
dem Knöchel des kleinen Fingers
– bei Faustschluß am Ende der
Mittelhandquerfalte. Dieser
Punkt ist über seinen eigenen Meridian sowie über Verbindungen
mit dem Blasen-Meridian und
dem Gouverneursgefäß wirksam.
Er kräftigt die Wirbelsäule, entspannt Muskeln und Sehnen, be-*

*ruhigt den Geist und hilft, klare
Urteile zu fällen und Entscheidungen zu treffen. Er hilft nach
Schock oder Verletzung von
Nacken und Wirbelsäule (Schleu-
dertrauma), aber auch bei Fieber
mit Schüttelfrost, Steifheit von*

*Nacken und Wirbelsäule, schmer-
zenden und geröteten Augen,
Hörstörungen, Schwindel,
Schmerzen im Hinterkopf, in Fingern und Armen und Schmerzen
oder Steifheit im Lendenbereich.*

Dü 3 »Der hintere Wasserlauf«

**Behandlung des Herz-Meridians**
Physischer und emotionaler Streß regen das Herz auf. Kalte Hände und Füße, Lethargie, Schweißausbrüche und ein glänzendes, blasses Gesicht sind Zeichen für eine Schwäche der Herzenergie. Unruhe, Schlafstörungen, heiße, verschwitzte Handflächen, Schwindel, Nervosität und Reizbarkeit zeigen eine Unausgewogenheit von Feuer und Wasser, das das Blut schwächt. Shiatsu am Herz-Meridian kann zutiefst beruhigend wirken und dem Kreislauf zugute kommen.

**Die richtige Position für die Arbeit am Herz-Meridian**
Die richtige Position ist auf der Seite gegenüber zu sehen. Legen Sie Ihre stützende Hand auf den Herzbereich zwischen die Schulterblätter. Indem Sie die Handfläche Ihres Partners nach oben drehen, legen Sie die Innenseite des Armes, dort wo der Herz-Meridian verläuft, offen.

Greifen Sie sachte den Oberarm nahe der Achselhöhle, und lassen Sie den Daumen über den Knochen am Innenrand des Bizeps wandern. Stützen Sie sich stärker auf die Daumenseite, und arbeiten Sie mit der Handfläche zum Ellbogen (S. 119). Wandern Sie nun mit der Handfläche über den Unterarm zum Handgelenk. Wiederholen Sie die Technik bei einem stärkeren Eindringwinkel des Daumens.

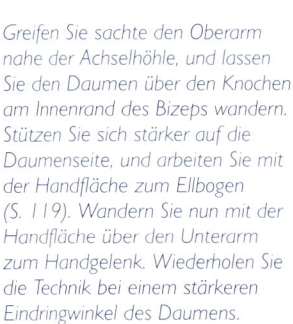

Den Finger entlang pressen

He 7

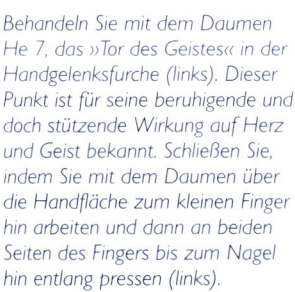

Behandeln Sie mit dem Daumen He 7, das »Tor des Geistes« in der Handgelenksfurche (links). Dieser Punkt ist für seine beruhigende und doch stützende Wirkung auf Herz und Geist bekannt. Schließen Sie, indem Sie mit dem Daumen über die Handfläche zum kleinen Finger hin arbeiten und dann an beiden Seiten des Fingers bis zum Nagel hin entlang pressen (links).

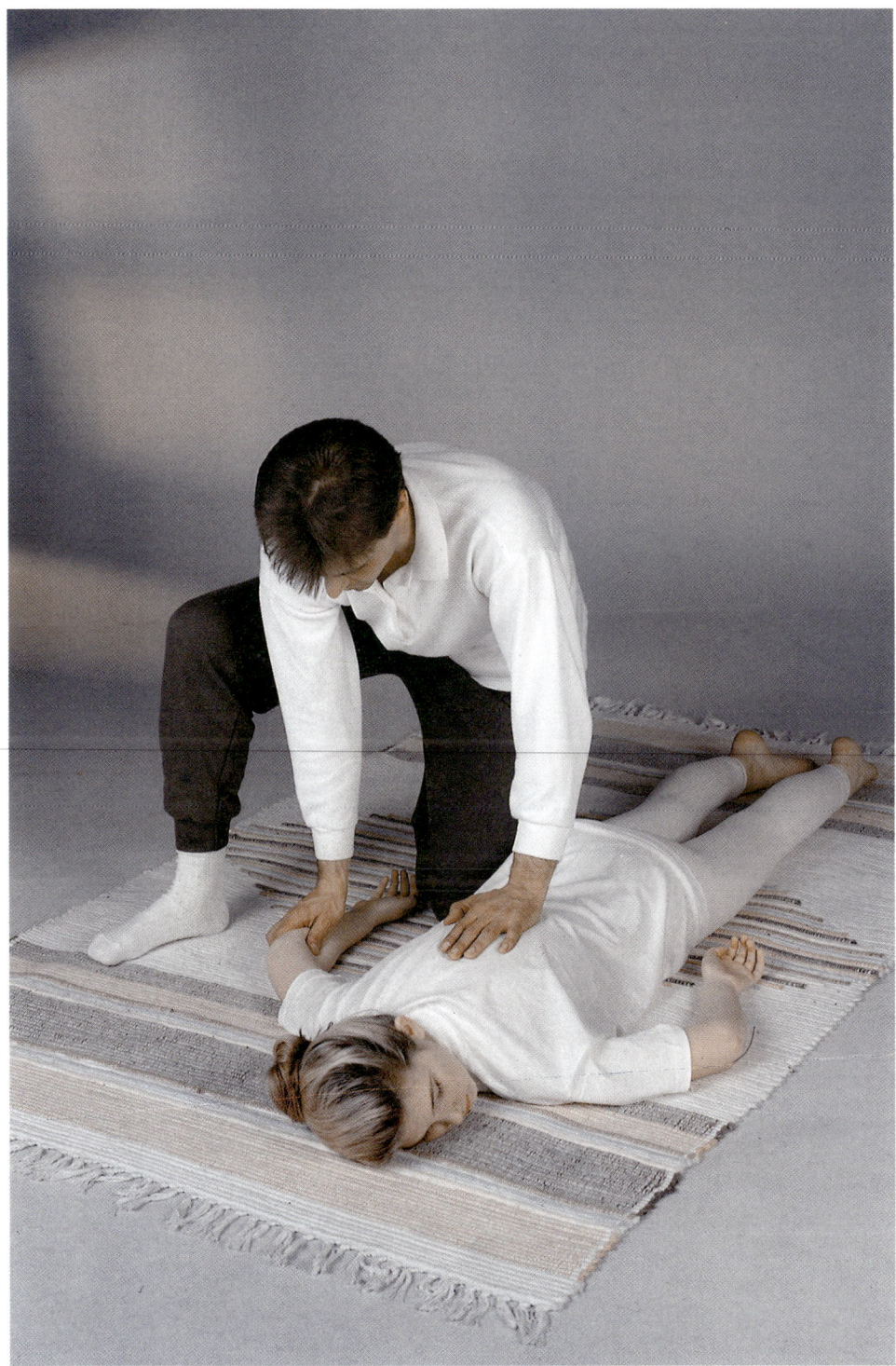

*Handflächentechnik am Herz-Meridian*

## Rotation der Gliedmaßen

*Die Gliedmaßen zu heben und zu bewegen, kann harte Arbeit sein. Es ist jedoch ein leichtes, wenn Sie mit Ihrem ganzen Körper der Bewegung folgen, Schultern und Ellbogen entspannt halten und zur Unterstützung einsetzen, was geht, so z.B. Ihr aufgestelltes Bein (unten).*

Heben Sie den Arm Ihres Partners am Handgelenk. Mit der äußeren Hand greifen Sie unter die Schulter. Beugen Sie sich leicht zurück, um die Schulter nach außen zu dehnen, heben Sie sie hoch, und drücken Sie sie dann nach innen zu den Rippen, dann nach oben zum Hals hin. Lassen Sie nach, und dehnen Sie sie wieder zurück. Wiederholen Sie 3-, 4mal. Probieren Sie nach der Rotation die Schulterreißtechnik (unten). Wenn die Schultern angespannt wirken, arbeiten Sie einfach mit dem Daumen um den Innenrand des Schulterblattes.

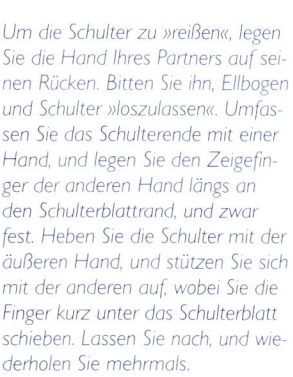

Rotation der Schulter

Um die Schulter zu »reißen«, legen Sie die Hand Ihres Partners auf seinen Rücken. Bitten Sie ihn, Ellbogen und Schulter »loszulassen«. Umfassen Sie das Schulterende mit einer Hand, und legen Sie den Zeigefinger der anderen Hand längs an den Schulterblattrand, und zwar fest. Heben Sie die Schulter mit der äußeren Hand, und stützen Sie sich mit der anderen auf, wobei Sie die Finger kurz unter das Schulterblatt schieben. Lassen Sie nach, und wiederholen Sie mehrmals.

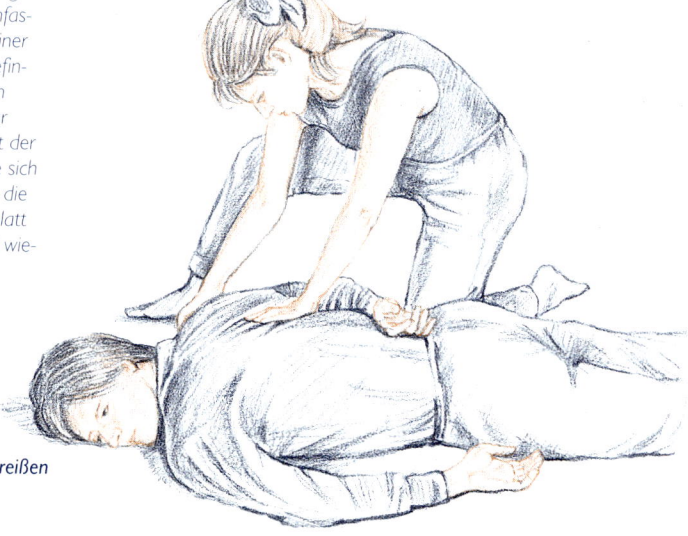

Schulterblattreißen

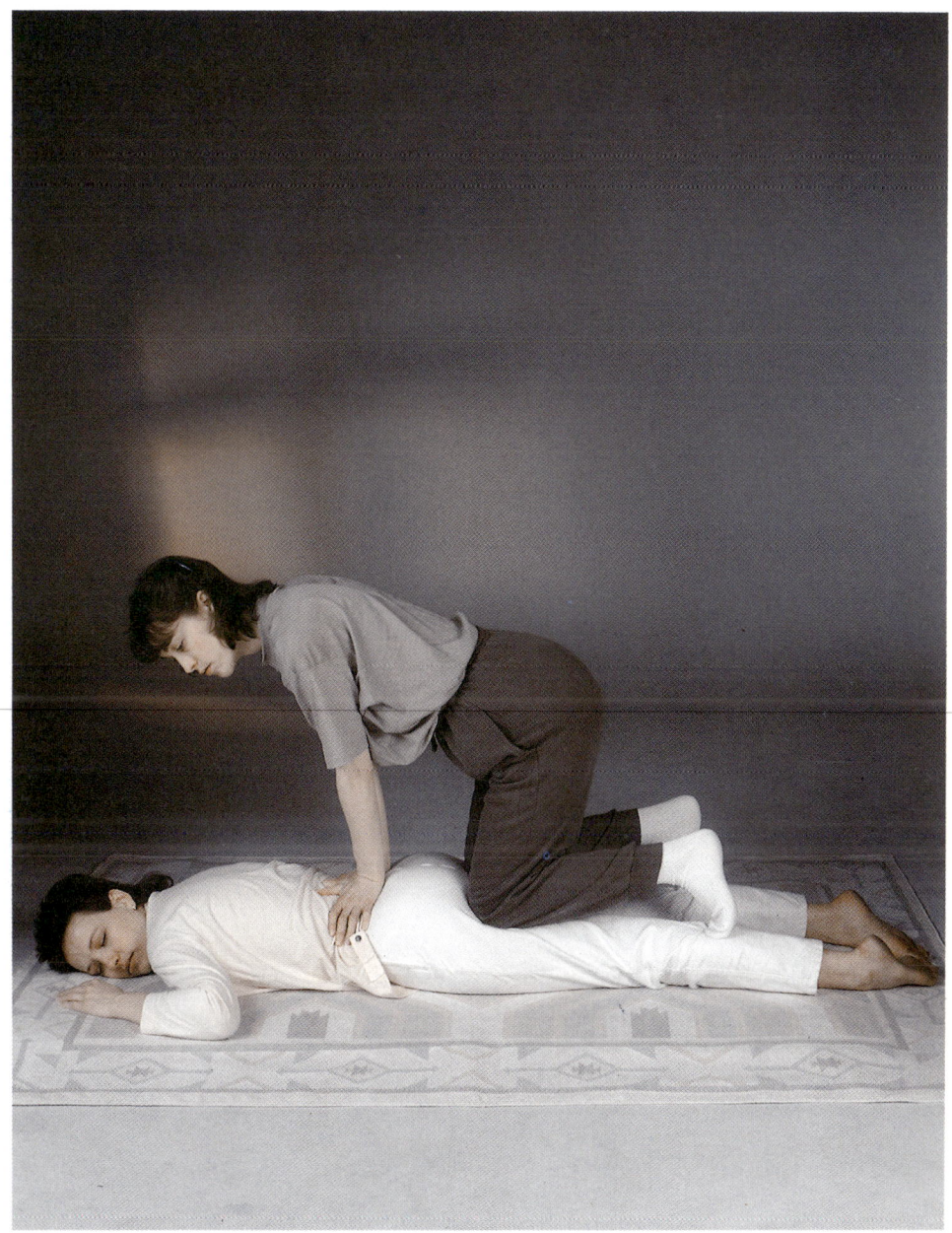

*Das Körpergewicht verteilen – eine kräftige, aber sichere Behandlung des Blasen-Meridians*

*Der Blasen-Meridian*
*Die Behandlung dieses Meridians hilft dem Rücken, baut Spannung ab und tonisiert Blase und Nieren. Sie stärkt über die »assoziierten Punkte« auch die anderen Organe (S. 123). Die Behandlung der Lenden- und Kreuzbeinregion hilft bei Sexual- und Menstruationsstörungen, lindert oft Regel- und Geburtsschmerz. Die Arbeit am Bein hilft bei akuten Rückenschmerzen und Hämorrhoiden; über die Tsubos am Fuß läßt sich besonders auf Augen, Nase, Nacken und Kopf einwirken.*

*Nach Behandlung der Schulter knien Sie sich mit dem Gesicht zum Partner. Arbeiten Sie mit Handfläche oder -ballen den Blasen-Meridian abwärts. Die stützende Hand liegt auf Rücken oder Schulterregion; behandeln Sie jede Seite getrennt. Alternativ behandeln Sie mit den Handflächen beide Seiten gleichzeitig (S. 61).*

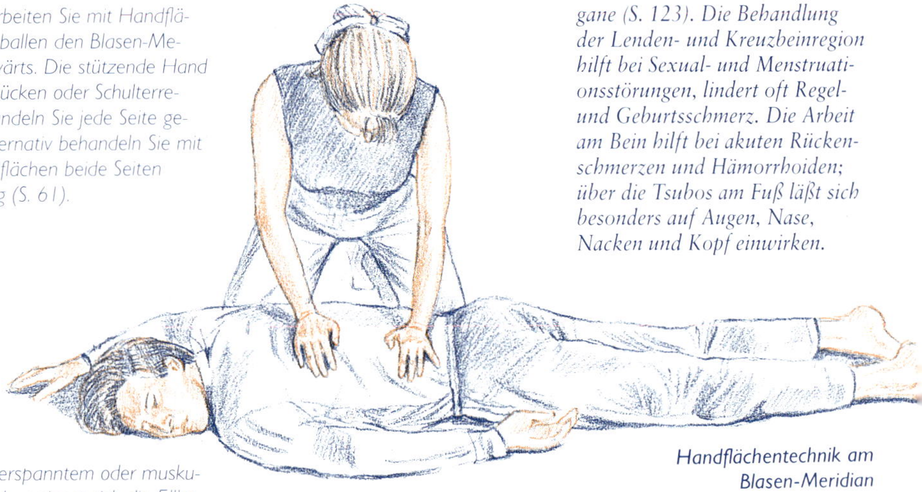

Handflächentechnik am
Blasen-Meridian

*Bei sehr verspanntem oder muskulösem Rücken eignet sich die Ellbogentechnik besser als die Daumentechnik. Bringen Sie die Ellbogen in Position, entspannen Sie die Unterarme, und verlagern Sie nach und nach Ihr Gewicht nach vorn, um senkrechten Druck auszuüben. Lehnen Sie sich zurück, um die Ellbogen, dem Meridian-Verlauf den Rücken hinab folgend, schrittweise zu verschieben. Sie können beidseits der Wirbelsäule arbeiten, ohne Ihre Position zu ändern. Entspannen Sie, und lassen Sie sich Zeit.*

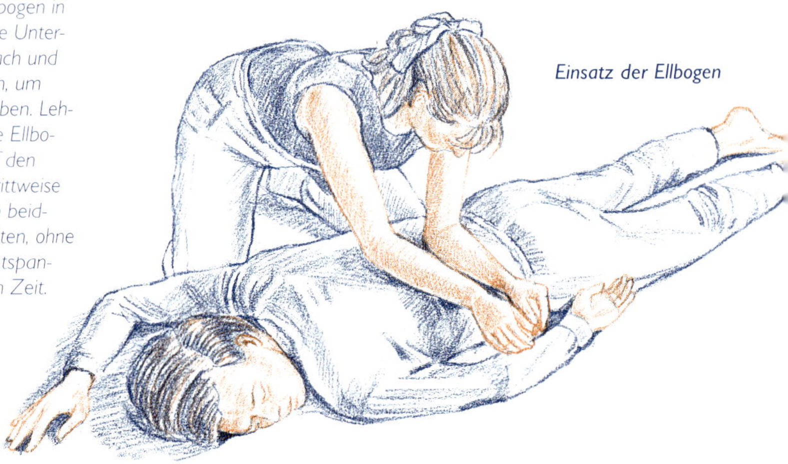

Einsatz der Ellbogen

Mit dem Daumen die Kreuzbein-
Tsubos behandeln

*Setzen Sie beide Daumen zusammen ein, um die Punkte in der Kreuzbeinregion zu drücken. Sie liegen in zwei Reihen, eine zu jeder Seite des Kreuzbeins, und zwar in Übereinstimmung mit dem inneren lateralen und media-* len Ast des Blasen-Meridians (S. 110).
*Shiatsu am Kreuzbein kann bei Schmerzen im unteren Rücken, Regelschmerzen und anderen Störungen der Blase und der Sexualorgane helfen.*

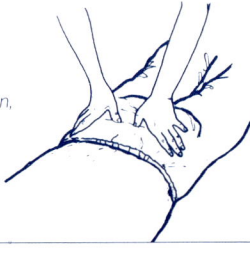

## DIE ASSOZIIERTEN PUNKTE

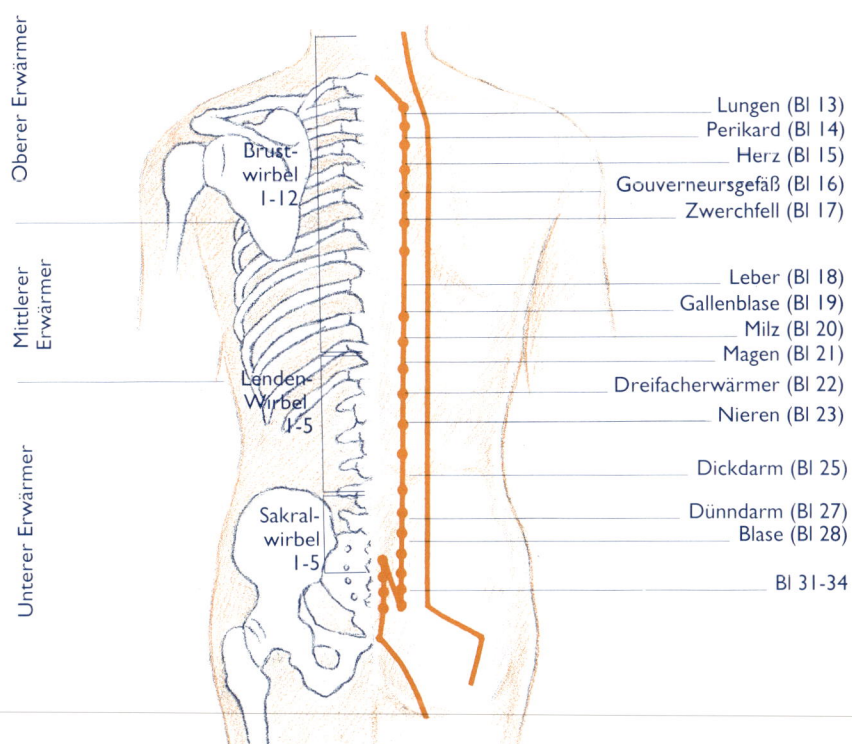

Oberer Erwärmer

Mittlerer Erwärmer

Unterer Erwärmer

Brust-wirbel 1-12

Lenden-Wirbel 1-5

Sakral-wirbel 1-5

Lungen (Bl 13)
Perikard (Bl 14)
Herz (Bl 15)
Gouverneursgefäß (Bl 16)
Zwerchfell (Bl 17)

Leber (Bl 18)
Gallenblase (Bl 19)
Milz (Bl 20)
Magen (Bl 21)
Dreifacherwärmer (Bl 22)
Nieren (Bl 23)

Dickdarm (Bl 25)

Dünndarm (Bl 27)
Blase (Bl 28)

Bl 31-34

**Die Blase-«assoziierten Punkte»**
Zwölf klassisch bestimmte Punkte im Verlauf des Blasen-Meridians sind direkt den zwölf inneren Organen zugeordnet. Sie liegen auf dem medialen Ast des Meridians in drei dem Dreifacherwärmer entsprechenden Segmenten (S. 132).

Im oberen Segment, zwischen den Schulterblättern, auf einer Höhe mit dem 3., 4. und 5. Brustwirbeldornfortsatz, liegen die Punkte für Lungen, Herzbeutel und Herz. Es sind dies Brustorgane, die die Zirkulation von Ki und Blut beeinflussen. Auch die nächsten zwei Punkte unterstützen die Zirkulation, vor allem Bl 17 (der dem Zwerchfell assoziierte Punkt), ein sehr dynamischer, auf

das Blut kräftigend und regulierend wirkender Punkt.

Im mittleren Segment, auf Höhe des 9. und 12. Brustwirbels, liegen vier assoziierte Punkte – für Leber, Gallenblase, Milz und Magen. Sie beeinflussen Verdauung, Absorption und Verteilung von Nährstoffen.

Das untere Segment ist mit der Speicherung von Reserven, mit Sexualfunktionen, Entwässerung und Ausscheidung befaßt. Es ist durch die Nieren beherrscht, deren Punkt auf Höhe des 2. Lendenwirbels im schmalsten Teil der Taille, genau über der Hüfte liegt. Direkt darüber liegen die Punkte für den Dreifacherwärmer: Sie helfen bei der Flüs-

sigkeitsregulation. Die Punkte für Dickdarm, Dünndarm, Blase, After und Kreuzbeinregion liegen weiter unten.

Diese Punkte befördern Ki direkt zu den Organen und werden deshalb manchmal auch »Transportpunkte« genannt. Sie können auch zur Diagnose eingesetzt werden. Ist ein Organ aus dem Gleichgewicht geraten, reagiert der ihm assoziierte Punkt mitunter empfindlich auf Druck. Mit Hilfe dieser Punkte können Sie sich Aufschluß über die allgemeine Verfassung Ihres Partners verschaffen und so eine effektive Behandlung anstreben.

### Arbeit an den Beinen

Zum Schluß dieses Programms behandeln Sie Blasen- und Nieren-Meridian beide Beine hinunter. Besonders wirksam ist dies, wenn Sie zunächst den Blasen-Meridian des Ihnen nahen Beins behandeln und sich dann einfach vorbeugen, um den Nieren-Meridian auf der Innenseite des anderen Beines hinab zu arbeiten. Halten Sie Ihre stützende Hand in Kontakt mit der Kreuzbein- oder Lendenregion. Denken Sie daran, die Seite zu wechseln und beide Meridiane an beiden Beinen zu behandeln.

### Vorbereitung

Prüfen Sie, ob die Knöchel Ihres Partners bequem liegen, wenn Sie sich auf seine Beine stützen. Wenn nicht, nehmen Sie ein flaches Kissen oder eine Handtuchrolle zur Stütze.

Stützen Sie sich mit Handfläche oder -ballen auf die Mittellinie des Oberschenkels. Beginnen Sie unter dem Gesäß (S. 64) und arbeiten Sie hinab zu Knie, Wade und Knöchel. Arbeiten Sie breitbeinig, ohne den Körper zu überstrecken.

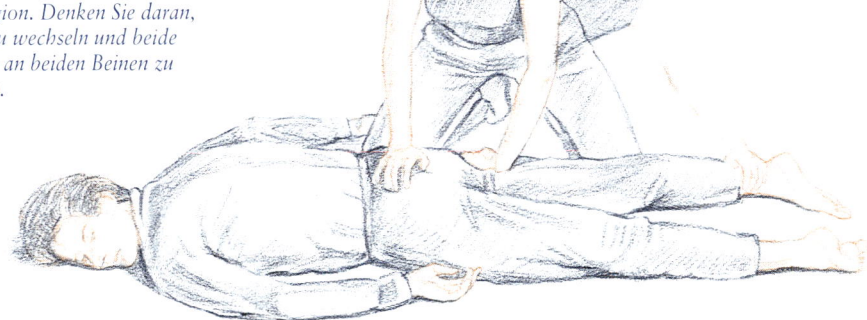

Handflächentechnik am Blasen-Meridian

Daumentechnik am Blasen-Meridian

Behandeln Sie den Meridian in derselben Haltung mit dem Daumen. Auf halber Strecke der Wade macht der Meridian einen leichten Knick nach außen, um dann weiter in der Mulde zwischen Achillessehne und Außenknöchel und weiter auf der Außenseite des Fußes zu verlaufen (S. 125, oben links). Sie können den Meridian mit dem Daumen die Fußaußenkante bis zur Kleinzehe entlang behandeln. Sie können aber auch am Knöchel stoppen und den Fuß nach Behandlung des Nieren-Meridians getrennt bearbeiten (S. 126).

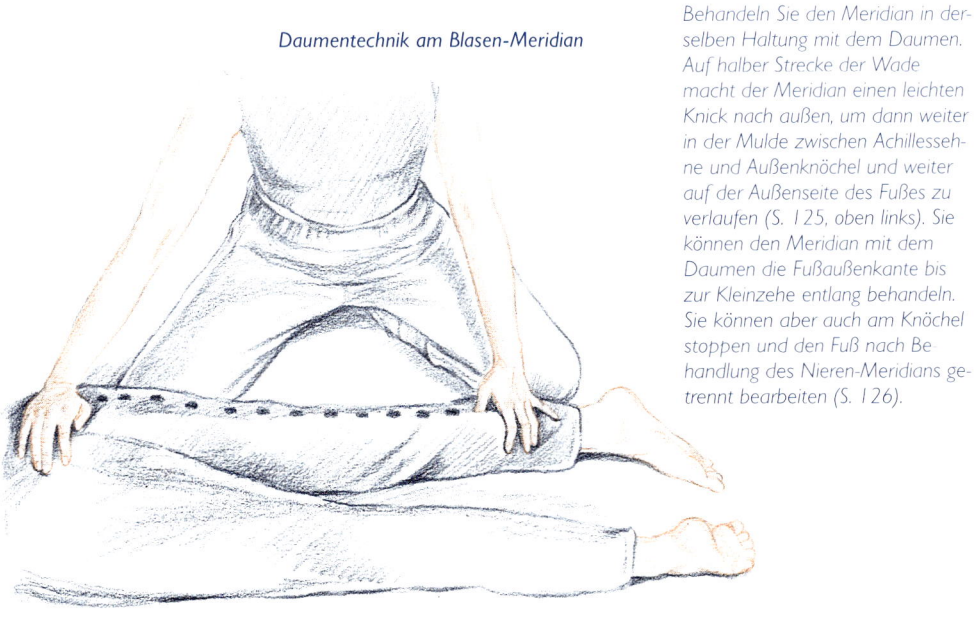

### Der Blasen-Meridian des Fußes

Der letzte Abschnitt des Blasen-Meridians hat Einfluß auf die entfernten Partien, in denen der Meridian seinen Anfang nimmt.

Bl 60 (»Olympus Kunlun«), in der Mulde zwischen Außenknöchel und Achillessehne, kräftigt die gesamte Wirbelsäule vom Kreuzbein bis zum Nacken und lindert Nackenstarre und Schmerzen im Hinterkopf. Er hilft auch bei Regel- und Geburtsschmerz und Brennen beim Wasserlassen.

Bl 62 (»Der ausgestreckte Meridian«), 2 cm unter der Spitze des Knöchels, hilft dem gesamten Rücken und entspannt die Beinmuskulatur. Er beruhigt den Geist und klärt die Augen und hilft so – bei starker Stimulation -, Unruhe und Schlaflosigkeit zu lindern (s. auch Ni 6, S. 127).

Die übrigen Punkte in den Vertiefungen zwischen Muskeln und Knochen längs der Fußkante helfen bei Blutandrang im Kopf, entspannen den Nacken und beruhigen den Geist. Sie klären die Augen, wenn diese durch Wind, Pollen oder akute Infektionen entzündet oder verschleiert sind.

Der Blasen-Meridian des Beins

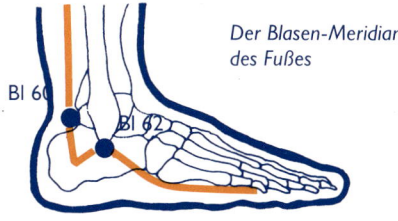

Der Blasen-Meridian des Fußes

Bl 60    Bl 62

Behandeln Sie die Blasenpunkte des Fußes (oben), und suchen Sie weitere Tsubos, indem Sie den Knöchel mit einer Hand stützen, während der gestreckte Daumen der anderen Hand den Meridian entlang arbeitet (links). Vergessen Sie darüber nicht zu entspannen und sich aus dem Hara heraus aufzustützen. Zum Schluß pressen Sie die Kleinzehe und ziehen an ihr.

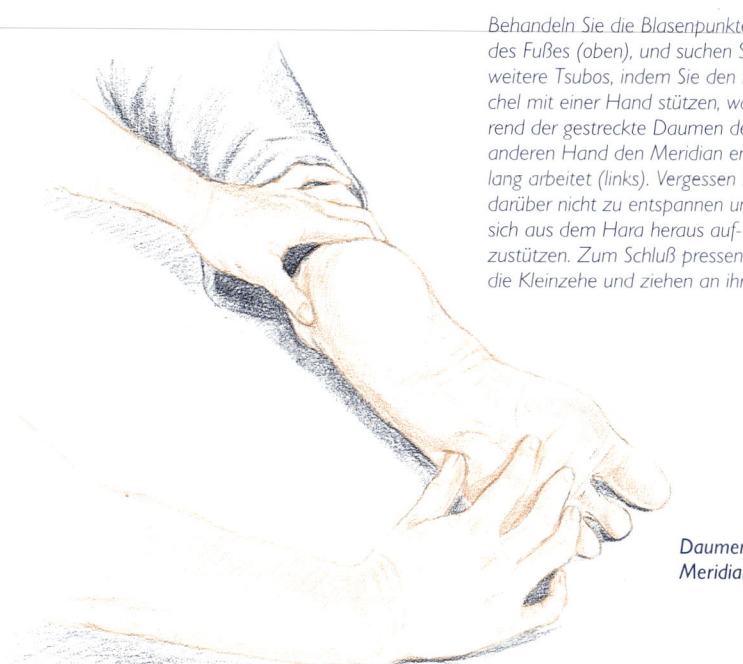

Daumentechnik am Blasen-Meridian des Fußes

### Behandlung der Nieren

*Neben den üblichen Symptomen einer Niereninsuffizienz (S. 111) zeichnen weitere Symptommuster eine geschwächte Yin- oder Yang-Nierenfunktion aus.*

*Eine Schwäche des Nieren-Yang äußert sich in Müdigkeit, Schwäche der Beine, Kältegefühl, häufigem und reichlichem Wasserlassen oder Inkontinenz, geringer Libido oder, bei Männern, Neigung zur Impotenz.*

*Eine Schwäche des Nieren-Yin verursacht Trockenheit und Durst, Nachtschweiß, Schlaflosigkeit, chronische Angina, schwache Menstruation und vorzeitigen Samenerguß.*

*Wichtig ist es, den Blasen-Meridian bei allen Nieren-störungen mitzubehandeln, vor allem bei einer Yang-Schwäche. Eine Schwäche des Nieren-Yin reagiert gut auf eine Behandlung der Beine, vor allem der Nieren-punkte in Knöchelnähe. Ruhe und spezielle Übungen wie Tai Chi, Chi Kung oder Yoga werden traditi-onsgemäß bei Erschöpfungs-zuständen der Niere emp-fohlen.*

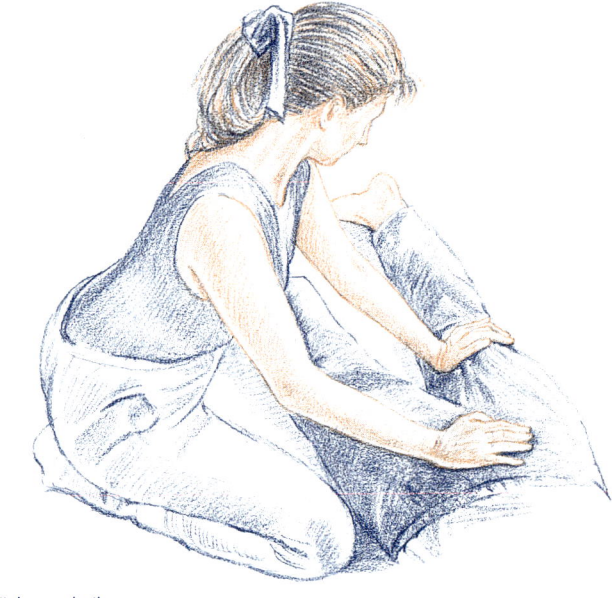

Handflächentechnik am
Nieren-Meridian

Nach Behandlung des Blasen-Meridians am innenliegenden Bein mit Handfläche und Daumen lehnen Sie sich hinüber zum anderen Bein, um den Nieren-Meridian zu bearbeiten. Lassen Sie die stützende Hand auf dem Kreuzbein, und behandeln Sie mit der Handfläche die rückwärtige Beininnenseite.

Zur »Tonisierung« des Meridians entspannen Sie und arbeiten langsam mit dem Daumen abwärts. Suchen Sie nach den tiefsten oder am weitesten geöffneten Tsubos. Lassen Sie den Druck eindringen – halten Sie den Druck jeweils mehrere Atemzüge lang. Ni 3 ist der letzte Punkt auf dem Bein, hinter dem Innenknöchel (links).

Wiederholen Sie die Behandlung an den Meridianen des anderen Beins. Wenden Sie sich dann dem Blasen- (S. 125) und Nieren-Meridian (S. 126) des Fußes zu.

Daumentechnik am
Nieren-Meridian

## Behandlung der Nieren-Yin-Schwäche

Bei harmonischen Verhältnissen ist Yang oben und fließt nach unten, und Yin ist unten und fließt nach oben. Eine Yin-Schwäche bewirkt jedoch oft, daß sich das Yang-Ki des Körpers erhebt und nach oben rebelliert und so unangenehme Trocken- oder Hitzesymptome im Kopf und eine Störung des Geistes verursacht.

Typische Zeichen einer Nieren-Yin-Schwäche sind chronische Halsentzündung, Durst, erhitzte Wangen und trockene, entzündete Augen, Unruhe und Schlaflosigkeit. Alle Nierenpunkte um den Innenknöchel und auf dem Fuß helfen, das Yin zu kräftigen und das Gleichgewicht wiederherzustellen.

**Nieren 1**

## Nieren 6

Dieser Punkt, der in der Mulde etwa 2 cm unter der Spitze des Innenknöchels liegt, leitet den Yin-Einfluß nach oben. Er befeuchtet Rachen und Augen, beruhigt den Geist und fördert den Schlaf. Bei ausgesprochen unruhigen und verspannten Personen behandeln Sie zunächst verstärkt den Blasen-Meridian, vor allem Bl 62 (S. 125).

**Nieren 6
»Das Meer der Erhellung«**

aber auch bei Schock oder Bewußtlosigkeit mit Kopfschmerzen oder Nasenbluten oder hitzebedingten Erschöpfungszuständen.

Ni 1 liegt mitten auf der Fußsohle zwischen vorderem und mittlerem Drittel, dort wo bei Beugung des Fußes die Linien zusammenlaufen. Üben Sie über die gesamte Sohle systematisch Daumendruck aus, um Yin zu kräftigen und Yang zu beruhigen (s. auch S. 172–173).

### Nieren 1

Dies ist ebenfalls ein Punkt, der Yang beruhigt und Yin tonisiert bzw. kräftigt. Er ist besonders nützlich bei Personen mit ausgeprägten Unruhezuständen, hilft

*Dies ist eine angenehme und wirksame Alternative, falls Ihre Daumen müde sein sollten – oder einfach der Abwechslung halber: Umfassen Sie (unten links) den Knöchel Ihres Partners, und stützen Sie sich dabei mit der Hand auf dem Boden ab. Massieren Sie dann die gesamte Fußsohle mit den Knöcheln der angelegten Finger der anderen Hand, wobei Sie mit Hilfe Ihres Körpergewichts beständigen Druck ausüben.*

**Einsatz der Knöchel**

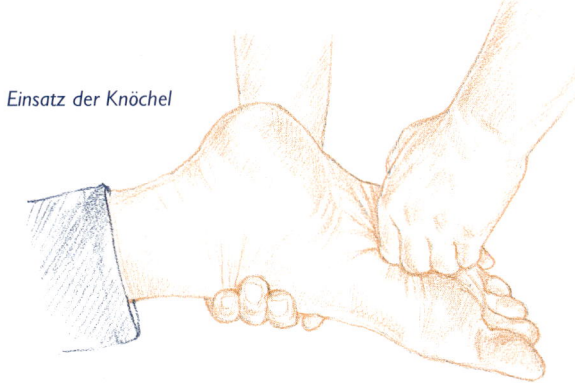

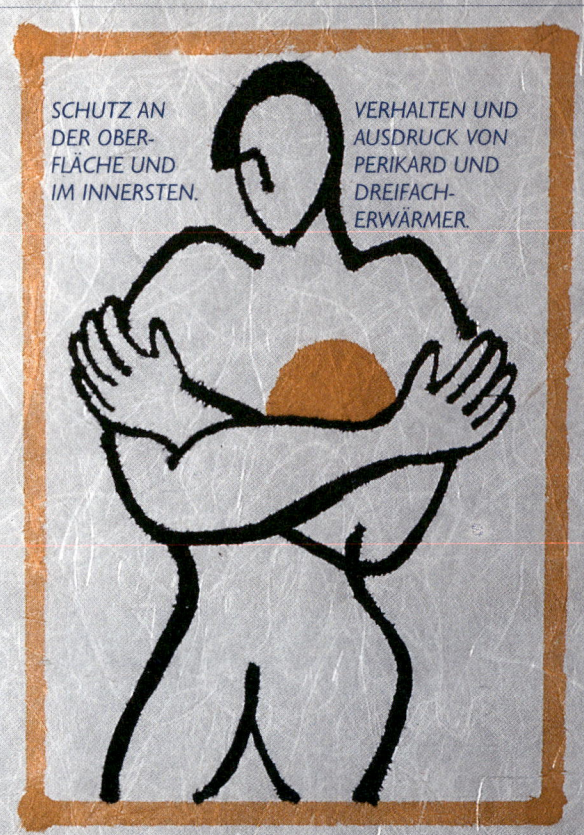

SCHUTZ AN DER OBER-FLÄCHE UND IM INNERSTEN.

VERHALTEN UND AUSDRUCK VON PERIKARD UND DREIFACH-ERWÄRMER.

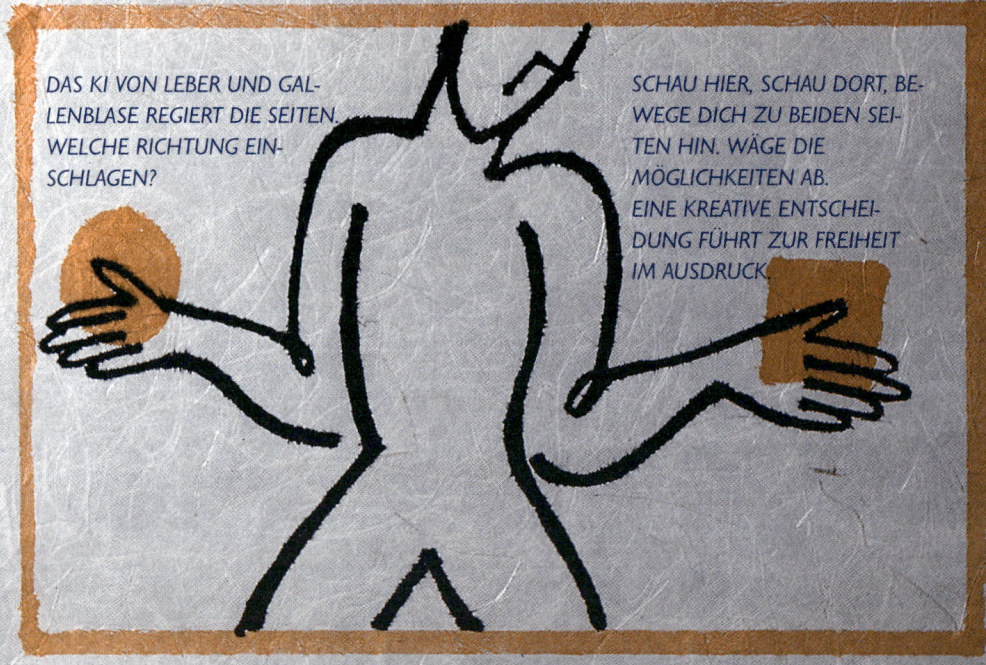

DAS KI VON LEBER UND GAL-LENBLASE REGIERT DIE SEITEN. WELCHE RICHTUNG EIN-SCHLAGEN?

SCHAU HIER, SCHAU DORT, BE-WEGE DICH ZU BEIDEN SEI-TEN HIN. WÄGE DIE MÖGLICHKEITEN AB. EINE KREATIVE ENTSCHEI-DUNG FÜHRT ZUR FREIHEIT IM AUSDRUCK.

# KAPITEL 8

# Die Meridiane der Körperseite

PERIKARD • DREIFACHERWÄRMER
GALLENBLASE • LEBER

Die Meridiane dieser vier Organe bilden den letzten Abschnitt im Ki-Zyklus (S. 79) und fließen an den Körperseiten zwischen den anderen Meridianen. Perikard und Dreifacherwärmer unterstützen und schützen. Das Perikard arbeitet für das Herz, es ist der »Beschützer des Herzens« vor Hitzeeinflüssen aus der Umwelt, Fieber und emotionalen Überforderungen. Es hat die Funktion eines Botschafters. Der Dreifacherwärmer hilft den Nieren und schützt die Außenseite. Er hat keine exakte Form, sorgt aber für Harmonie zwischen den Funktionen der oberen, mittleren und unteren Körperzone (S. 132-133). Sein Ki hilft bei der Umwandlung und Regulation von Flüssigkeit in jeder Zone und arbeitet dabei mit Lungen, Milz und Nieren zusammen. Er ist auch Transportweg für Nieren-Ki, um die anderen Meridiane damit aufzufüllen und so die Körperoberfläche zu wärmen und zu schützen.

Perikard und Dreifacherwärmer gehören beide dem Element Feuer an. Ihr »Ministerielles Feuer« ist dem Nieren-Yang, dem »Feuer der Lebenspforte« des Mei Mon und dem Hara zugeordnet.

Leber und Gallenblase gehören dem Element Holz an. Sie speichern und verteilen reine Substanzen. Die Leber speichert Blut und gibt es zum Arbeiten an die Muskeln weiter. Die Gallenblase speichert Galle, die zur Verdauung freigesetzt wird.

Als Organe des kreativen Handelns, geschickten Planens, klugen Urteilens und der richtigen Entscheidung bestimmen Leber und Gallenblase das Schicksal. Mutige Entscheidungen sind ein Geschenk der Gallenblase. Die Leber ermöglicht einen freien Ki-Fluß, so daß alle Körperfunktionen reibungslos ablaufen.

Der Verlauf dieser vier Meridiane wird auf den Seiten 130-131 und 136-137 beschrieben, die Meridianübungen auf den Seiten 134-135 und 138-139, das Grundprogramm schließlich beginnt auf Seite 140.

## Der Verlauf des Perikard-Meridians

Dieser Meridian beginnt mitten im Thorax am Perikard (Herzbeutel). Ein Ast steigt innerlich ab und läuft durch das Zwerchfell zum Oberen, Mittleren und Unteren »Erwärmer« – die drei Zonen des Dreifacherwärmers (S. 132.)

Vom Ausgangspunkt aus läuft ein Ast des Hauptmeridians über die Brust und tritt an der Seite der Brustwarze an die Oberfläche. Er läuft dann nach oben über den Vorderrand der Achselhöhle und fließt den Arm hinab durch den Bizeps. In der Ellbeuge zieht er zur Innenseite der Bizepssehne (der Lungen-Meridian verläuft auf der anderen Seite), um dann der Mittellinie der Arminnenseite zwischen Herz- und Lungen-Meridian (S. 106 und 84) bis zum Handgelenk zu folgen.

Er fließt zur Mitte des Handtellers zum Punkt Pe 6, wo er sich verzweigt. Der Hauptmeridian läuft weiter zum radialen Nagelwinkel des Mittelfingers; ein Verbindungsast läuft zum Ringfinger, um dort in DE 1 den Dreifacherwärmer zu treffen.

**DER PERIKARD-MERIDIAN**
Arm-Absolutes-Yin

PE 6
»Inneres Paßtor«
(S. 146)

PE 7
»Großer Grabhügel«
Senkt Fieber

PE 8
»Palast der-Arbeit«
Senkt Fieber
(S. 135)

## Der Perikard-Meridian – Funktionen und assoziierte Symptome

Das Perikard wird auch als des Herzens »Botschafter« bezeichnet, der Spaß und Freude bringt, unsere Gefühle mitzuteilen hilft und das Herz vor emotionalem Schmerz schützt, wenn Beziehungen belastend werden. Zu diesem Zwecke beruhigt der Perikard-Meridian den Geist, hält unsere Emotionen im Gleichgewicht, vor allem bei Beziehungsproblemen und Zusammenbrüchen (Kummer und Leid).

Da das Herz zum Element Feuer gehört, reagiert es empfindlich auf extreme Hitze. Zur Aufgabe als »Beschützer des Herzens« gehört es, Hitze zu zerstreuen, um das Herz vor Fieberattacken zu bewahren. Die meisten Punkte im Meridianverlauf lindern mit Herz- oder Kreislaufstörungen verbundene Hitzesymptome. Die letzten drei Punkte werden speziell bei hohem Fieber mit starkem Durst, Delirium, Halluzinationen und innerer Unruhe oder hochgradiger Erschöpfung eingesetzt.

Der Perikard-Meridian hat großen Einfluß auf die Brust. Er lindert Engegefühl und Schmerzen in der Brust oder Brustkorbversteifung – ob nun durch emotionalen Streß, Verdauungsstörung (Sodbrennen) oder Phlegma verursacht.

## Bedeutungswandel des Perikards

Die frühen Lehrbücher bezogen sich durchweg auf die fünf Yin- und sechs Yang-Organe. Das Perikard wurde als Beschützer und Helfer des Herzens angesehen und nicht als eigenständiges Organ. Einige Punkte in seinem Meridianverlauf wurden anfangs dem Herzen zugeordnet. Die Theorie der zwölf Meridiane erforderte jedoch eine Symmetrie, die dazu führte, daß der Perikard-Meridian dem Dreifacherwärmer-Meridian als Partner zugeordnet wurde. Sie haben jedoch keine enge Beziehung, und ihre Zuordnung zum Element Feuer (S. 25) hat verschiedene Gründe.

# DER MERIDIAN DES DREIFACH-ERWÄRMERS
Arm-Kleines-Yang

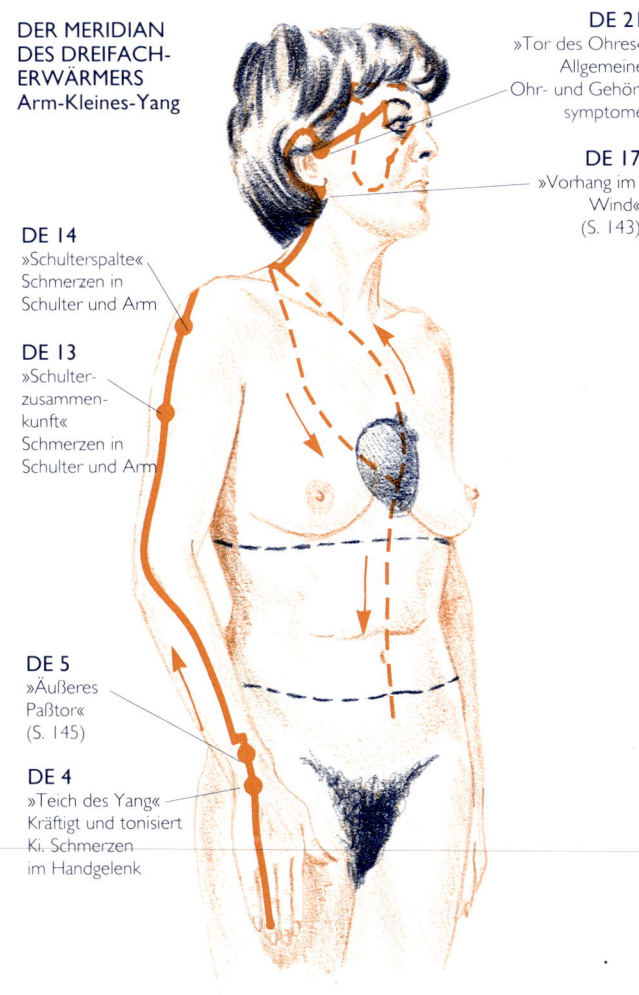

**DE 21**
»Tor des Ohres«
Allgemeine
Ohr- und Gehör-
symptome

**DE 17**
»Vorhang im
Wind«
(S. 143)

**DE 14**
»Schulterspalte«
Schmerzen in
Schulter und Arm

**DE 13**
»Schulter-
zusammen-
kunft«
Schmerzen in
Schulter und Arm

**DE 5**
»Äußeres
Paßtor«
(S. 145)

**DE 4**
»Teich des Yang«
Kräftigt und tonisiert
Ki, Schmerzen
im Handgelenk

## Der Verlauf des Dreifach-erwärmers-Meridian

*Dieser Meridian beginnt am Nagelwinkel (auf der Seite der Elle) des Ringfingers und läuft zwischen dem vierten und fünften Mittelhandknochen zum Handgelenk. Von hier aus zieht er zwischen den zwei Unterarmknochen (Radius und Ulna) durch die Grube an der hinteren Seite des Oberarmknochens (Fossa olecrani) hoch über die Rückseite des Oberarms bis zur Schulter. Hinter der Schulterkuppe trifft er auf den Dünndarm-Meridian und das Gouverneursgefäß. Er läuft weiter über die Schulter zur Schlüsselbeinregion, um innerlich zum Perikard im Oberen Erwärmer und dann zum Bauch und Mittleren und Unteren Erwärmer (S. 133) abzusteigen.*

*Aus der Brust am Schlüsselbein tritt der Meridian wieder an die Oberfläche, läuft die Nackenseite hoch und um den Ohrrücken herum. Ein innerer Ast zweigt ab, um den Gallenblasen-Meridian auf der Stirn zu treffen und dann wieder zur Wange hinunterzulaufen, wo er sich mit dem Dünndarm-Meridian vereinigt. Ein oberflächlicher Ast läuft weiter zur Ohrvorderseite, von dort zum seitlichen Ende der Augenbraue, wo auch er sich mit dem Gallenblasen-Meridian, dem nächsten im Energieflußkreislauf (S. 79) vereinigt.*

## Der Meridian des Dreifacherwärmers – Funktionen und assoziierte Symptome

*Symptome der Yang-Meridiane betreffen oft ihren oberflächlichen Verlauf und sind mit ihrer Funktion, den Körper vor akuten Krankheiten und Umwelteinflüssen zu schützen, verbunden. Der Dreifacherwärmer ist da keine Ausnahme. Symptome dieses Meridians sind entzündete, gerötete Augen, akute Hörstörungen oder Schmerzen hinter dem Ohr, entzündeter oder geschwollener Hals, Arm- oder Schulterschmerz,*

*außerdem – akute oder chronische – Erkältungs- und Fiebersymptome, manchmal mit spontanen Schweißausbrüchen.*

*Der Dreifacherwärmer ist für Transformation und Regulation der Körperflüssigkeit zuständig. Er unterstützt auch die Nieren und kann so Ki in das Körperinnere, vor allem die unteren Regionen, transportieren. Er kann bei aufgeblähtem Bauch und Unwohlsein, manchmal mit Schwie-*

*rigkeiten beim Wasserlassen, oder Verstopfung helfen.*

*Auch hilft er bei Schwäche, gepaart mit der Unfähigkeit, die Körpertemperatur zu stabilisieren, und bei Infekt- und Fieberanfälligkeit. Unausgeglichenheit aller drei Erwärmer ist jedoch meist wirksamer durch Behandlung des jeweiligen Organs in der entsprechenden Zone zu beheben.*

### Die Kontroverse um den Dreifacherwärmer

Um den Dreifacherwärmer wurden in der chinesischen Medizin viele Diskussionen und Kontroversen geführt. In manchen frühen Lehrbüchern wird er als den anderen Yang-Organen gleichgestelltes Organ betrachtet, dessen Hauptaufgabe die Aufnahme, Umwandlung und Ausscheidung von Flüssigkeiten ist, das sich aber nicht genau lokalisieren läßt (Spalte unten links). Andere behaupteten, er setze sich aus den Strukturen und Energien der oberen, mittleren und unteren Körperteile zusammen – den »drei Zonen« oder »Erwärmern« –, darin eingeschlossen sein sollten die Funktionen der Organe einer jeden Zone (Spalte unten rechts).

Ein anderes Lehrbuch wiederum (s. Anmerkung unten) beschrieb ihn als Organ mit »einem Namen, aber ohne Form«, als einen »Transportweg von Ki«, der alle Transformationen unterstützt, indem er konstitutionelles Ki – die Grundenergie – vom Mei Mon, der »Lebenspforte« im Hara (S. 53), zu den anderen Organen transportiert. Er hilft, Ki aus Luft und Nahrung zu extrahieren, und unterstützt die Flüssigkeitsregulation und die Ausscheidung von Abfallstoffen, indem er Lunge, Milz und Nieren im Oberen bzw. Mittleren und Unteren Erwärmer beisteht. Ähnlich transportiert er gespeichertes konstitutionelles Ki zu den zwölf Meridianen, wenn deren Vorräte erschöpft sind, und stellt so in Zeiten von Krankheit und Streß Energie für die Körperabwehr bereit.

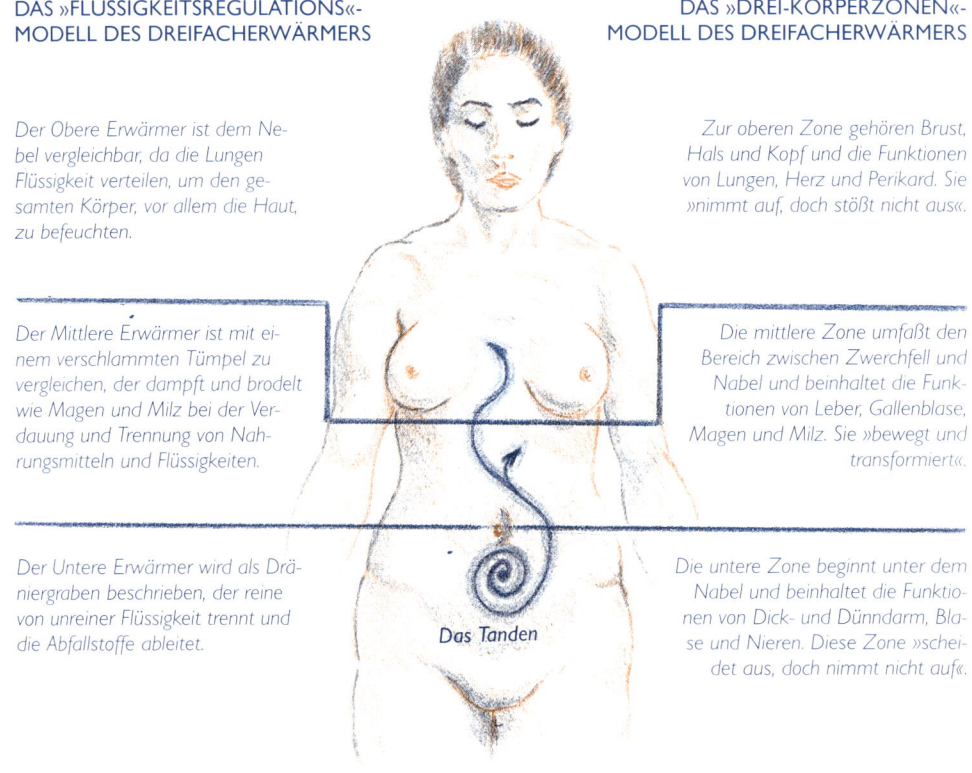

**DAS »FLÜSSIGKEITSREGULATIONS«-MODELL DES DREIFACHERWÄRMERS**

Der Obere Erwärmer ist dem Nebel vergleichbar, da die Lungen Flüssigkeit verteilen, um den gesamten Körper, vor allem die Haut, zu befeuchten.

Der Mittlere Erwärmer ist mit einem verschlammten Tümpel zu vergleichen, der dampft und brodelt wie Magen und Milz bei der Verdauung und Trennung von Nahrungsmitteln und Flüssigkeiten.

Der Untere Erwärmer wird als Dräniergraben beschrieben, der reine von unreiner Flüssigkeit trennt und die Abfallstoffe ableitet.

Das Tanden

**DAS »DREI-KÖRPERZONEN«-MODELL DES DREIFACHERWÄRMERS**

Zur oberen Zone gehören Brust, Hals und Kopf und die Funktionen von Lungen, Herz und Perikard. Sie »nimmt auf, doch stößt nicht aus«.

Die mittlere Zone umfaßt den Bereich zwischen Zwerchfell und Nabel und beinhaltet die Funktionen von Leber, Gallenblase, Magen und Milz. Sie »bewegt und transformiert«.

Die untere Zone beginnt unter dem Nabel und beinhaltet die Funktionen von Dick- und Dünndarm, Blase und Nieren. Diese Zone »scheidet aus, doch nimmt nicht auf«.

*»Der Dreifacherwärmer ist Transportweg für Nahrung und Getränk, Anfang und Ende von Ki«*
Lehrbuch der Schwierigkeiten, ca. 100 n.Chr.

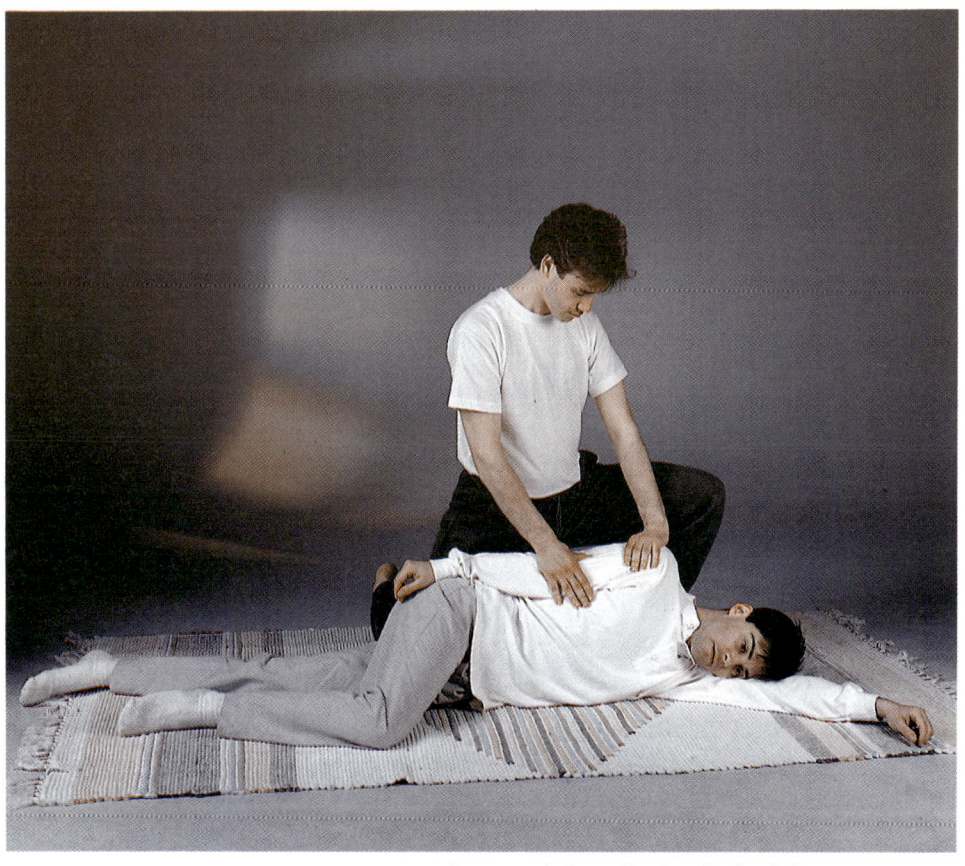

Daumentechnik am Meridian des Dreifacherwärmers

Das Lehrbuch der Schwierigkeiten beschreibt das Zentrum des Hara bzw. das Tanden als den vorderen Ausgangspunkt für den »Ki-Fluß zwischen den Nieren«. Gemäß dem Modell des Dreifacherwärmers als eines »Transportwegs für Ki« aktiviert es Transformationen in den drei »Erwärmern« und nährt alle Organe und deren Meridiane, wie symbolisch mit dem Pfeil dargestellt (S. 132).

### Die Rolle der Leber

Manche Interpretationen des »Körperzonen«-Modells des Dreifacherwärmers beschreiben die Leber als Teil des Unteren Erwärmers aufgrund seines starken Einflusses auf den Ki- und Blutfluß in diesem Bereich. Die Leber hat auf die Fortpflanzungsorgane ebensoviel Einfluß wie die Nieren. Physisch betrachtet jedoch befindet sie sich in der mittleren Zone.

### Die Rolle des Dreifacherwärmers verstehen

Betrachten Sie den Dreifacherwärmer als Gerüst für das Verständnis der menschlichen Physiologie nach traditionell chinesischer Art. Denken Sie stets an die allgemeinen wie die spezifischen Aufgaben aller Organe und auch daran, daß ihre sich überschneidenden und interagierenden Funktionen Teil eines harmonischen Systems sind. Diese Synthese verstehen, heißt Symptome besser zu interpretieren und somit effektiver zu behandeln.

## MERIDIAN-ÜBUNGEN

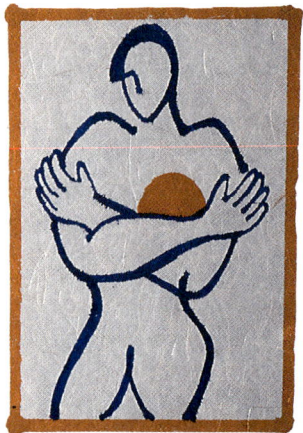

## Perikard und Dreifach- erwärmer

Die erste Übung auf dieser Seite, die Makko-Ho-Dehnung, soll den Meridian von Perikard und Dreifacherwärmer dehnen und stimulieren. Von der Schutzhaltung abgeleitet (links), symbolisiert sie emotionale Abwehr, Verzagtheit oder Zurückhaltung und drückt Zusammenkauern auf der Suche nach Wärme und Schutz vor den Elementen aus.

Die folgenden Übungen fördern unsere positive Fähigkeit, Wärme und Schutz durch Erzeugung von Ki mittels Atmung, entspannter Bewegung und geistiger Konzentration zu entwickeln. Die letzte Übung in dieser Reihe fördert eine ruhige, rhythmische Bewegung, die blockiertes Ki befreit und den Geist hebt. Das Perikard beeinflußt die Ki-Zirkulation in der Brust, der Dreifacherwärmer die in Rippen und unterem Bauch, und die Gallenblase hat Einfluß auf die Zirkulation in den Gelenken und die Körperseiten entlang. Das unterstützt die Leber, die den gleichmäßigen Ki-Fluß im Körper steuert.

*Sitzen Sie gerade, mit gekreuzten Beinen. Ziehen Sie den unteren Fuß nahe an die Leiste. Kreuzen Sie die Arme, und umfassen Sie die Knie (links). Atmen Sie aus, und beugen Sie sich aus der Hüfte heraus vor. Ziehen Sie die Ellbogen an, entspannen Sie Oberkörper, Kopf und Nacken. Das Gesäß bleibt auf dem Boden und das Becken entspannt. Atmen Sie in Ihr Hara.*

*Atmen Sie beim Aufsetzen aus, kreuzen Sie Arme und Beine anders herum, und wiederholen Sie.*

*Makko Ho*

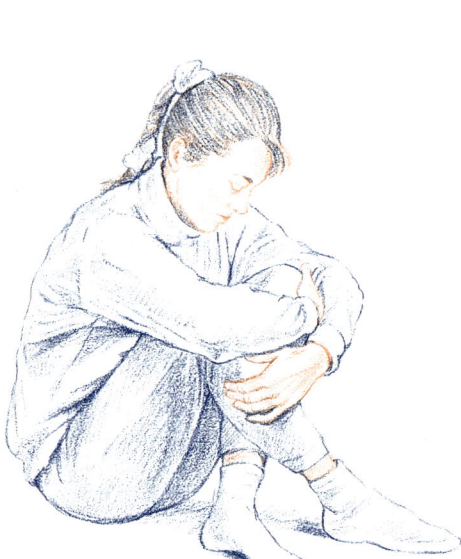

*Die Makko-Ho-Dehnung (rechts) geht auf den Ausdruck des Meridians von Perikard und Dreifacherwärmer zurück (oben).*

Perikard 8, »Palast der Arbeit«, im Zentrum der Handfläche wird als wichtiger Ausgangspunkt von Ki betrachtet. Reiben Sie die Hände entspannt, aber aufmerksam und mit Bedacht gegeneinander. Atmen Sie dabei ruhig und tief. Das erzeugt binnen kurzem Wärme in Ihren Händen, erhöht das Heilungspotential und regt Ki dazu an, durch den gesamten Körper zu fließen.

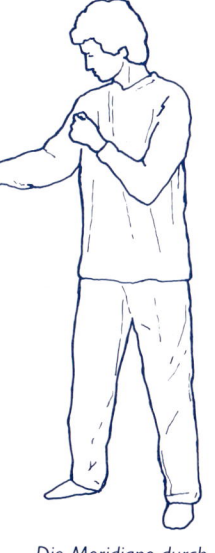

Ballen Sie die Faust locker, und schlagen Sie – mit entspanntem Handgelenk – fest gegen die Brust, von der Mitte des Brustbeins (Sternum) aus, weiter nach oben über die Schultervorderseite und dann den Perikard-Meridian auf der Armvorderseite abwärts bis zur Handfläche. Drehen Sie Ihren Arm, um die Außenseite – den Meridian des Dreifacherwärmers – vom Handgelenk bis hoch zu den Schultern zu schlagen. Zum Schluß heben Sie den Arm und schlagen den Gallenblasen-Meridian auf der Rippenseite entlang.

*Die Meridiane durch Schläge stimulieren*

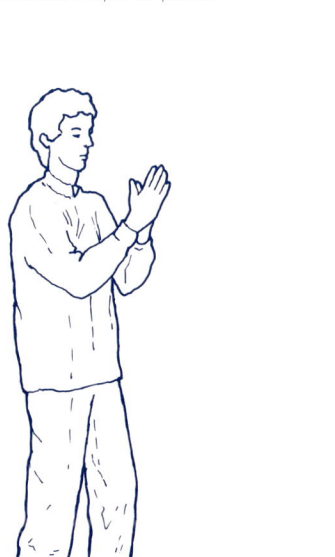

*Hände reiben*

Stehen Sie gegrätscht, mit parallel stehenden Füßen. Sinken Sie leicht in sich zusammen, und entspannen Sie Ihr Becken. Drehen Sie die Knie leicht nach außen.

Drehen Sie sich nun in der Taille zuerst zur einen, dann zur anderen Seite. Lassen Sie Ihre Arme dabei natürlich schwingen. Verstärken Sie die Bewegung: Ihre Arme werden dann wahrscheinlich um den Körper schwingen und durch den Schwung Ihr Gewicht auf die Gegenseite mitreißen.

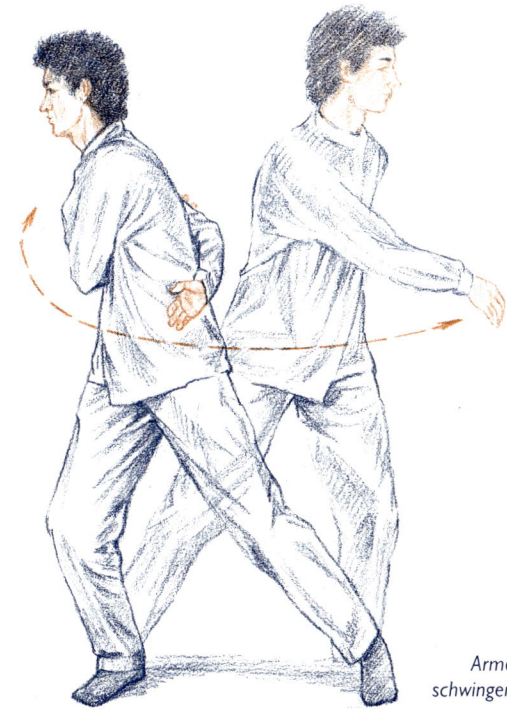

*Arme schwingen*

## Der Gallenblasen-Meridian

*Er beginnt am äußeren Augen-
winkel, schlängelt sich runter und
wieder hoch zur Stirn zum
Haaransatz und läuft schließlich
hinter dem Ohr in den Schädelwinkel. Er zieht dann den Schädel
erneut nach vorn zur Stirn über
die Pupille und läuft wieder nach
hinten über den Kopf in die Hin-
terhauptgrube zum Punkt Gbl 20.
Jetzt läuft er den Nacken hinunter, trifft das Gouverneursgefäß
Gg 14 und überquert dann wieder
die Schulter. Der Meridian fließt
die Körperseite hinab, den Rip-
penrand entlang zur Taille und
zum Beckenkamm, bevor er tiefer
eindringt, um den Blasen-Meridian im Kreuzbein zu treffen. In
Gbl 30 taucht er wieder auf und
läuft auf der Beinaußenseite vor
dem Außenknöchel weiter, um an
der Außenseite der vierten Zehe
zu enden. Innere Äste gehen eine
Verbindung mit dem Magen-Meridian (am Kiefer) und dem Dü-
Meridian ein und nehmen Verbindung mit Leber und Gallenblase
auf.*

## Gallenblasen-Meridian – Funktionen und assoziierte Symptome

*Die Gallenblase speichert Galle –
die bei der Verdauung, speziell
von Fetten hilft – und sondert sie
ab. Personen mit schwacher
Gallenblasenfunktion haben
Probleme bei der Verdauung von
Fetten. Diese Sichtweise stimmt
mit der der westlichen Medizin
überein. Bei Blockierung von Ki
oder Hitze in der Gallenblase entstehen Schmerzen unter den Rippen, Übelkeit und Erbrechen, ein
bitterer oder saurer Mundge-
schmack und Gelbfärbung in den
Augen.*

*Die Gallenblase beeinflußt die
Körperseiten. Eine Blockierung
oder Unausgewogenheit der
Gallenblase äußert sich in Schlä-
fenkopfschmerz, Augen- und Oh-
renschmerzen, Steifheit oder
Schmerzen in Kiefer, Schultern,
Rippen, Knie- und Fußgelenk.*

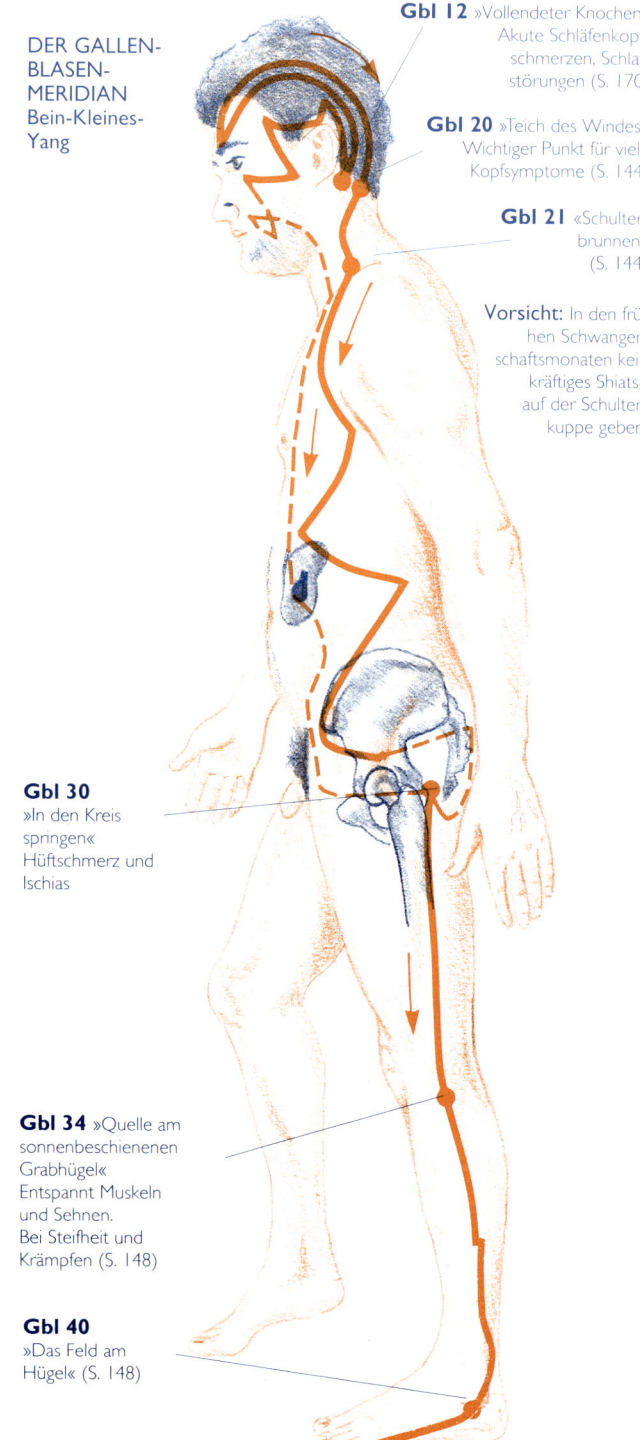

DER GALLEN-
BLASEN-
MERIDIAN
Bein-Kleines-
Yang

**Gbl 12** »Vollendeter Knochen«
Akute Schläfenkopf-
schmerzen, Schlaf-
störungen (S. 170)

**Gbl 20** »Teich des Windes«
Wichtiger Punkt für viele
Kopfsymptome (S. 144)

**Gbl 21** «Schulter-
brunnen«
(S. 144)

**Vorsicht:** In den frü-
hen Schwanger-
schaftsmonaten kein
kräftiges Shiatsu
auf der Schulter-
kuppe geben.

**Gbl 30**
»In den Kreis
springen«
Hüftschmerz und
Ischias

**Gbl 34** »Quelle am
sonnenbeschienenen
Grabhügel«
Entspannt Muskeln
und Sehnen.
Bei Steifheit und
Krämpfen (S. 148)

**Gbl 40**
»Das Feld am
Hügel« (S. 148)

## DER LEBER-MERIDIAN
Bein-Äußerstes-Yin

### Symptome im inneren Verlauf (Oberkörper)
*Schmerzen am Schädelscheitel, Schwindel und Sehstörungen, Gefühl einer Rachenverengung, Asthma, Versteifung und Verengung der Brust, prämenstruelles Syndrom*

### Symptome im inneren Verlauf (Unterkörper)
*Unregelmäßige und schmerzhafte Menstruation, aufgeblähter Bauch, Entzündung, Schmerzen oder Schwellung der Genitalien*

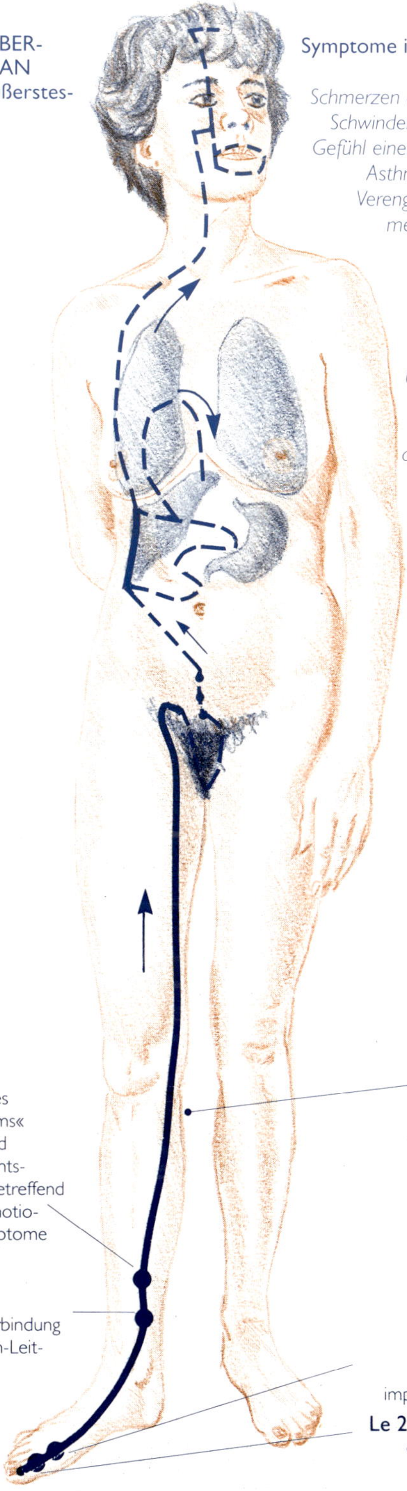

**Der Verlauf des Leber-Meridians**
*Er beginnt seitlich am Nagelwinkel der Großzehe und zieht über den Fußrücken am Innenknöchel vorbei und zur Innenseite des Unterschenkels durch Mi 6 hinter dem Knochenrand. Er läuft zum Innenrand der Kniekehle, weiter die Innenseite des Oberschenkels hoch zur Leiste und zum Schambereich und umkreist dort die äußeren Genitalien. Er verbindet sich mit dem Direktionsgefäß im Unterbauch, zieht hoch und um den Magen herum, um in Leber und Gallenblase einzudringen. Er verbindet sich mit zwei Punkten auf der Rippenoberfläche. Dann tritt er wieder in den Brustkasten ein, steigt durch den Rachen auf, geht eine Verbindung mit dem Auge ein und endet am Schädelscheitel, wo er sich mit dem Gouverneursgefäß verbindet. Ein Ast umfließt den Mund.*

*Ein weiterer innerer Ast geht von der Leber aus und dringt in die Lungen ein – damit beginnt der Ki-Kreislauf von vorn (S. 79).*

**Die Funktionen der Leber**
*Die zwei Hauptfunktionen der Leber sind: Blut speichern und durch Verteilung von Ki für den reibungslosen Ablauf aller Körperfunktionen sorgen. Die Leber kontrolliert auch Sehnen und Bänder und versorgt sie während ihrer Tätigkeit mit Blut, so daß Gelenke und Muskeln gleichmäßig arbeiten. »Leber-Blut« nährt auch die Augen, zu denen hin sich die Leber »öffnet«. Bei Ruhe fließt das Blut in die Leber zurück.*

*Eine Blockierung von Ki verursacht Leber-assoziierte Störungen – Schmerzen und Unregelmäßigkeiten – in vielen Körperteilen. Der weitreichende Einfluß der Leberenergie ist aus dem Verlauf seines Meridians zu ersehen.*

**Le 5**
»Kanal des Holzwurms« Harn- und Geschlechtsorgane betreffend sowie emotionale Symptome

**Le 8** (S. 149)

**Mi 6**
»Die Verbindung der 3-Yin-Leitbahnen«

**Le 3** »Das mächtige Foramen impedimentale« (S. 149)

**Le 2** »Der Zwischenraum des Gehens« (S. 149)

## MERIDIAN-ÜBUNGEN

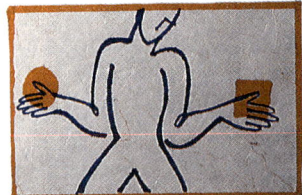

# Gallenblase
# und Leber

Die Leber bestimmt unser Schicksal, sie spielt eine große Rolle bei der Organisation und Planung. Ihr Einfluß auf die Augen bezieht sich nicht nur auf gutes Sehen, sondern symbolisch auch auf einsichtiges und vorausschauendes Verhalten. Hier assistiert ihr die Gallenblase mit ihrem Einfluß auf die Strategie der Urteilsfindung und Entscheidung. Die Leber hat den Überblick, während sich die Gallenblase um die Details kümmert.

Frustrationen und Schwierigkeiten können Zorn, die gewaltige Leber-Emotion, hervorrufen. In die richtigen Bahnen gelenkt, kann sie zur Überwindung von Schwierigkeiten und zu kreativen Lösungen führen. Doch ungelöste Schwierigkeiten blockieren das Ki, was zu Depressionen führt. Reizbarkeit und unmotivierte Aggression entstehen, wenn die natürlich überschwenglichen Holz-Energien kein geeignetes Ventil finden und nach oben revoltieren.

Feigheit, Furchtsamkeit und das »Verbeißen« in Details deuten auf eine Schwäche der Gallenblase hin.

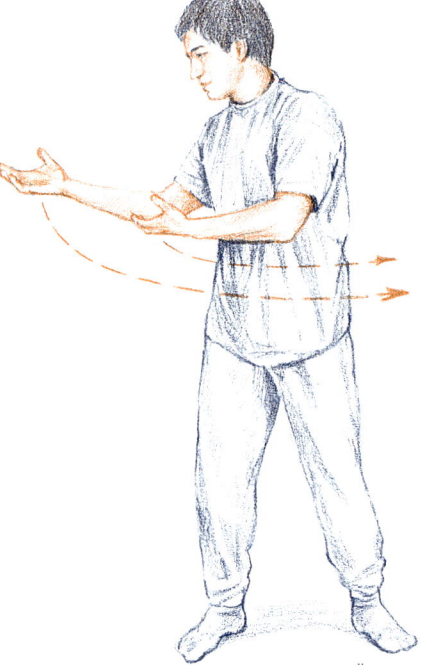

*Setzen Sie sich weit gegrätscht. Drehen Sie sich in der Taille zum linken Fuß. Stützen Sie Rumpf und Wirbelsäule mit der linken Hand hinten auf dem Boden ab. Legen Sie den rechten Arm um Brust und Rippen, und heben Sie – einatmend – den linken Arm. Atmen Sie langsam aus, und beugen Sie Rumpf und linken Arm in einer Linie mit dem rechten Bein. Lassen Sie den Arm über dem Kopf, und entspannen Sie zwei, drei Atemzüge. Zurück zur Ausgangsposition und zur anderen Seite hin wiederholen.*

*Entspannte Dehnungen und Übungen in gleichmäßigen, koordinierten Bewegungen kommen Leber und Gallenblase zugute. Sanftes »Seitwärtsschwingen« (oben) öffnet die Seiten und bewegt Ki. Diese Übung ähnelt der symbolischen Geste für das Abwägen von Alternativen und die Berücksichtigung aller Möglichkeiten.*

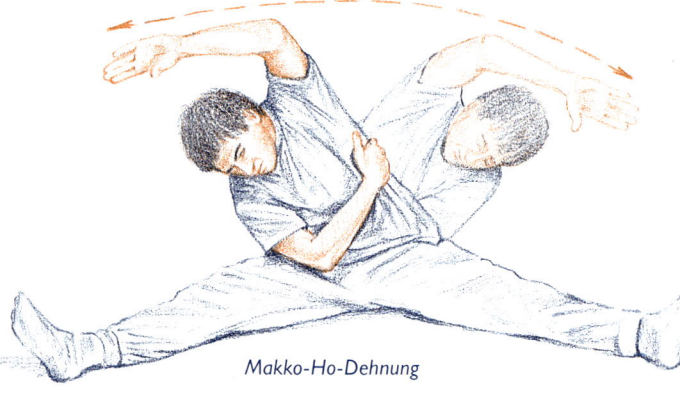

*Makko-Ho-Dehnung*

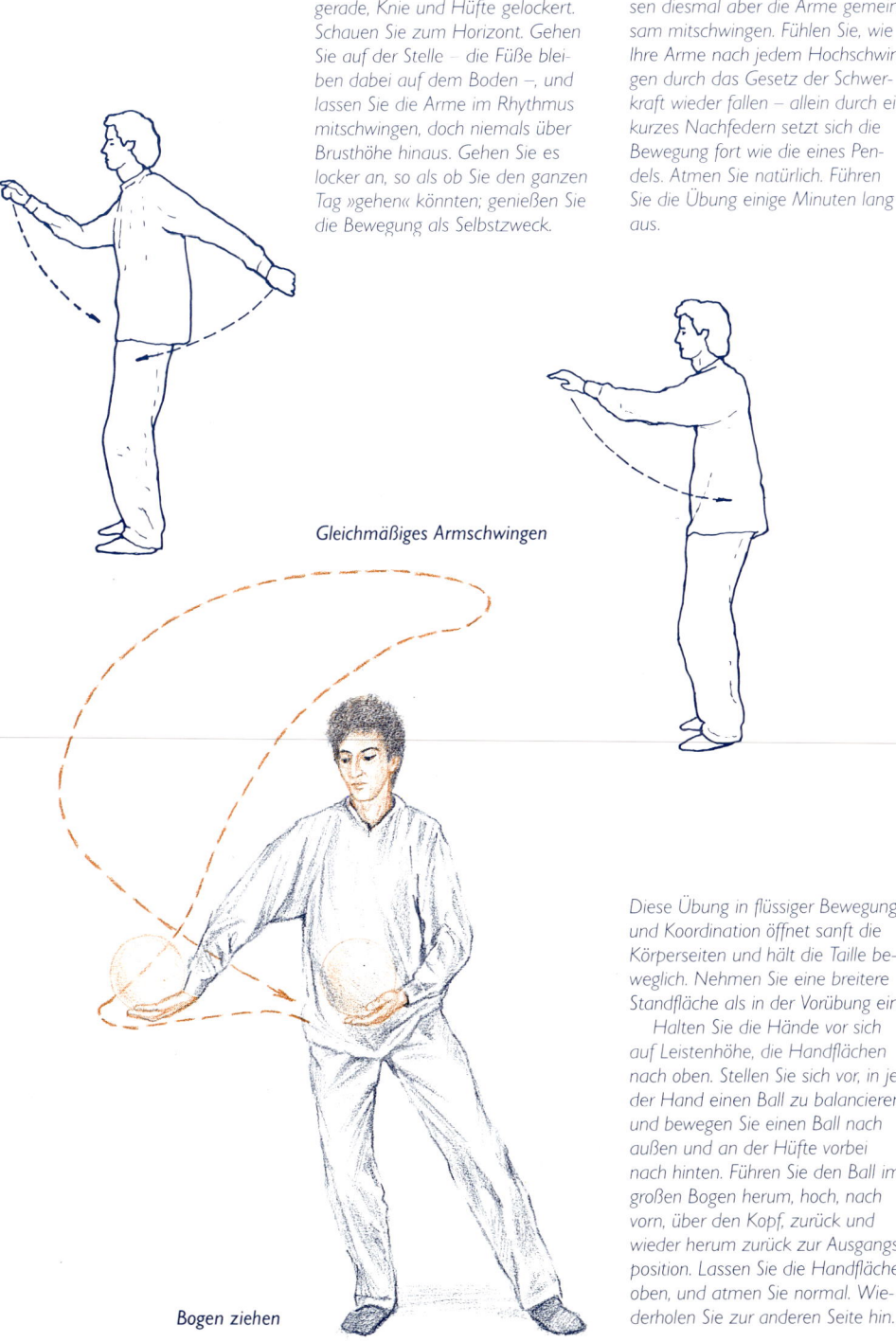

Stehen Sie in entspannter Haltung gerade, Knie und Hüfte gelockert. Schauen Sie zum Horizont. Gehen Sie auf der Stelle – die Füße bleiben dabei auf dem Boden –, und lassen Sie die Arme im Rhythmus mitschwingen, doch niemals über Brusthöhe hinaus. Gehen Sie es locker an, so als ob Sie den ganzen Tag »gehen« könnten; genießen Sie die Bewegung als Selbstzweck.

Probieren Sie dieselbe Übung, lassen diesmal aber die Arme gemeinsam mitschwingen. Fühlen Sie, wie Ihre Arme nach jedem Hochschwingen durch das Gesetz der Schwerkraft wieder fallen – allein durch ein kurzes Nachfedern setzt sich die Bewegung fort wie die eines Pendels. Atmen Sie natürlich. Führen Sie die Übung einige Minuten lang aus.

Gleichmäßiges Armschwingen

Diese Übung in flüssiger Bewegung und Koordination öffnet sanft die Körperseiten und hält die Taille beweglich. Nehmen Sie eine breitere Standfläche als in der Vorübung ein.
Halten Sie die Hände vor sich auf Leistenhöhe, die Handflächen nach oben. Stellen Sie sich vor, in jeder Hand einen Ball zu balancieren, und bewegen Sie einen Ball nach außen und an der Hüfte vorbei nach hinten. Führen Sie den Ball im großen Bogen herum, hoch, nach vorn, über den Kopf, zurück und wieder herum zurück zur Ausgangsposition. Lassen Sie die Handfläche oben, und atmen Sie normal. Wiederholen Sie zur anderen Seite hin.

Bogen ziehen

# Übung für die Körperseiten-Meridiane

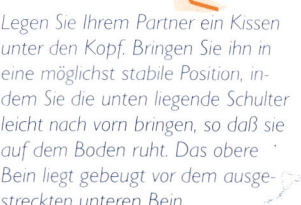

Die Seitenlage empfiehlt sich speziell für ältere Leute, Schwangere und Personen mit bestimmten Rückenschmerzen, Atem- oder Verdauungsstörungen. Sie eignet sich besonders zur Behandlung der vier Meridiane dieses Kapitels.

Dreifacherwärmer und Gallenblase haben starken Einfluß auf die Körperseiten. Sie sind an vielen einseitigen Beschwerden oder Verletzungen beteiligt.

Perikard- und Leber-Meridian sind gemeinsam an der Äußerung von Gefühlen beteiligt. Sensible Menschen empfinden die Position des Shiatsu-Gebers hinter sich als angenehm und hilfreich, und sie ermöglicht auch ein äußerst wirksames Shiatsu.

*Legen Sie Ihrem Partner ein Kissen unter den Kopf. Bringen Sie ihn in eine möglichst stabile Position, indem Sie die unten liegende Schulter leicht nach vorn bringen, so daß sie auf dem Boden ruht. Das obere Bein liegt gebeugt vor dem ausgestreckten unteren Bein.*

*Knien Sie dicht am Rücken Ihres Partners. Legen Sie die seinem Körper nahe Hand auf seine Schulter, die andere zwischen die Schulterblätter, auf den dem Herz und Perikard entsprechenden Bereich. Pausieren Sie kurz.*

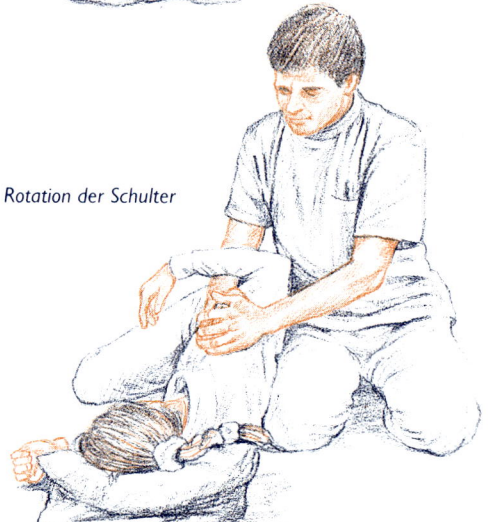

**Rotation der Schulter**

*Greifen Sie mit Ihrem Arm unter die Armhöhle Ihres Partners, und stützen Sie die Schulter von vorn ab. Umgreifen Sie die Schulter mit beiden Händen, und beginnen Sie sie langsam kreisförmig zu bewegen. Folgen Sie mit Ihrem Hara und Ihrem ganzen Körper der Bewegung. Gehen Sie bis an die Grenzen der Bewegung, und lassen Sie das Schultergelenk weiter kreisen — einige Male in jede Richtung.*

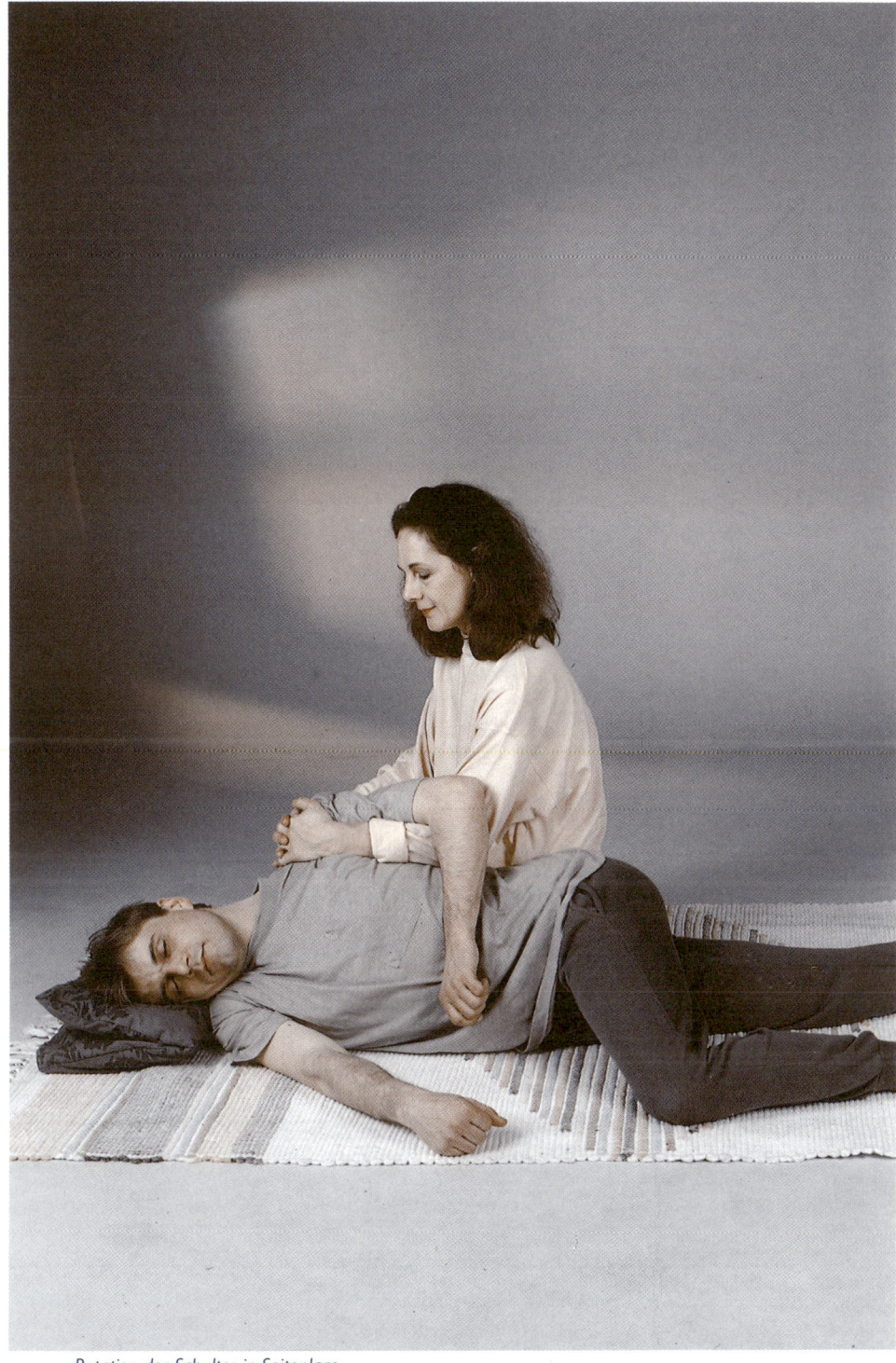

*Rotation der Schulter in Seitenlage*

Die Behandlung der Kopfseite mit der Handfläche öffnet beide Yang-Meridiane (Dreifacherwärmer und Gallenblase), die darüberziehen. Knien Sie sich, das äußere Bein aufgestellt. Stützen Sie Ihren Partner mit dem Oberschenkel des anderen Beins ab. Legen Sie Ihre Handflächen bequem auf seinen Kopf (rechts). Stützen Sie sich auf, und arbeiten Sie sanft mit der Handfläche um die Kopfseite herum.

*Handflächentechnik an der Kopfseite*

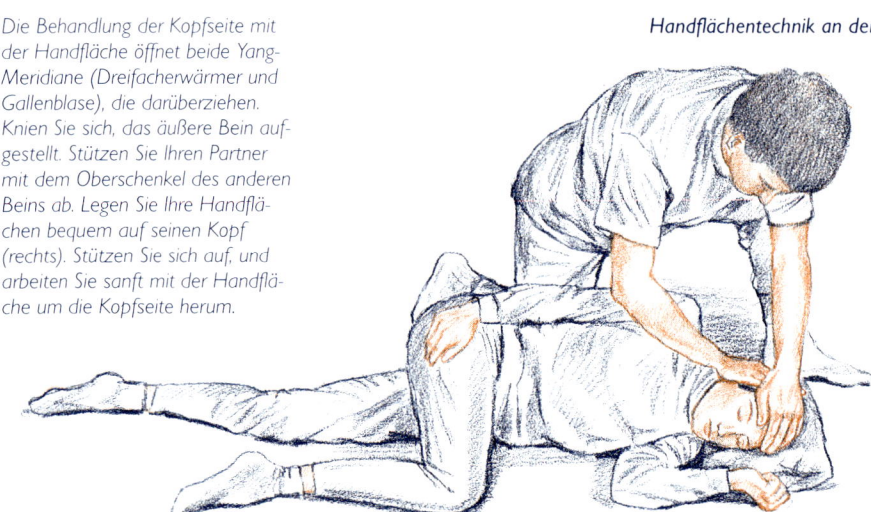

**Die richtige Position für die stützende Hand**
In diesem Teil des Grundprogramms spielt Ihre dem Partner nahe Hand die stützende Rolle. Stützen Sie den Ellbogen gegen die Schulter Ihres Partners, und legen Sie die stützende Hand hinter das Ohr, während die aktive Hand vor dem Ohr arbeitet.

*Daumentechnik am Meridian von Dreifacherwärmer und Gallenblase*

Beginnen Sie im Punkt DE 23, die Vertiefung seitlich neben dem Ende der Augenbraue, und folgen Sie dem Verlauf des Dreifacherwärmers (S. 131) hinunter, erst vor, dann um das Ohr zum Punkt DE 17. Kehren Sie zu Gbl 1 auf Höhe des seitlichen Augenwinkels zurück, und arbeiten Sie diesen Meridian mit dem Daumen hinunter bis zur Vertiefung vor dem Ohr, dann die Stirn hoch und zurück um das Ohr herum. Arbeiten Sie, wie gezeigt, leicht seitlich vom DE-Meridian bis zum Punkt Gbl 12 im Schädelwinkel.

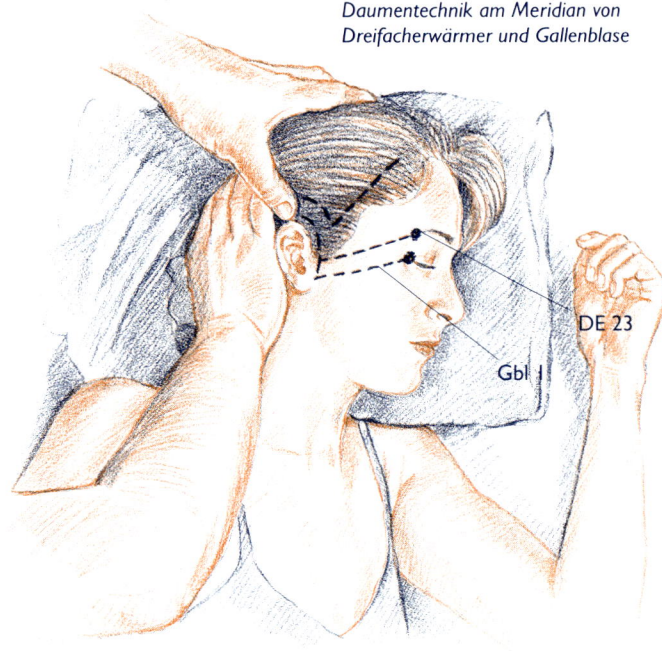

DE 23

Gbl 1

### Shiatsu am Kopf

Auch am Kopf gibt es leichte Vertiefungen und Dellen, die zu den Gelenken im Schädel gehören. Suchen Sie zu Beginn mit Gefühl nach diesen Punkten. Drücken Sie unter Einsatz Ihres Körpergewichts entspannt die erfühlten Punkte. Die Haut und das darunterliegende Binde- und Muskelgewebe des Kopfs sind sehr elastisch und reaktionsfähig. Das macht die Arbeit am Kopf wirklich lohnenswert.

*Behandlung des Nackens*

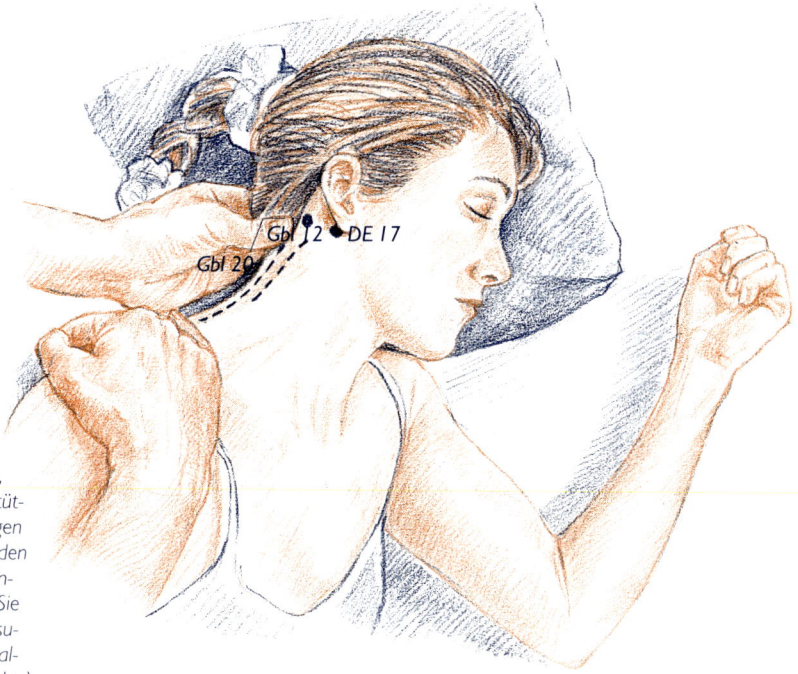

Setzen Sie sich ein Stück zurück, und umschließen Sie mit Ihrer stützenden Hand die Schulter. Beugen Sie sich dann leicht zurück, um den Nacken zu »öffnen«. Mit den Fingern der aktiven Hand können Sie ziemlich festen Druck auf die Tsubos unter der Schädelbasis, vor allem auf Gbl 12 und Gbl 20 (rechts) ausüben. Arbeiten Sie den Nacken hinunter: Lassen Sie zuerst Ihren Daumen über dem Kopfwender (Musculus sternocleidomastoideus) liegen, und setzen Sie das entspannte Gewicht Ihres Arms ein. Arbeiten Sie dann etwas fester mit ausgestrecktem Daumen, und üben Sie hinter dem Muskel auf den DE-Meridian Druck aus (S. 131).

Kehren Sie zur Schädelbasis zurück, und folgen Sie dem Gbl-Meridian (S. 136), indem Sie sich wieder mit dem Daumen in die Rinne zwischen den Nackenmuskeln stützen.

### DE 17 (»Vorhang im Wind«)

Dieser in der Vertiefung zwischen Kieferknochen- und Schädelwinkel hinter dem Ohrläppchen gelegene empfindliche und doch wichtige Punkt hilft bei allen Ohrbeschwerden einschließlich durch Wind verursachter Schmerzen – daher auch sein Name. Drücken Sie sanft, aber bestimmt mit der Spitze Ihres Daumens oder Zeigefingers.

### Gbl 20 (»Teich des Windes«)

Unter dem Schädel in der großen Vertiefung zwischen den Muskeln gelegen, ist dies einer der wichtigsten Kopfpunkte. Er hat eine stark klärende und lösende Wirkung und hilft so bei allen Formen von Kopfschmerz einschließlich Migräne. Setzen Sie ihn auch bei Augen- und Ohrkrankheiten, bei Verstopfung oder Schmerzen von Nase und Nebenhöhlen – akuter wie chronischer Art – ein.

Hocken Sie sich, das Gesicht den Füßen Ihres Partners zugewandt. Legen Sie die dem Partner nahe Hand auf seinen Kopf, und biegen Sie die Finger unter die Schädelbasis. Arbeiten Sie mit dem Daumen der anderen Hand dem DE- und Gbl-Meridian folgend über die Schulterkuppe, indem Sie sich vom Nackenwinkel bis zum Knochenende zentimeterweise fortbewegen.

### Vorsicht:

Gbl 21 (S. 136), am höchsten Punkt der Schulter nahe dem Nacken gelegen, sollte in den frühen Schwangerschaftsmonaten und generell bei Gefahr einer Fehlgeburt nicht behandelt werden. Hilfreich ist er dagegen während der Wehen als Teil der »Geburtseinleitung«.

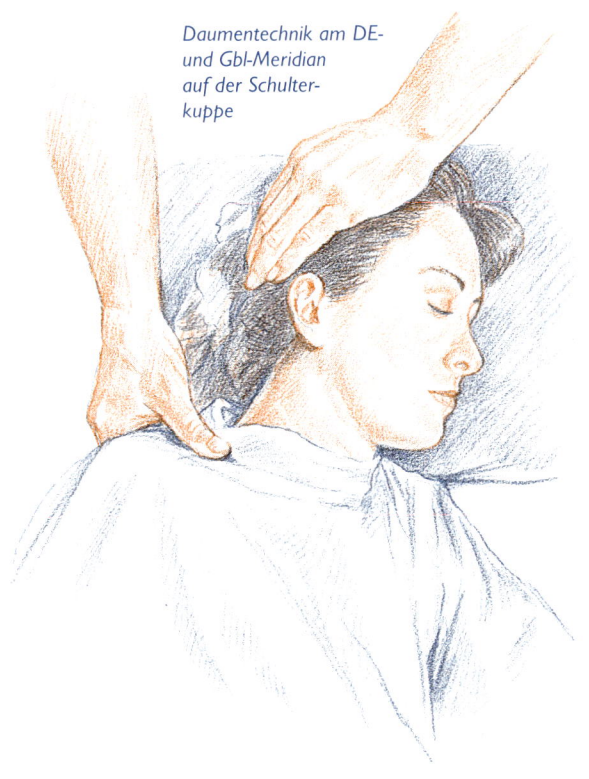

*Daumentechnik am DE- und Gbl-Meridian auf der Schulterkuppe*

*Das Schulterblatt lockern*

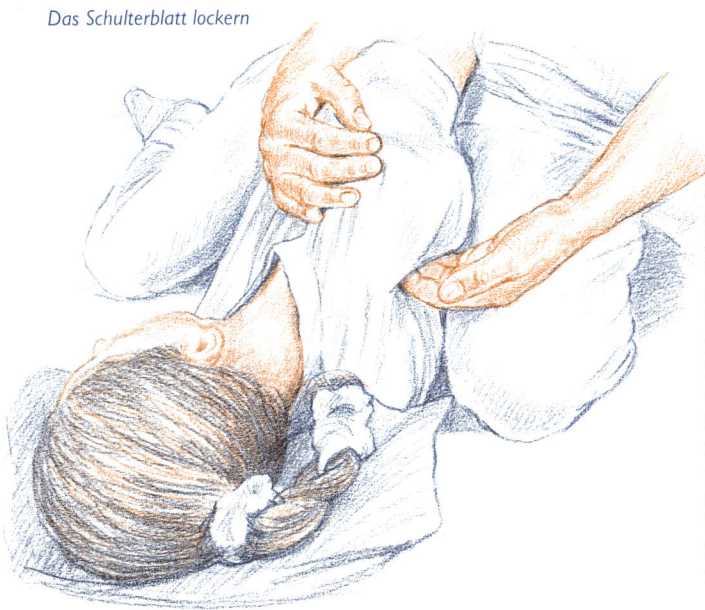

Knien Sie längsseits neben dem Rücken Ihres Partners, legen Sie die Hände um seine Schulter. Wiegen Sie die Schulter zwischen Ihren Händen, und suchen Sie den Innenrand des Schulterblattes, um die Finger leicht darunterzuschieben. Haken Sie die Finger unter das Schulterblatt, und ziehen Sie – die Vorderseite mit gleichmäßigem Druck stützend – nach oben, nach außen und von der Wirbelsäule weg, indem Sie sich zurücklehnen und Ihren eigenen Körper öffnen. Wiederholen Sie mehrmals – das fühlt sich für Ihren Partner angenehm befreiend an.

**Der Meridian des Dreifacherwärmers**

Zur Behandlung dieses Meridians ruht der Arm Ihres Partners auf seiner Seite, das Handgelenk über der Hüfte. Knien Sie sich aufrecht weit gegrätscht hinter ihn, und stabilisieren Sie seine Schulter mit Ihrer stützenden Hand. Der Meridian läuft direkt an die Rückseite der Mittellinie des Schultermuskels (Deltoideus) hinunter zum knochigen Punkt des Ellbogens.

Bearbeiten Sie mit der Handfläche den äußeren Arm von der Schulter bis zum Handgelenk. Knien Sie sich ein Stück zurück, um den Oberarm mit dem Daumen zu behandeln. Um dem Meridian vom Ellbogen an zu folgen, knien Sie sich aufrecht dicht an den Partner und stützen Sie sich gerade auf: Drücken mit dem Daumen auf den Raum zwischen den beiden Unterarmknochen bis zur Handgelenksgrube, wo die Sehnen zusammenlaufen.

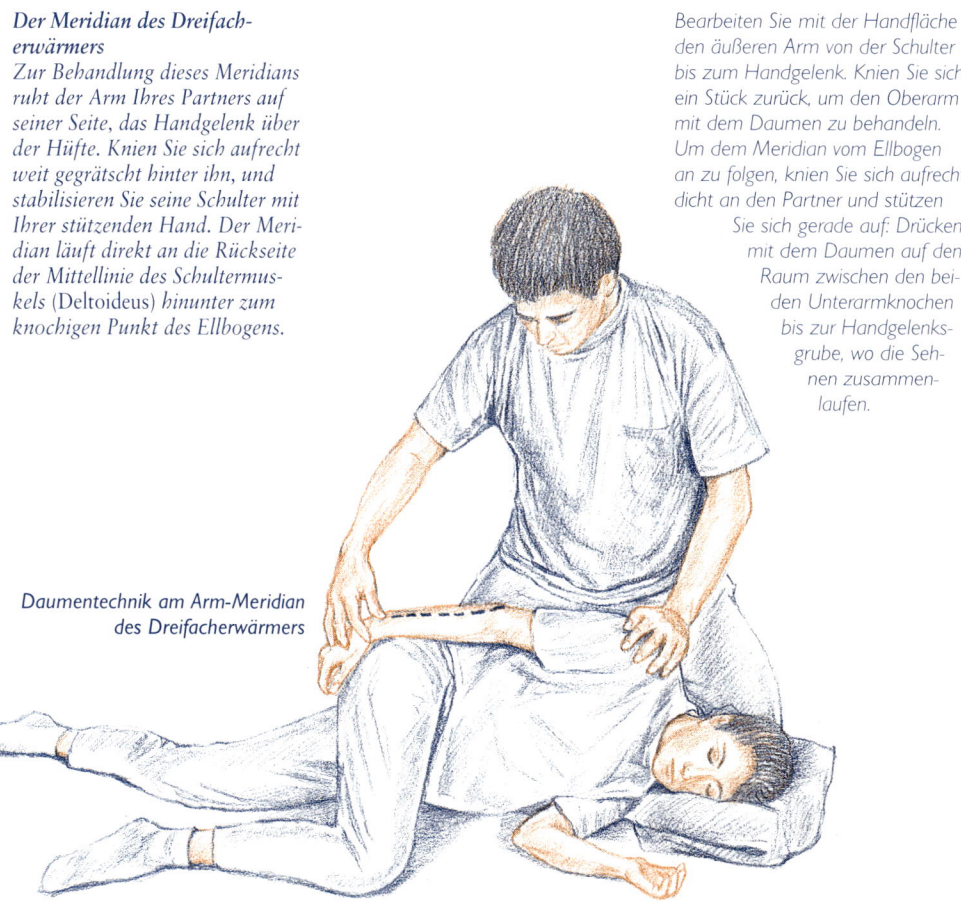

*Daumentechnik am Arm-Meridian des Dreifacherwärmers*

**DE 5 (»Äußeres Paßtor«)**

Der vielseitigste Punkt des DE-Meridians mit dem größten Einfluß liegt 5 cm über dem Handgelenk zwischen den beiden Unterarmknochen (oben und S. 131). Er hilft bei akuten und fiebrigen Erkrankungen mit Schüttelfrost, Angina und Schweißausbrüchen. Er ist »Fernpunkt« für Ohrenschmerzen, Schläfenkopfschmerz, geschwollene Drüsen und Nackensteifigkeit. Nützlich auch bei Schmerzen in Rippen, Schulter oder Handgelenk.

Arbeiten Sie weiter bis zum Zwischenraum zwischen den Knöcheln des vierten und fünften Fingers, und enden Sie, indem Sie die Seiten des Ringfingers entlang pressen.

### Der Perikard-Meridian

*Er läuft durch die Mittellinie des Bizeps auf dem Oberarm und wechselt auf die Innenseite der Sehne am Ellbogen. Er folgt dann der Mittellinie der Unterarminnenseite zwischen den erhabenen Sehnen über dem Handgelenk (Pe 6), fließt mitten durch die Handfläche und zur Spitze des Mittelfingers. Zur Behandlung dieses Meridians beginnen Sie mit der Rotation der Schulter (S. 120) - am Ende liegt der Arm Ihres Partners über Ihrem Schoß.*

*Behandeln Sie den Meridian zunächst mit der Handfläche: Der Daumen liegt dabei flach, quer über dem Innenarm, und übt insgesamt Druck aus, während die Finger von hinten stützen. Gehen Sie wieder hoch, und arbeiten Sie nun mit dem Daumen in einem stärkeren Eindringwinkel. Halten Sie die Schultern entspannt.*

**Handflächentechnik am Meridian**

### Perikard 6 (»Inneres Paßtor«)

*Dieser Punkt liegt etwa 5 cm über der Handgelenksbeugefalte zwischen den zwei erhabenen Unterarmsehnen. Er hat starken Einfluß auf den gesamten Brustbereich und »harmonisiert den Magen«. Behandeln Sie ihn bei durch Verdauungsstörung verursachter Übelkeit, Magenübersäuerung und Sodbrennen. Er hilft auch bei morgendlicher Übelkeit in der Schwangerschaft und bei Reisekrankheit.*

*Pe 6 bewegt Ki und Blut und beruhigt den Geist. Er hilft bei Angst, Depression und allen Formen von Gemütskrankheit, vor allem wenn diese mit Enge- und Schweregefühl sowie Schmerzen in der Brust einhergehen. Er lindert auch das prämenstruelle Syndrom mit Spannungsgefühl und Schmerzen in der Brust.*

Pe 6

**Drachenmaultechnik an den Rippen**

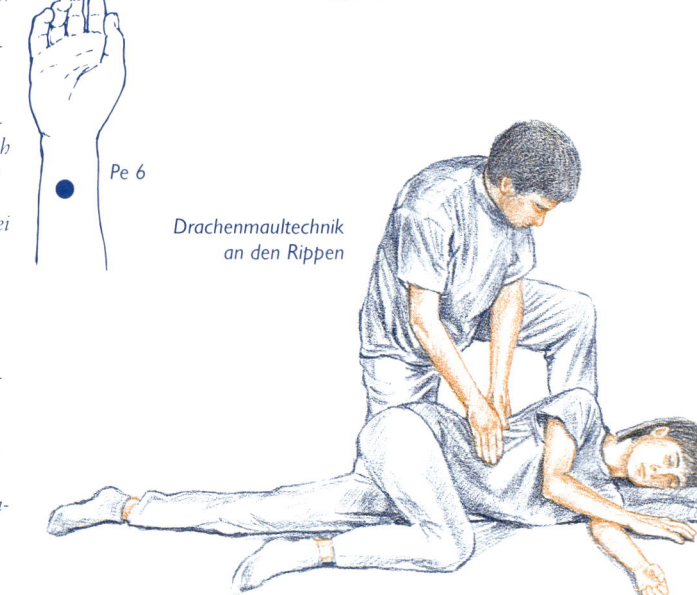

*Diese zweihändige Version der »Drachenmaul«-Technik (S. 46) ist ideal zur Behandlung des Gbl-Meridians der Seiten und stimuliert den Ki-Fluß in der Brust. Nach Behandlung des Arms heben Sie ihn nun und lassen ihn ein-, zweimal rotieren, bevor Sie ihn bequem vor den Körper legen. Knien Sie, und stützen Sie sich auf: Arbeiten Sie beidhändig mit abgespreizten Daumen von der Armhöhle bis zur Taille über die Rippenseiten (oben). Halten Sie beide Hände zusammen, und lassen Sie Ihrem Partner Zeit, mit der Bewegung zu atmen. Arbeiten Sie fest und doch entspannt – leichter Druck kann kitzeln.*

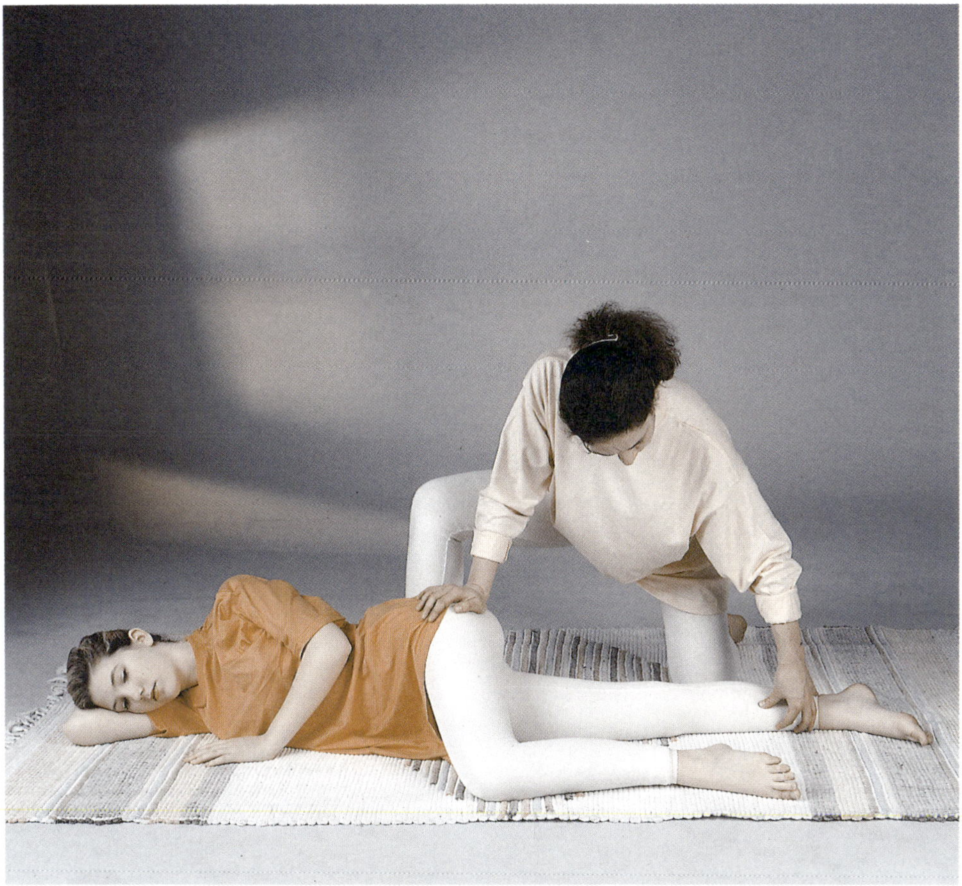

*Daumentechnik am Leber-Meridian*

**Die richtige Stellung für die Arbeit am Gallenblasen-Meridian**

*Während Sie diesen Meridian das Bein hinunter arbeiten, liegt die stützende Hand am günstigsten auf dem Punkt Gbl 30 (S. 136) an der Gesäßaußenseite, direkt über und hinter dem vorstehenden Hüftknochen. Gbl 30 hat Einfluß auf alle Beingelenke und nützt auch dem unteren Rücken. Er wirkt kräftigend und wohltuend. Ischiasschmerz folgt oft dem Verlauf des Gallenblasen-Meridians. In diesem Fall ist die Handflächentechnik allgemein zu empfehlen – setzen Sie Ihren Daumen bei starken Schmerzen »sparsam« ein.*

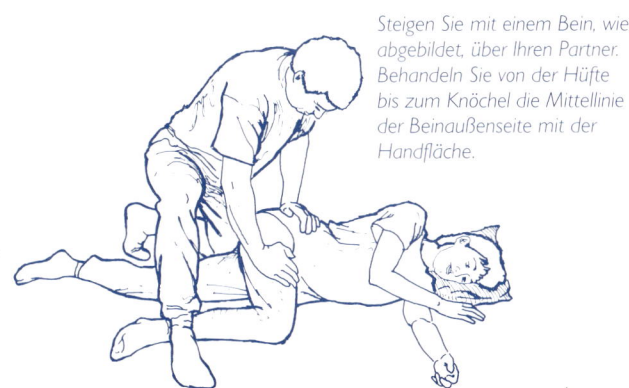

*Steigen Sie mit einem Bein, wie abgebildet, über Ihren Partner. Behandeln Sie von der Hüfte bis zum Knöchel die Mittellinie der Beinaußenseite mit der Handfläche.*

*Nach der Handflächentechnik behandeln Sie den Meridian zum Knie hinab mit dem Daumen. Suchen Sie unter dem Knie Gbl 34 (unten). Arbeiten Sie von hier aus den knöchernen Rand des Wadenbeins bis zum Knöchel entlang, arbeiten Sie vor dem Außenknöchel her und zwischen viertem und fünftem Mittelfußknochen hinunter. Die vierte Zehe ziehen und pressen Sie dann. Behandeln Sie den unteren Gbl-Meridian bei akutem Kopfschmerz, Augenstörungen, Schlaflosigkeit und Reizbarkeit.*

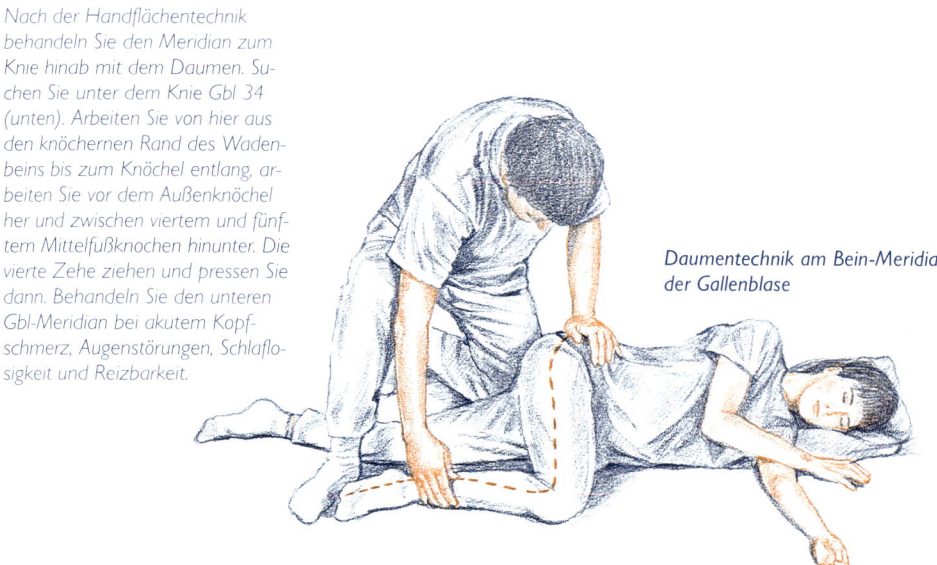

*Daumentechnik am Bein-Meridian der Gallenblase*

### Gbl 34 (»Quelle am sonnenbeschienenen Grabhügel«)

*Gbl 34 liegt auf der Beinaußenseite, 5 cm unter der Kniescheibe in der Vertiefung direkt unter und vor dem Wadenbeinköpfchen, einem schmalen Knochenvorsprung – der »Yang- bzw. sonnenbeschienene Grabhügel«. Dieser Punkt hilft der Leber, einen gleichmäßigen Ki-Fluß zu erreichen. Er wirkt allgemein entspannend und hat speziellen Einfluß auf alle Sehnen und Muskeln. Er hilft bei Gelenkverstauchung und -zerrung, -schmerz und -steifheit, bei Muskel- und Bauchkrämpfen und Verstopfung. Von Nutzen ist er auch bei Gallenblasensymptomen wie Galleüberschuß und durch Verdauungsstörung bedingten »Seitenschmerz«.*

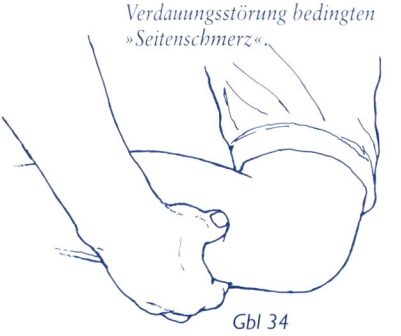

*Gbl 34*

### Gbl 40 (»Das Feld am Hügel«)

*Direkt unter und vor dem Außenknöchel gelegen, kräftigt Gbl 40 die Gallenblase und hilft bei vielen Störungen im Meridianverlauf. Er ist ein guter »Fernpunkt« für Knie- und Hüftschmerzen, Rippenschmerzen, Nacken- und Schultersteifigkeit. Helfen kann er auch bei Personen, denen es an Kühnheit und Entscheidungskraft mangelt oder die sich von Einzelheiten erdrücken lassen.*

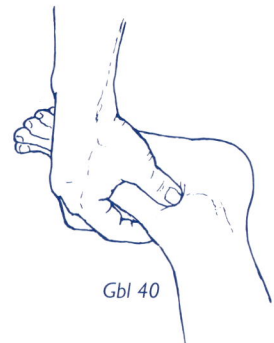

*Gbl 40*

### Der Leber-Meridian im Unterschenkel

*Die Arbeit am Leber-Meridian wirkt sich auf alle Körperbereiche aus und stimuliert den freien Ki-Fluß. Bereiche, denen sie besonders zugute kommt, sind der untere Bauch, einschließlich Darm- und Blasenfunktionen, die äußeren männlichen und weiblichen Geschlechtsorgane, Brust und Rippen, Rachen, Augen und Schädelscheitel; und sie hilft auch bei unregelmäßigen und schmerzhaften Menstruationen. Störungen in einem dieser Bereiche, vor allem wenn sie mit Frustration, Depression, plötzlichen Zornesausbrüchen oder einer anderen Form psychischer Belastung einhergehen, deuten auf eine Beteiligung der Leber hin. Streß blockiert Ki und verursacht so Schmerzen und Unregelmäßigkeiten.*

Behandeln Sie den Meridian die Beininnenseite entlang mit der Handfläche: Die entspannte Sehne des Oberschenkels hinab, am Knie vorbei, die Wade entlang und dicht hinter dem Schienbeinknochen zum Knöchel. Die stützende Hand liegt auf dem Kreuzbein.

### Daumentechnik am Leber-Meridian

Arbeiten Sie mit dem Daumen am Sehnenrand dicht an der Leiste entlang, die Mittellinie des inneren Oberschenkels hinunter zum Knie. Behandeln Sie Le 8 (S. 137), am Ende der Kniegelenksfalte. Der Meridian läuft den Wadenmuskel abwärts hinter dem Milz-Meridian her. Auf halbem Weg jedoch überquert er den Milz-Meridian und läuft vor ihm dicht hinter der Knochenkante her. Nach Verbindung mit dem Milz-Meridian an Mi 6 (S. 89), »Die Verbindung der 3-Yin-Leitbahnen«, läuft er vor den Knöchel über den Fußrücken zur Großzehe.
Ihr Partner soll kurz die Rückenlage einnehmen, bevor er sich zur anderen Seite dreht, damit dort das ganze Programm wiederholt wird. Behandeln Sie zuletzt beide Füße – Ihr Partner liegt auf dem Rücken (unten).

Daumentechnik am Leber-Meridian

### Behandlung der Füße

Abschließend behandeln Sie die Füße, die für die Leber von spezieller Bedeutung sind – Ihr Partner liegt auf dem Rücken. Leber- wie Gbl-Meridian können durch fettes und scharfes Essen, Stimulanzien und Alkohol aus dem Gleichgewicht geraten. Kommen noch starke emotionale Belastungen hinzu, kann dies eine Überhitzung der Leber bewirken: Ihre Yang-Energie steigt zum Kopf und bewirkt akute Kopfschmerzen, gerötete Augen, Schwindel und Übelkeit. Das Ganze ähnelt einem Kater und kann auch Ergebnis von Ausschweifungen sein. Doch ernsthaftere und chronische Disharmonien können langfristig zu ähnlichen Symptomen führen. Migräne ist oft das Resultat eines zu stressigen Lebensstils geschäftiger, kreativer Menschen, die hart arbeiten. Launenhaftigkeit, Reizbarkeit, Schlaflosigkeit, gerötete Augen und Verdauungsstörung sind häufige Symptome einer übersteuerten Leber – das sogenannte »aufsteigende Leber-Feuer«. Die letzten Tsubos auf Leber- und Gbl-Meridian (S. 148) können das Feuer der Leber mindern.

### Le 3 ( »Das mächtige Foramen impedimentale«)

Le 3 (S. 137) verstärkt das Yin der Leber – Leber-Blut. Das nährt Sehnen und Bänder und hilft bei Verengung, Spannung und Spasmen. Er verteilt Leber-Ki, mindert so Blockierung und Schmerz im Meridianverlauf und sorgt für einen glatten Ablauf all seiner Funktionen. Er mildert emotionalen Streß und hilft bei Kopfschmerz durch Ausschweifungen oder Schwäche.

### Le 2 (»Zwischenraum des Gehens«)

Geeigneter für akute, Reiz-, Trockenheits- und Hitze-Symptome ist der »Feuerpunkt« Le 2 (S. 137) des Le-Meridians; er ist zusammen mit Le 3 bei Regel-, Kopfschmerz, Übelkeit oder Schmerzen bzw. Problemen beim Harnlassen einzusetzen.

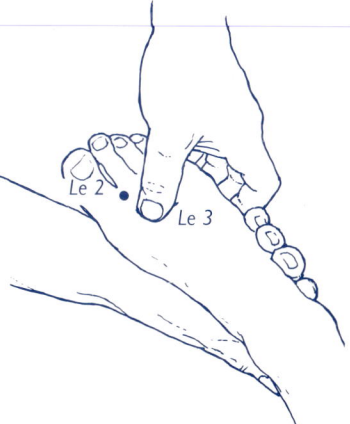

Lassen Sie beide Füße im Gelenk kreisen. Ergreifen Sie dann einen Fuß nach dem anderen, und dehnen Sie ihn: zunächst durch Zurücklehnen, vom Körper weg, dann zum Kopf hin. Drücken Sie die Leber-Tsubos. Halten Sie am Schluß kurz die Füße.

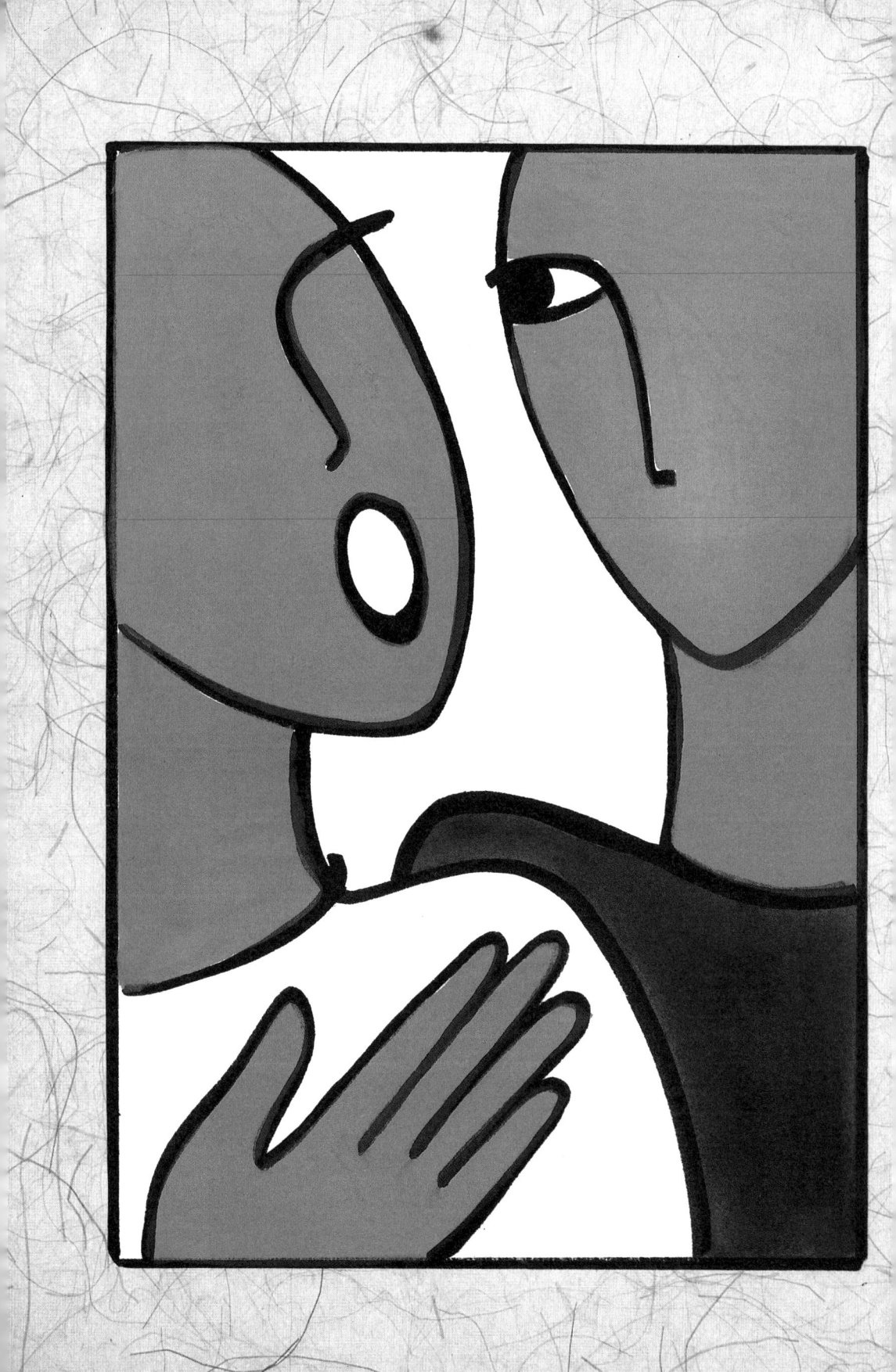

## TEIL 3

# Vielseitig, und doch einfach

## ENTWICKELN SIE IHRE EIGENE TECHNIK

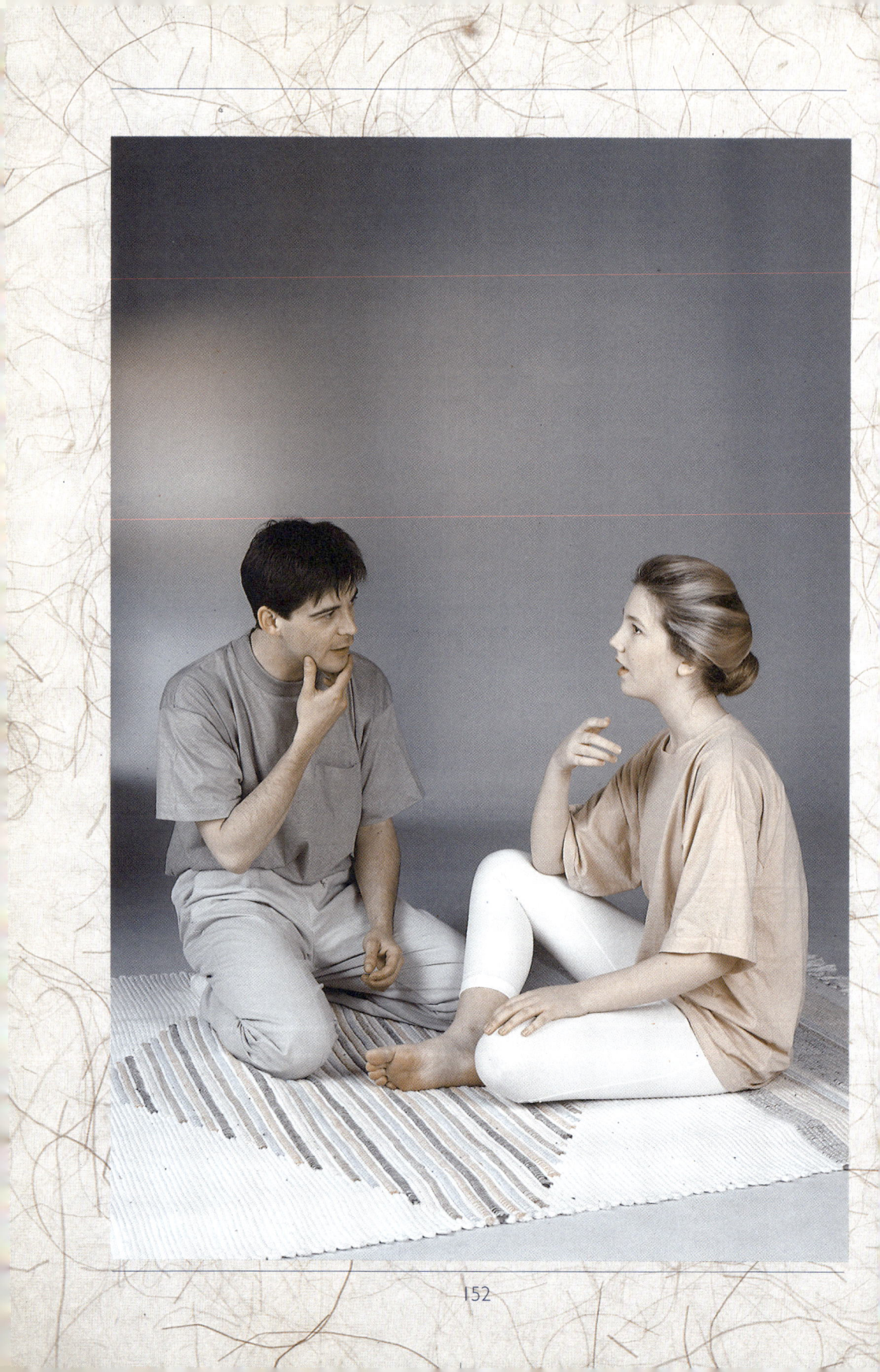

# KAPITEL 9

# Ein Diagnose-
# leitfaden

Ein Hauptziel der chinesischen Medizin ist es, dem Menschen zu helfen, in Harmonie mit dem Tao, dem Weg der Natur, zu leben. Unsere gelegentlichen Erkrankungen sind Bestandteil dieses Weges. Unser Weg führt uns durch eine Reihe von Ungleichgewichten, ebenso wie das Wetter manchmal rauh und unberechenbar und doch Teil der Gesamtharmonie der Natur ist. Krankheit gibt uns Gelegenheit, etwas über uns selbst zu erfahren und unseren Lebensstil zu ändern. Die westliche Welt in ihrem Versuch, die Krankheit aus dem Leben zu verbannen, übersieht die Chancen zur Verbesserung, die diese Erkrankungen in sich bergen.

Wir halten die Symptome einer Erkrankung für die Krankheit selbst. Unsere Arzneien, ein Arsenal an Schmerzmitteln, Antibiotika, Antiphlogistika, Antihistaminika und Antidepressiva, unterdrücken die Warnhinweise des Körpers, daß im Inneren etwas nicht stimmt. Oder wir ignorieren die Störungen in der Hoffnung, daß sie wieder verschwinden. Doch welchen der beiden Wege wir auch einschlagen, unsere Konstitution hat Grenzen: Wir können nur eine begrenzte Zeit so verfahren.

Die traditionelle chinesische Medizin setzt die Vorkommnisse in unserem Körper mit unserem Leben und unserer Umwelt in Beziehung (S. 17). Sie wertet Symptome und Krankheitszeichen als Zeichen einer zugrundeliegenden Disharmonie, erkennt diese Veränderungen aber als fundamental an. Ihre Shiatsu-Behandlung hilft, in Ihrem Partner Gleichgewicht und Harmonie wiederherzustellen. Die traditionellen Krankheitsursachen werden auf den Seiten 155-159, die Diagnoseverfahren auf den Seiten 160-165 beschrieben.

Diese Informationen sollen Ihnen als Leitfaden dienen. Bedienen Sie sich ihrer als einer Möglichkeit, die unmittelbaren Bedürfnisse Ihres Shiatsu-Partners zu verstehen, und als Basis, um den Lebensstil und mögliche Krankheitsursachen zu erörtern. Sind Sie Laie, dann raten Sie Ihren Freunden nötigenfalls, einen ausgebildeten Praktiker aufzusuchen.

# Die traditionellen Krankheitsursachen

Die Kenntnis der Krankheitsursachen hilft bei der Interpretation der einzelnen Symptome und Zeichen, die der Körper als Hinweis auf eine Disharmonie zu erkennen gibt. Ist deren Ursache bekannt, kann der Kranke die für eine schnelle Genesung und allgemeine Besserung des Gesundheitszustands und der Widerstandskraft nötigen Maßnahmen ergreifen. Hierzu können Ernährungs- oder Verhaltensänderungen gehören – die üblichen Formen des in der Welt Lebens bzw. mit ihr Verbundenseins.

Die neun wichtigsten Krankheitsursachen sind in externe und interne Kategorien unterteilt, hinzu kommen noch gemischte Ursachen (unten). Jede bringt die Funktionen der Organe und Meridiane auf spezielle Art aus dem Gleichgewicht (S. 155-159). Ihre Einflüsse sind entweder mehr Yin oder mehr Yang. Gefühlsregungen, Klima und Ernährung sind Bestandteil des Fünf-Elemente-Beziehungsgefüges, wie in diesem Abschnitt beschrieben und illustriert. Schlagen Sie auf Seite 24 die Entwicklung von Krankheit im Fünf-Elemente-System nach.

*Widerstandskraft*
*Die Stärke der Symptome spiegelt den Schweregrad einer Krankheit in bezug auf die Widerstands- und Abwehrkraft des Erkrankten wider.*

*Ein schwacher Mensch reagiert sensibler auf schädliche Einflüsse und in der Regel mit weniger heftigen, dafür aber dauerhafteren Symptomen. Sind Ki und Blut jedoch stark und der Geist auf der Höhe, dann ist ein kräftigerer Mensch auch anpassungsfähiger und eher in der Lage, Extremen Widerstand zu leisten.*

*Doch Überanstrengung, emotionaler Streß, schlechte Ernährung oder klimatische Einflüsse können den Widerstand selbst des Stärksten brechen. Seine Krankheit verläuft im allgmeinen zwar dramatischer, aber auch kürzer, da er sich rascher wieder erholt.*

## INTERNE URSACHEN

**Die sieben Emotionen**
Freude, Nachdenklichkeit, Besorgnis, Traurigkeit, Furcht, Kopflosigkeit, Zorn

Mangel- oder Fehlernährung

Überanstrengung

Exzessives Sexualleben

Schwache Konstitution

## EXTERNE URSACHEN

**Die sechs klimatischen Faktoren**
Hitze und Feuer, Trockenheit, Wind, Kälte, Feuchtigkeit

## GEMISCHTE URSACHEN

Vergiftung; Insekten-, Schlangen- und sonstige Tierbisse

Seelische Erschütterungen, Verletzungen

Falsche Behandlung

## EXTERNE URSACHEN – DIE KLIMATISCHEN FAKTOREN

Das Wetter ist das Ki der Außenwelt. Unser Körper paßt sich dem Klima natürlich an. Doch manchmal überrascht uns schon der kleinste Wetterumschwung und bringt uns aus dem Gleichgewicht, vor allem wenn wir abgespannt und unsere Abwehrkräfte geschwächt sind. Die Yang-Meridiane und die Lungen sind die wichtigsten Verteidigungslinien.

### Interne Beziehungen

Eine Yin-Yang-Disharmonie im Körper kann, wenn sie mit einer organischen Funktionsschwäche einhergeht, Symptome verursachen, die denen der externen kli-

### Die Yang-Meridiane

Yang schützt die Außenseite, Yin nährt das Innere. Die Yang-Meridiane fließen auf den äußeren, oberen Körperpartien und spielen insgesamt eine Rolle bei der Verteidigung. Extreme klimatische Bedingungen betreffen gewöhnlich die oberen Körperpartien (außer der Feuchtigkeit, die oft von der Erde aufsteigt und Gelenke und Unterkörper befällt). Deshalb lassen sich akute witterungsbedingte Beschwerden oft am besten über die Yang-Meridiane behandeln.

matischen Ursachen sehr ähneln. Man spricht hier deshalb von innerer Feuchtigkeit, innerem Wind etc. Von diesen Störungen werden Yin- und Yang-Organe im selben Maße befallen.

### Die Lungen

Externe Faktoren und akute Erkrankung betreffen im allgemeinen nicht die Yin-Organe – eine Ausnahme bilden hier die Lungen. Sie liegen im Körper ganz oben und öffnen sich nach außen hin. Sie sind von allen Yin-Organen das äußerste Yang.

Die Lunge zirkuliert »Verteidigungs-Ki«, das Außeneinflüsse abwehrt. Häufiger Husten, Erkältungen oder Fieber sind Zeichen einer Schwäche der Lungen oder der Verteidigungsenergie.

## DIE AUSWIRKUNGEN DES KLIMAS AUF DEN KÖRPER

| Klimatische Extreme | Symptome und Verknüpfungen | Element | Betroffene Meridiane & Organe |
|---|---|---|---|
| HITZE & FEUER | Hohe Temperatur, Fieber, Durst, rotes Gesicht, Hautausschlag, Schweißausbrüche, Furcht vor Hitze, Reizbarkeit, innere Unruhe. Extreme Hitze dringt in das Perikard ein und verursacht Delirium und Kollaps (wie beim Sonnenstich). | FEUER | Dünndarm Dreifacherwärmer Perikard Herz |
| TROCKENHEIT | Denen der Hitze vergleichbar, jedoch schwächer. Langanhaltende Hitze oder Fieber – trockener Dickdarm: Haut, Lippen und Rachen trocken, Verstopfung; trockener Magen: Übelkeit und trockener Mund; trockene Heizluft oder warmer, trockener Wind – Lungen: trockener Husten. | METALL | Dickdarm Lungen |
| WIND | Das schädlichste klimatische Extrem. Mit ihm dringen Einflüsse ein, es kommen und gehen unvorhersehbare, plötzliche und heftige Symptome. Kopfschmerzen, verstopfte Nase oder Fließschnupfen, Niesen, Nackensteifigkeit, Schwindel, Juckreiz, Krämpfe, Tics und Furcht vor Wind. | HOLZ | Gallenblase Leber |
| KÄLTE | Fieber – Hauptsymptome sind Schüttelfrost, Kälteschauer, wenig oder kein Schweiß und Furcht vor Kälte. Kälte löst Kontraktionen aus und blockiert den Ki-Fluß: Krämpfe, Spasmen und Gelenkschmerz. Kälte betrifft das Wasserelement: profuser und heller Urin, Schmerzen, »wäßrige« Erkältungen und das Gefühl, eiskalte Knochen zu haben. | WASSER | Blase Nieren |
| FEUCHTIGKEIT | Feuchte Wohnverhältnisse, sitzen oder schlafen auf feuchtem Untergrund sowie anhaltend feuchtes Wetter verursachen Symptome, die schleichend einsetzen und nur schwer und langsam zu heilen sind. Sie betreffen oft Unterkörper und Extremitäten: Ödeme, Taubheits-, Schweregefühl, steife, geschwollene Gelenke, Müdigkeit und manchmal das Gefühl eines dumpfen, schweren Kopfes. Innere Feuchtigkeit befällt die Milz: Phlegma (Feuchtigkeit), exzessive Schleimproduktion und Absonderungen. | ERDE | Magen Milz |

# Die sieben Emotionen

Unsere Emotionen befähigen uns, unsere innersten Gefühle zum Ausdruck zu bringen. Werden sie unterdrückt, können sie nicht heraus und geraten aus dem Gleichgewicht. Die östliche Medizin ordnet die Emotionen den Yin-Organen tief in unserem Inneren zu. Jedes Organ ist mit einer bestimmten Emotion verbunden (s. Das System der fünf Elemente, S. 25), doch zwei Organe tragen die Hauptlast aller emotionalen Störungen – Herz und Leber.

Die Behandlung des jeweiligen Organs über seinen Meridian kann in emotional schwierigen Zeiten helfen: Bestehende Unausgeglichenheiten werden reguliert, zukünftigen wird vorgebeugt. In Zeiten von Streß kann der enge, unterstützende Shiatsu-Kontakt von größtem Nutzen sein.

## Freude

Sie, die Emotion des Herzens, beruhigt den Geist und entspannt Ki. Der »Botschafter« des Herzens, das Perikard, bringt dem Herzen Freude und Frohsinn, indem er Beziehungen vermittelt und reguliert. Eine übertriebene Stimulierung der Sinne oder ein Schwelgen in Aufregungen und Vergnügungen verwirren und beunruhigen den Geist und schaden dem Herzen, indem sie sein Feuer zum Aufflammen bringen. Überschwenglichkeit deutet auf ein Ungleichgewicht des Herzens hin.

## Traurigkeit oder Kummer

Traurigkeit entsteht durch Enttäuschung oder, schlimmer, durch Trennung und Verlust. Sie »zersetzt« Ki und befällt in erster Linie die Lungen, was sich in ihrem weinerlichen »Klang« ausdrückt (S.25). Traurigkeit wird im Herzen empfunden und befällt die gesamte Brust; sie löst Schweregefühl, Kurzatmigkeit, Müdigkeit und Depression aus. Wir brauchen Zeit, um unsere Traurigkeit oder unseren Kummer auszudrücken.

## Besorgnis

Besorgnis entsteht aus einem Gefühl der Unsicherheit und schädigt die Milz, die dem Element Erde angehört. Besorgnis blockiert das Ki der Lungen, führt zu Engegefühl in der Brust, Steifheit der Schultern und behinderter Atmung. Wir können vor Besorgnis wie gelähmt sein. Lungen und Milz sind die Quelle der Basisenergie, somit erschöpft Besorgnis Ki grundsätzlich.

## Nachdenklichkeit

Diese Emotion ähnelt der Besorgnis, bezieht sich aber speziell auf unsere Fähigkeit zur geistigen Arbeit. Die Milz regiert den Intellekt und kann so unter den Auswirkungen eines zu intensiven Nachdenkens, die durch fehlende körperliche Betätigung und unregelmäßige Mahlzeiten verstärkt werden, leiden. Daraus resultieren Schwäche, Verdauungsstörung und Phlegma. Eine Milzschwäche kann sich als zwanghafte Ordnungs- und Detailliebe manifestieren – wie der Erstellung endloser Listen, pingeligem Kalorienzählen etc.

## Furcht

Furcht ist mit den Nieren verbunden. Sie läßt Ki nach unten fließen und befällt die »Magengrube«. Bei Kindern kann sie sich als Nachtangst oder Bettnässen manifestieren. Erwachsene mit Nierenschwäche und schwacher Konstitution können auch zu »irrationalen« Ängsten, Schlaflosigkeit, spontanen Schweißausbrüchen und trockenem Mund neigen. Furcht wird oft unbewußt in einen starken Hang zu riskanten Unternehmungen übertragen, die das Gefühl der Furcht rechtfertigen. Sind die Wurzeln der Furcht jedoch unbekannt, kann Nieren-Yang das Yin erschöpfen und so in Leber und Herz Störungen durch »aufsteigendes Feuer« hervorrufen.

## Kopflosigkeit

Sie ähnelt der Furcht, ist aber extremer. Sie ist mit dem physische und emotionale Verletzungen begleitenden Schock identisch. Sie setzt Ki außer Kraft oder verwirrt es und befällt Nieren und Herz. Die Nieren speichern Ki zur Verteidigung und können plötzlich ausgezehrt sein. Das Herz leidet durch die Zerrissenheit des Geistes.

## Emotionen von Herz und Leber

Zum Herz gehören Liebe, Wärme und das Knüpfen von Beziehungen. Es beherbergt den Geist (Seele), der die Stabilität ingesamt regiert. Emotionaler Streß und Schock können zu geistiger Störung, Angst und labilem Verhalten führen.

Die Leber regiert den freien Ki-Fluß. Emotionaler Streß und Frustrationen können die Leber hemmen und Ki blockieren. Das kann überall im Körper Schmerzen, Steifigkeit oder Verstopfungen auslösen ebenso wie Depression oder gewaltige Gefühlsausbrüche.

Ein Schock zeichnet sich durch Gedächtnisverlust, Desorientiertheit, Herzklopfen, Schwindel, Zittern, Schwitzen und Ohnmacht aus. Ein ungelöster Schock blockiert Ki, dadurch entsteht Erschöpfung.

### Zorn

Zorn ist mit der Leber verbunden. Er kann sich in vielen Formen manifestieren, so in Reizbarkeit, Frustration oder Eifersucht. Zorn läßt Ki aufsteigen und mit ihm Galle. Ein bitterer Geschmack im Mund, rote oder gelbe Augen, Gesichts- und Nackenröte, Schwindel und vor allem Kopfschmerzen sind Zeichen »revoltierender« Leber-Energie.

Wird der Zorn unterdrückt, wird seine Yang-Dynamik zum Yin-Zustand der Depression, woraus eine Stagnation der Leber-Energie sowie Schmerzen und ein Gefühl der Beklemmung und des Aufgedunsenseins resultieren. Jede Form der Leber-Emotion kann Magen und Milz aus dem Gleichgewicht bringen. Seine Holz-Energie dehnt sich aus, greift in die Erde-Organe über (S. 24) und verursacht so Übelkeit, Übersäuerung, Erbrechen oder Durchfall.

## KONSTITUTION

Das Leben beginnt mit der Empfängnis. In der Gebärmutter wird der Fötus durch »pränatales Ki« genährt, der Grundlage der Konstitution, die in den Nieren in Form von Essenz gespeichert wird. Die Gesundheit der Eltern, speziell die der Mutter während der Schwangerschaft, und die Geburtsbedingungen legen die Ausgangsstärke der Konstitution fest und bestimmen die Menge an pränatalem Ki. Dieses wird nach der Geburt um postnatales Ki aus Luft und Nahrung ergänzt. Ernsthafte Erkrankungen oder Unfälle können konstitutionelles Ki schwächen, ebenso ein unvernünftiger Lebensstil. Bewahrt wird es dagegen durch vernünftige Ernährung und Meiden von Exzessen. Eine schwache Konstitution macht uns krankheitsanfälliger, und diese Schwäche kann spezifische Ursache einer Nierenerkrankung sein.

## EXZESSIVER SEX UND ÜBER-ANSTRENGUNG

Die Nieren werden von diesen beiden Krankheitsursachen am stärksten beeinträchtigt. Nieren-Essenz bildet die Geschlechtsflüssigkeiten und die reproduktiven Substanzen beider Geschlechter. Nieren-Yang stellt die Energie für die sexuelle Aktivität. Die Nieren sind mit physischem Antrieb verbunden, inklusive der Fähigkeit, energetische Arbeit zu verkraften. Harte körperliche Arbeit, aber auch Jobs, bei denen man lange Stehen muß, können völlig erschöpfen. Überfordernde geistige Arbeit kann Milz wie Nieren auszehren.

Wann man von »exzessivem Sex« spricht, hängt von Alter, konstitutioneller Stärke und den Umständen ab. Üblicherweise erschöpfen Männer ihre Essenz durch den Samenerguß, exzessive Orgasmen aber schwächen die Nieren beider Geschlechter. Zu viele lange Nächte, Sex nach Alkoholkonsum oder – wenn man abgearbeitet ist – all diese Faktoren können dazu beitragen.

Frauen verlieren beim Sex weniger Geschlechtsflüssigkeiten und erholen sich deshalb meist schneller. Andererseits kann die körperliche Anstrengung einer Schwangerschaft so belastend sein, daß die Essenz erschöpft wird. Geburt, Stillen und die Versorgung von Kleinkindern zehren ebenfalls stark.

## GEMISCHTE URSACHEN

Hierzu zählen Bisse und Gifte, Verletzungen, Infektionen und falsche Behandlung. Falsche Behandlung kommt heute so häufig wie noch nie vor, man spricht von »iatrogenen Schäden«.

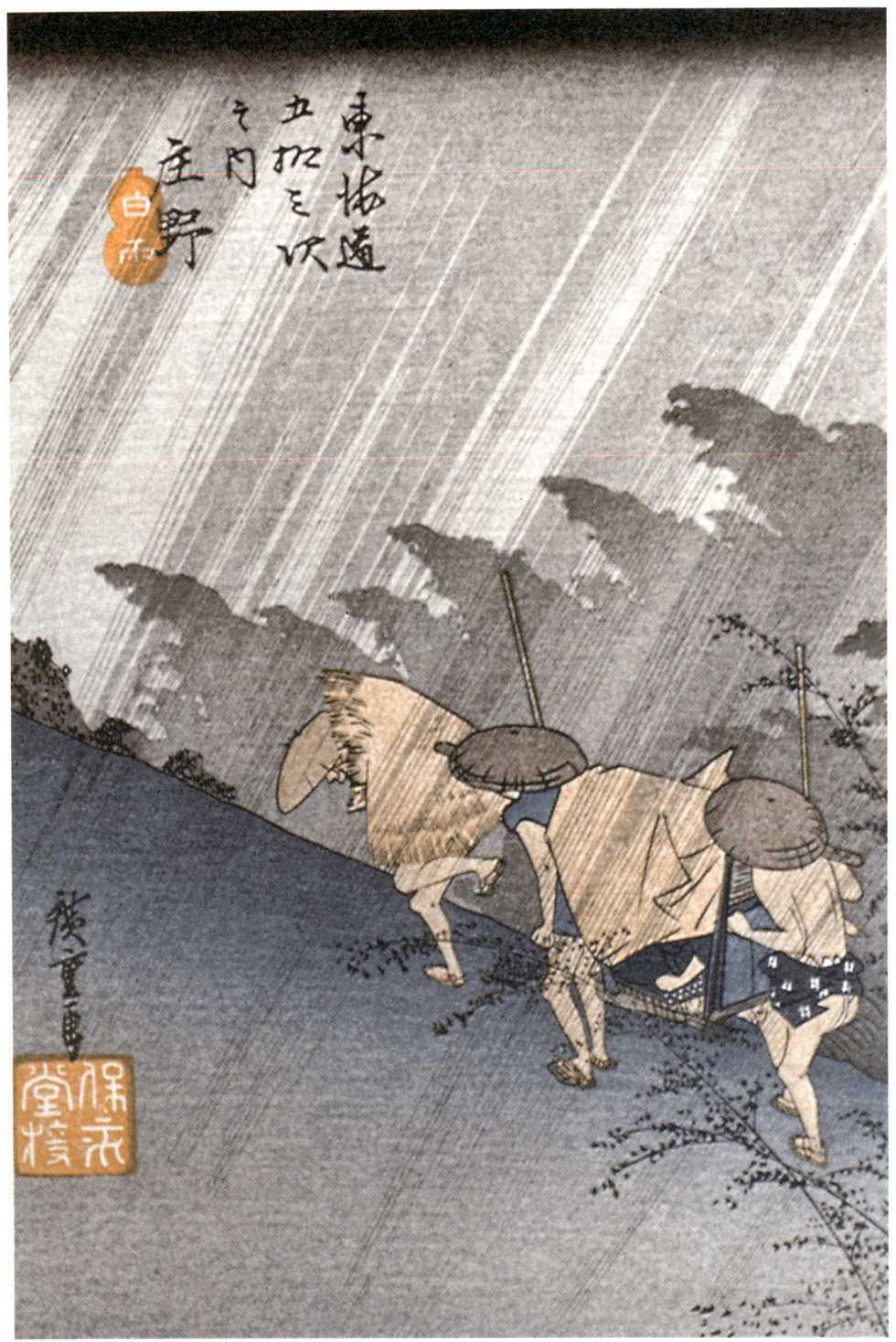

*Der Einfluß des Wetters wird in der östlichen Kunst oft dargestellt.*

## ERNÄHRUNG

Unsere heutigen chemisch behandelten und mit Zusätzen versehenen Nahrungsmittel schaden allgemein der Gesundheit und schwächen die Abwehrkraft. Das Überangebot an Ernährungstheorien und -büchern sowie speziellen Diätformen und Nahrungsmittelergänzungen verwirrt nur und macht abhängig von Spezialprodukten und dem »Experten«-Rat.

Die traditionelle chinesische Medizin dagegen bietet einen bodenständigen Ernährungsansatz, der auf Ausgewogenheit, Mäßigung und gesundem Menschenverstand basiert.

Die Ausgewogenheit zwischen Yin und Yang in den Nahrungsmitteln ist in der Tabelle rechts dargestellt: Die Nahrungsmittel im mittleren Bereich sind ausgewogener als die oben oder unten. In Maßen freilich können selbst die »extremen« Nahrungsmittel konsumiert werden.

Essen wir vorwiegend Yin- oder Yang-Nahrungsmittel, kann dies schädlich sein. Dasselbe gilt für – gewohnheitsmäßig – zu schnelles, zu spätes oder unregelmäßiges Essen. Essen Sie daher regelmäßig, kauen Sie langsam, und lassen Sie sich Zeit zum Verdauen.

Die Fünf-Elemente-Theorie teilt die Nahrungsmittel nach ihrem Geschmack ein, indem Sie den fünf Elementen »fünf Geschmäcker« zuordnet (Tabelle unten). Von jeder Geschmacksrichtung ein wenig nährt das zugehörige Yin-Organ, ein Übermaß aber stört das energetische Gleichgewicht, die entsprechenden Organe werden geschädigt. Süchte sind Zeichen von Unausgeglichenheit.

### YIN- UND YANG-EINFLUSS IN NAHRUNGSMITTELN

Fette, gewürzte und heiße Nahrung stärkt Yang im Körper. Sie belastet die Leber, verschlimmert »Hitze«-Krankheiten und löst Phlegma (Feuchtigkeit) aus.

rotes Fleisch    Fettgebackenes    schwarzer Pfeffer
Cayennepfeffer    Knoblauch    Zimt    Kaffee
Rotwein und Spirituosen

**Äußerstes Yang**    Gebackenes und Gebratenes

Weißwein und Aperitifs

Hühnchen    Pfirsiche    gekochtes Vollkorngetreide, Cornflakes

Erbsen
Lamm    Rind    Weintrauben    Reis
Korn
Wurzelgemüse    Hafer    Bohnen

Datteln, Rosinen    Weizen    Kartoffeln

Honig    Hirse    Blattgemüse
Nüsse und Keime    Gerste
Sellerie    Spargel
Milch    Buchweizen

Eier    Mehl, Brot, Teigwaren    Äpfel    Fruchtsäfte

Weißfisch    Schwein    Birnen    Mineralwasser

Gekochtes    Rohkost    Bier

Kräutertees    **Äußerstes Yin**

Eiscreme    eisgekühlte Getränke    zuckerh. Getränke    Cola
Salz    Meerespflanzen und Schaltiere    Wasser
Melonen    Bananen    Gurken    Tomaten
Kopfsalat    kalte, rohe Nahrungsmittel

Kalte, frische und rohe Nahrung belastet die Milz. Zuviel Yin-Nahrung verschlimmert »Kälte«-Krankheiten mit schwachem Kreislauf, Verdauungsschwäche mit Durchfall und feuchte, wäßrige und schleimerzeugende Erkrankungen.

### Fünf-Elemente-Geschmackszuordnung

| Element | Erde | Metall | Wasser | Holz | Feuer |
|---|---|---|---|---|---|
| Organ | Milz | Lungen | Nieren | Leber | Herz |
| Geschmack | süß | scharf | salzig | sauer | bitter |

# Traditionelle östliche Diagnose

Zur Diagnosestellung werden Konstitution, Veranlagung, Krankengeschichte und der Lebensstil des Patienten sowie deutlich erkennbare Symptome berücksichtigt. Die vier traditionellen Methoden, um diese Informationen zu erhalten, sind Betrachten, Befragen, Hören/Riechen und Tasten (S. 161). Jede Methode bringt neue wertvolle Einblicke ans Licht, aus denen ein Schema entsteht. Suchen Sie nach dem speziellen Disharmonieschema Ihres Partners, um Ihren eigenen Behandlungsansatz zu entwickeln.

## Gesichtsdiagnose

*Das Haupthaar zeigt den Zustand der Nieren an. Frühes Kahlwerden oder Ergrauen deutet auf eine Nierenschwäche.*

*Der Augenglanz steht mit Geist und Essenz in Verbindung – der konstitutionellen Stärke von Herz und Nieren. Leuchten die Augen, hat die Person einen »guten Geist« und kann sich selbst von ernsthafter Erkrankung erholen.*

*Dunkle Schwellungen unter den Augen entstehen durch Nierenschwäche.*

*Die Farbe der oberen Wangenpartie gehört zum Herz und zum Element Feuer. Eine aufgedunsene obere Wangenpartie zeigt Dünndarmschwäche.*

*Die Farbe der unteren Wangenpartie gehört zu den Lungen und dem Element Metall. Hängende oder aufgedunsene Wangenpartien zeigen eine Dickdarmschwäche.*

*Die Farbe der Nasenspitze gibt Aufschluß über die Milz.*

*Lippen und Mund sind Teil der Magen- und Milzfunktion. Trockene rote Lippen und Zahnfleischbluten zeigen Herz-Hitze an, blasse Lippen Milz- oder Blutschwäche.*

*Der Glanz des Haares spiegelt die Gesundheit der Lungen wider. Stumpfes/sprödes Haar weist auf Lungenschwäche hin.*

*Ein kurzes Kinn weist auf konstitutionell schwache Nieren hin, ein starkes Kinn auf eine starke Konstitution.*

*Tiefe Stirnfalten können auf eine reizbare, mürrische Disposition/Konstitution hinweisen.*

*Die Farbe des Oberlids gehört zur Milz, die des Unterlids zum Magen.*

*Die Farbe der Augenwinkel gehört zum Herzen: rot steht für Hitze, blaß für eine Blutschwäche.*

*Iris und Augapfel sind Teil der Leberfunktion. Rote Augen bedeuten Leber-Hitze. Sonstige Augenstörungen deuten auf eine Leberschwäche hin.*

*Das Weiße der Augen spiegelt die Lungen wider. Rot heißt Trockenheit oder Hitze, gelb deutet auf Phlegma (Feuchtigkeit) hin.*

*Der Nasenrücken kann Leber- und Gallenblasen-Störungen aufdecken.*

*Das Ohrläppchen zeigt Konstitution und Stärke der Nieren. Sind sie lang und fleischig, spricht das für Stärke und umgekehrt.*

*Die Zähne sind Teil der Nierenfunktion. Schwache, lockere oder »trockene« Zähne deuten auf Nierenschwäche hin.*

## Gesichtsdiagnose

Die Gesichtsdiagnose ist im Orient bei Ärzten wie Wahrsagern äußerst beliebt. Um den Anfänger nicht zu verwirren, werden hier (linke Seite) nur die anerkanntesten diagnostischen Aspekte vorgestellt.

Der Teint gibt insgesamt Aufschluß über die körperliche Verfassung. Ein roter Teint deutet auf überaktives Yang oder Hitze hin, blasse oder gar weiße Areale auf Ki- und Blutschwäche, schwache Zirkulation und Kälte. Ein glänzender, leuchtender Teint zeigt einen Yang-Zustand. Das ist weniger ernsthaft als eine Erschöpfung von Yin, die durch einen stumpfen, trockenen und matten Teint angezeigt wird. Die Beziehung zwischen der Färbung der Gesichtspartien und den fünf Elementen können Sie in der Tabelle auf S. 25 nachschlagen.

## Betrachten

Die gesamte Gestalt, Haltung und die Art, sich zu bewegen, geben Einblick in die konstitutionelle Vitalität und Lebenseinstellung eines Menschen. Eine dünne, drahtige Person neigt zu überaktivem Yang-Ki, was zur Erschöpfung führen kann. Schwere, dickleibige Personen können ein schwächeres Ki haben und unter Kreislauf- und Verdauungsschwäche leiden. Spannungen in der Haltung enthüllen ein Kompensationsverhalten bzw. Verteidigungs-Ki – stets zu Lasten eines anderen Körperteils (S. 162-163).

Die eingehendere Betrachtung von Haut, Gesicht (linke Seite), Augen, Zunge und anderen Körperpartien ist weiterer wichtiger Bestandteil der traditionellen Diagnose.

## Befragen

Detaillierte Erkundigung nach dem Gesundheitszustand ist ein wichtiges Diagnosemittel. Beginnen Sie mit dem Auftreten und der Dauer bestehender Störungen und der Allgemeinverfassung sowie der Krankengeschichte. Fragen Sie dann nach dem Sitz des Schmerzes oder sonstiger Symptome, die auf die betroffenen Organe und Meridiane hinweisen könnten. Fragen Sie nach Kälte, Hitze oder Fieber, und stellen Sie fest, ob der Patient müde und lethargisch oder nervös und unruhig ist. Daraus lassen sich die Ausgewogenheit von Yin und Yang ebenso wie der Energiezustand insgesamt ableiten. Andere Details wie Appetit, Verdauung, Stuhlverhalten, Stimmung, Beruf und Lebensstil deuten auf Unstimmigkeiten hin.

## Hören und Riechen

Die Lautstärke steht in Beziehung zu den Lungen eines Menschen und deutet auf die Stärke seines Ki hin. Herz und Geist beeinflussen die Klarheit der Sprache. Keuchender Atem zeigt Phlegma (Feuchtigkeit) an, schnelles, flaches Atmen dagegen eine Erschöpfung von Herz- und Lungen-Ki. Der Klang des Hustens sagt uns, ob die Lungen von Trockenheit oder Feuchtigkeit betroffen sind.

Die »fünf Klänge« in der Tabelle der fünf Elemente (S. 25) beziehen sich auf Gefühlsäußerungen wie auch auf die Stimmqualität.

Die feinen Körpergerüche sind nicht einfach zu interpretieren. Im einfachsten Fall weist ein starker Geruch nach Schweiß oder anderen Ausdünstungen auf eine »Hitze«-Krankheit hin.

## Tasten

Shiatsu in der Praxis legt natürlich das diagnostische Schwergewicht auf das Tasten. Wie man Tsubos ertastet und auf seine Hände zu »horchen« lernt, wird in diesem Buch eingehend behandelt. Zusätzliche Informationen über Ihren Partner können Sie erhalten, indem Sie verschiedene Körperteile zum Vergleich ertasten und drücken und die Meridiane und Schmerzbereiche auf Temperatur, Widerstand und Reaktion hin untersuchen (S. 162 bis 163). Noch wichtiger ist das Ertasten der feinen Qualitäten von Puls und Bauch bzw. Hara. In der chinesischen Medizin stellt die Pulsdiagnose das wichtigste und profundeste Diagnosemittel überhaupt dar, die Japaner haben jedoch auch die Hara-Diagnose weiterentwickelt.

# Berührungs-diagnose – Kyo und Jitsu

Streß von außen oder innen verursacht Energie-verformungen in den Meridianen. Solche Verteilungs-störungen werden fast immer durch die täglichen Anforderungen an den Körper ausgelöst und damit än-dert sich die Beschaffenheit des Körpergewebes: Folgen können Schmerzhaftigkeit und Taubheit, Muskelspan-nung bzw. -schlaffheit, oder Steifigkeit, oder Schlaff-werden von Gelenken sein.

Die beiden japanischen Begriffe »Kyo« und »Jitsu« drücken die Dynamik dieses Vorgangs aus. Kyo ist die wichtigste Verteilungsstörung, ein »Mangel« oder Lee-re. Jitsu ist die kompensatorische Antwort darauf, die diese Leere zu füllen sucht. Erfühlen Sie bei Ihrem Part-ner den Unterschied zwischen Kyo- und Jitsu-Zustän-den und behandeln Sie gemäß den folgenden Prinzipien.

### Kyo und Jitsu bei akuter Erkrankung

*Kann der Mangel eines Kyo-Zu-standes nicht behoben werden, wird der Körper anfällig: Zur Verteidigung verdeckt eine Jitsu-Reaktion den Kyo-Zustand. Das erschwert das Aufspüren der Ener-gieverformung. In akuten Fällen kann es hilfreich sein, die Jitsu-Be-reiche und Meridiane zu »se-dieren« (beruhigen) oder zu »dis-pergieren« (verteilen). Üben Sie kurz starken Druck aus.*

*Die Körperreserven können fä-hig sein, gegen akute Erkrankung »anzukämpfen« oder eindringende Einflüsse zu kompensieren. Da-nach jedoch braucht der Körper Zeit zum Erholen, es entsteht ein Leerezustand, der der Auffüllung bedarf.*

### Kyo und Jitsu bei chronischer Erkrankung

*Halten die Verteilungsstörungen an, kann es zu chronischer Er-krankung kommen – mit Kyo- wie Jitsu-Anzeichen. Kyo-Symptome sind innere Schwäche, organische Unterfunktion und entsprechende Schlaffheit in den Meridianen, Jit-su-Symptome sind reaktive Span-nung, Schmerzen oder sonstige Oberflächensymptome. Sie werden versucht sein, die Jitsu-Aspekte zu massieren, der traditionelle Ansatz verlangt jedoch, die wichtigere Kyo-Störung mit durchdringendem Druck zu behandeln. Das tonisiert Tsubos und Meridiane, indem Ki und Blut in die Mangelbereiche be-fördert werden. Ferner setzt dies das Ki aus den kompensatorischen oder blockierten Bereichen frei.*

### Chinesische Diagnosegesetze

*Die hier dargestellte Anwendung von Kyo und Jitsu ist eine verein-fachte Wiedergabe der klassischen chinesischen Diagnose- und Behandlungsgesetze. Diese erken-nen an, daß erstens Krankheit in verschiedenen Körpertiefen auf-tritt, zweitens die »Wurzel« der Krankheit, und nicht ihre Sym-ptome, gefunden und behandelt werden muß. Und drittens, daß die Tonisierung von Kyo-Zustän-den – innere Mangelzustände von Ki und Blut – normalerweise Vor-rang vor der Dispergierung (Ver-teilung) von Überschuß und Blockierungen haben soll.*

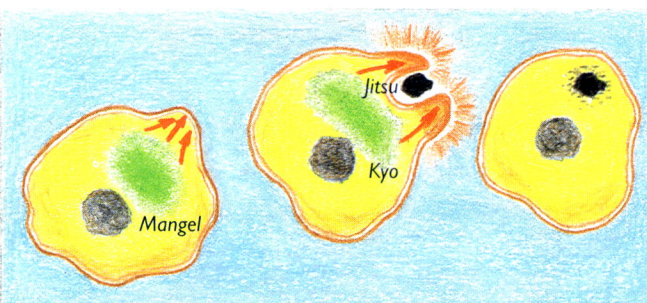

*Masunaga erklärte Kyo und Jitsu am Beispiel von Einzellern. Ihr Wachs-tum, ihre Reife und Reproduktion lö-sen einen inneren Energiemangelzu-stand aus, wodurch auf der Ober-fläche entsprechende Verformungen entstehen. Ein Organismus, der z.B. unter zunehmendem Mangel leidet (links), setzt Energie an seinem Rand ein, um sich zur Nahrung zu bewegen (Mitte). Diese verschlingt und assimiliert er dann, wodurch vor-übergehend ein Zustand relativen Gleichgewichts entsteht (rechts).*

## KYO UND JITSU IN DEN MERIDIANEN

**Kyo-Zustand**
*Handflächendruck, um
Ki anzuziehen und die
normalen Funktionen
wiederherzu-
stellen*

**Normaler Zustand**
*Einsatz von Daumen-
und Fingerdruck*

**Jitsu-Zustand**
*Einsatz von Ellbogen
und Knie (aber nur kurz)*

Schwaches oder
zerstreutes Ki

Normale Ki-Funktionen

Verteidigungsbemühen –
durch zuviel Arbeit ein-
gezogene Energie

*weit geöffnete Tsubos*

*geöffnete Tsubos*

*geschlossene Tsubos*
*Verdeckter Kyo-Zustand.
Ki ist schwer erreichbar
und ist hier nur
schwer behandelbar*

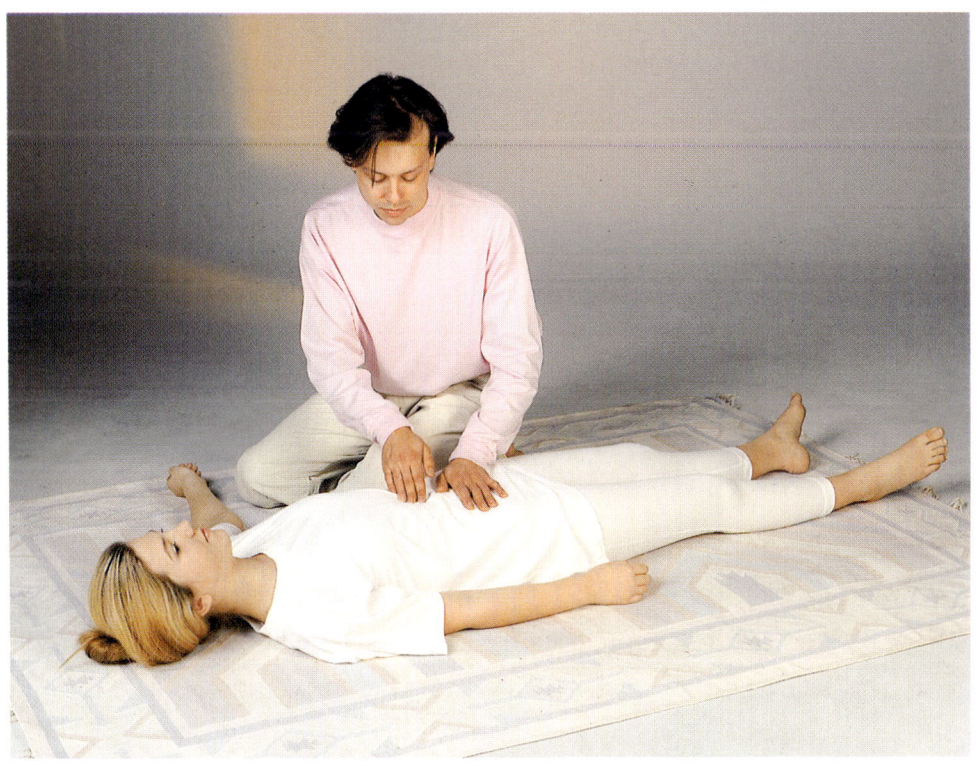

*Das Hara abtasten (siehe Folgeseite)*

# Hara-Diagnose

Die Hara-Diagnose ist in Japan Bestandteil der Berührungsdiagnose. Zu ihrer perfekten Beherrschung braucht man – genau wie für die Puls-, Zungen- oder Gesichtsdiagnose (S. 160) – viel Praxis.

Durch die Beschäftigung mit dem Hara erhalten Sie viele Informationen über die Verfassung Ihres Partners. Mit zunehmender Feinfühligkeit und Sachkenntnis lernen Sie das, was Sie erfühlen, zu interpretieren. Doch achten Sie darauf, daß Ihr Geist offen und aufnahmebereit bleibt.

Hara-Diagnose hängt von dem Atem ab, der das Tanden erreicht. Wird der Atem durch Spannung blockiert, gelangt das Lungen-Ki nicht in das Hara, womit dieses nicht mehr als Lebenszentrum funktioniert. Eine detaillierte Diagnose wird damit erschwert, wenn nicht unmöglich.

Wenn Sie während der Arbeit am Hara neben Ihrem Partner sitzen, haben Sie die Möglichkeit, alle übrigen Diagnosemethoden – Betrachten, Befragen und Hören – zusammen mit Berührung einzusetzen.

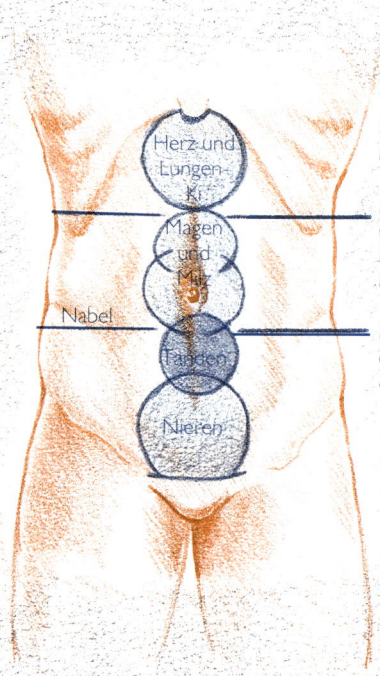

Die einfache Hara-Diagnose unterteilt das Hara in zwei große Bereiche. Der obere Bereich zwischen Rippen und Nabel sollte sich weich, flexibel und doch elastisch anfühlen. Der untere Bereich unter dem Nabel einschließlich des Schambereichs sollte fest und stark sein.

Eine andere Theorie untergliedert das Hara genauso wie den Dreifacherwärmer (rechts). Masunaga entwickelte diese Einteilung unter Einbehaltung des groben Schemas weiter (rechts außen).

Herz und Lungen-Ki

Magen und Milz

Nabel

Tanden

Nieren

**Hara-Diagnose entsprechend der Dreifacherwärmer-Regionen**

Die obere Region sollte sich nachgiebig, frei und unverkrampft anfühlen.

Die Region um den Nabel sollte elastisch und flexibel sein und auf Berührung reagieren, nicht aber hart oder unelastisch sein.

Das Tanden »empfängt und speichert« und sollte sich fest und stark anfühlen.

### Vom Hara lernen

Sanftes Abtasten des Haras kann Ihnen nun mit Hilfe der vorhergehenden Angaben Informationen über die Organe und Meridiane bringen. Zur Interpretation dessen, was Sie fühlen, müssen Sie ein Gespür für Kyo- und Jitsu-Eigenschaften entwickeln (S. 162-163). Versuchen Sie, in dieser Region zurückhaltend zu arbeiten, um Ihren Partner, fühlt er sich in dieser Region schutzbedürftig, zu beruhigen.

### Das Hara abtasten

Zum Abtasten des Haras arbeiten Sie mit gestreckten, doch entspannten Fingern. Geben Sie nur mit dem Gewicht Ihres entspannten Armes senkrechten Druck, ohne zu pressen oder zu drücken. Lassen Sie Ihren Partner entspannen, achten Sie auf seine Atmung, und »horchen« Sie mit den Fingern.

Legen Sie Ihre innenliegende Hand mit der Handfläche auf das Hara Ihres Partners – der Ballen unter, die Finger über dem Nabel. Entspannen Sie Schultern und Ellbogen. Lassen Sie nun die andere Hand in die Wölbung unter das Kreuz des Partners gleiten. Je angespannter die Muskeln, desto stärker

wird das Hohlkreuz sein. Registrieren Sie die Tonusqualität insgesamt und wie der Atem in das Hara strömt.

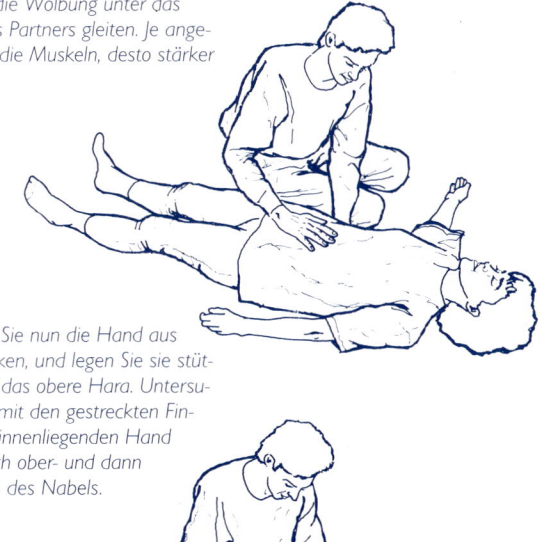

Nehmen Sie nun die Hand aus dem Rücken, und legen Sie sie stützend auf das obere Hara. Untersuchen Sie mit den gestreckten Fingern der innenliegenden Hand den Bauch ober- und dann unterhalb des Nabels.

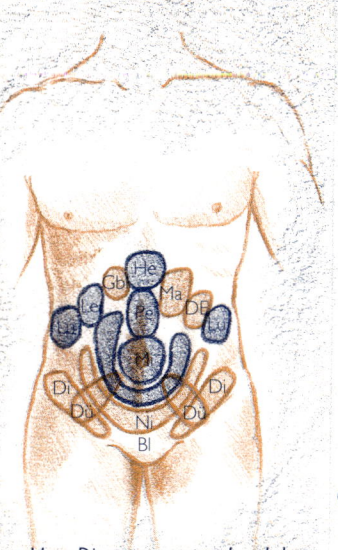

Hara-Diagnose entsprechend der Einteilung nach Masunaga

Alle Ihre Shiatsu-Behandlungen werden Veränderungen im Hara bewirken. Nach der Behandlung können Sie seinen Zustand fühlen und die Veränderungen in Ihrem Partner überprüfen und im Lauf der Zeit zwischen den Behandlungen Veränderungen registrieren. Als Übung versuchen Sie – mit Ihrem Partner in der Rückenlage –, die drei Yin-Meridiane des Arms zu behandeln, die starken Einfluß auf Atem und emotionale Energie haben. Die Abbildungen unten vergegenwärtigen Ihnen nochmals die Armpositionen, die die drei Meridiane am besten für Ihre Arbeit erreichbar machen. Enden Sie, indem Sie sich kurz auf die Schultern Ihres Partners stützen (S. 96), und tasten Sie dann das Hara ab.

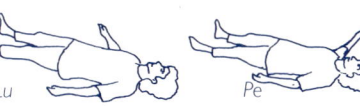

Lu                    Pe

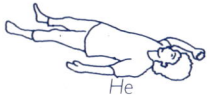

He

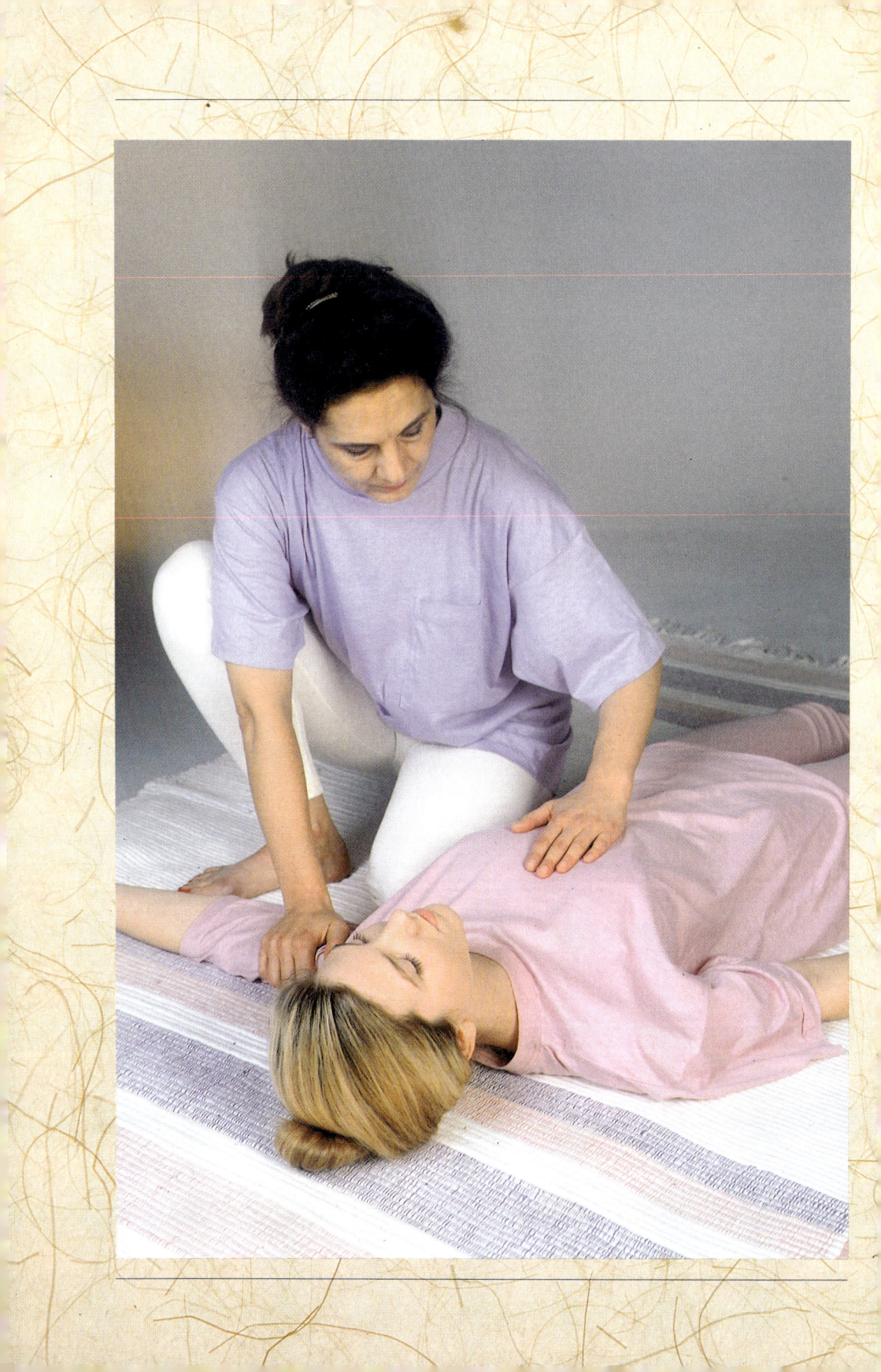

# KAPITEL 10

# Shiatsu für den Alltagsgebrauch

Die Vertrautheit mit dem in den Kapiteln 4, 6, 7 und 8 vorgestellten Shiatsu-Grundprogramm gibt Ihnen auch die Sicherheit, dieses Grundprogramm auf die speziellen Bedürfnisse Ihres Partners zuzuschneiden. Wenn Sie die Grundtechniken und die Verlaufswege der Meridiane erlernt haben, können Sie dazu übergehen, Ihre Shiatsu-Sitzungen vielseitiger zu gestalten. Dieses Kapitel stellt einige Methoden vor, wie Sie Ihr Wissen über die Meridiane dazu einsetzen können, ein Behandlungsprogramm für spezielle Beschwerden bzw. für Alltagsverhältnisse zu entwickeln.

Das Kurzprogramm für Kopf und Füße auf den Seiten 168-173 eignet sich zur Behandlung müder, gestreßter Personen, die Schlafstörungen haben und nicht entspannen können. Es ist für Shiatsu-Geber wie -Empfänger entspannend und kann am Ende eines betriebsamen Tages praktiziert werden. Auch Kleinkinder und Schwangere können von einer Behandlung mit Shiatsu profitieren: Wenden Sie das speziell auf ihre Bedürfnisse zugeschnittene Programm auf den Seiten 174-177 an.

Bei Personen, die Probleme haben, auf dem Bauch oder überhaupt zu liegen, probieren Sie das Programm für die sitzende Haltung aus (S. 178 bis 185). Wenden Sie es bei älteren Menschen oder Freunden mit Asthma oder während der Arbeit bei einem Kollegen mit Kopfschmerzen an. In allen drei Fällen sitzt der Betroffene wahrscheinlich lieber auf dem Boden oder einem Stuhl.

Versuchen Sie, sich an die Shiatsu-Techniken für Fortgeschrittene (S. 52-54) zu halten, und Sie werden in Ihre Shiatsu-Sitzungen die Arbeit in der sitzenden Haltung und alle sonstigen in diesem Kapitel vorgestellten Methoden einarbeiten können. Mit dieser vielseitigen Anwendbarkeit sorgt Shiatsu für eine Bereicherung des Lebens und für eine Verbesserung der Lebensqualität.

# Shiatsu für Kopf und Füße

Personen, die müde, angespannt, erregt und unfähig zum Entspannen sind, weisen eine Yin-Yang-Disharmonie auf. Wird Yin zu schwach, um Yang anzuziehen und zu halten, oder wird Yang im Körper zu stark, dann sondert sich Yang ab und »revoltiert« nach oben. Kopfschmerzen, Nervosität, Reizbarkeit, innere Unruhe, Schlaflosigkeit, Trockenheit von Augen, Nase oder Hals, Durst, Hitzegefühle in Brust oder Kopf und erhitzte Wangen sind typische Symptome.

In solchen Fällen ist Shiatsu an Kopf und Füßen oft hilfreich. Das Programm dauert nur 15 bis 20 Minuten. Probieren Sie es nach einem arbeitsreichen Tag oder vor dem Zubettgehen aus.

Beginnen Sie mit dem Kopf, um das Yang-Ki zu dispergieren und ihm beim Hinabfließen zu helfen. Arbeiten Sie dann an den Füßen, um das Yin zu kräftigen, das das Yang nach unten anzieht. Yin steigt auf, um den Geist zu beruhigen, den Kopf zu kühlen und Augen und Hals zu befeuchten. Es hilft den Augen, sich nachts zu schließen.

### Die Rolle von Yin und Yang
*Yin zieht Yang an; Yang zieht Yin an. Yang ist aktiv und beschützt Yin; Yin nährt und unterstützt Yang. Yang ist warm und trocknet; Yin ist kühl und befeuchtet.*

*Yang-Ki reguliert die »Öffnungen« der Sinnesorgane. Die Yin-Meridiane transportieren Nahrung und Feuchtigkeit zu den sensorischen Körperöffnungen.*

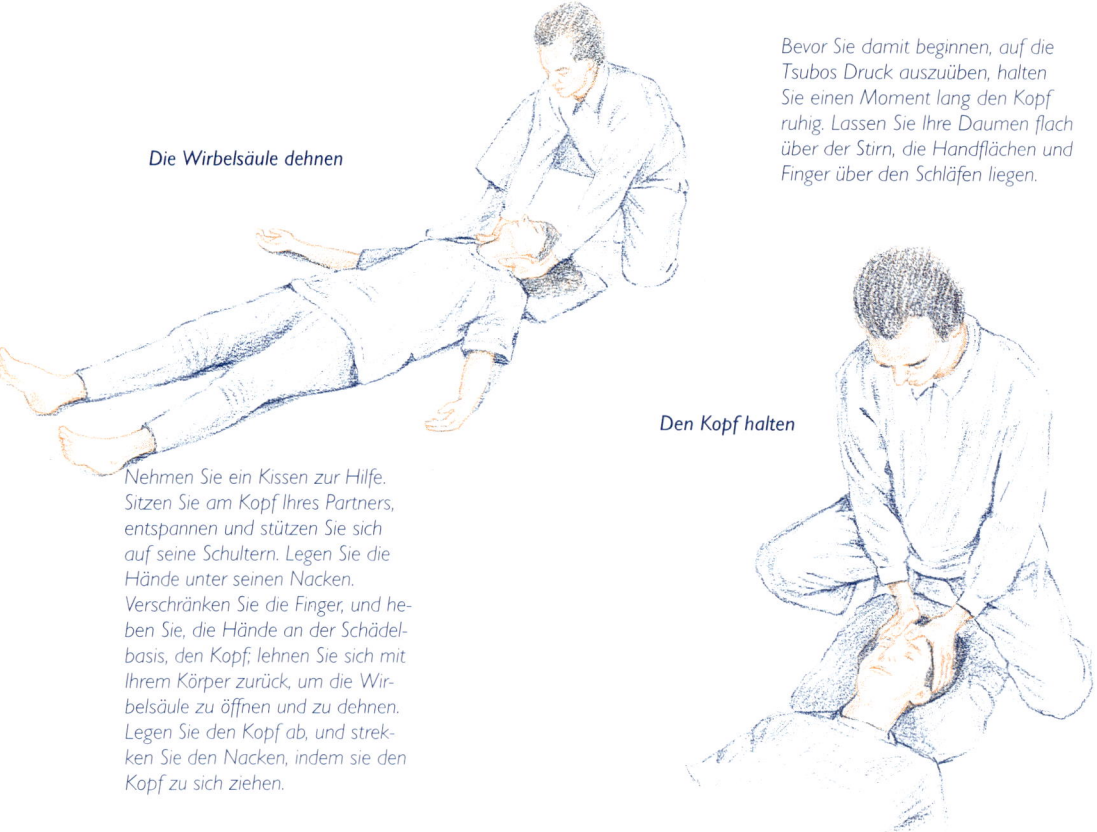

*Die Wirbelsäule dehnen*

*Bevor Sie damit beginnen, auf die Tsubos Druck auszuüben, halten Sie einen Moment lang den Kopf ruhig. Lassen Sie Ihre Daumen flach über der Stirn, die Handflächen und Finger über den Schläfen liegen.*

*Den Kopf halten*

*Nehmen Sie ein Kissen zur Hilfe. Sitzen Sie am Kopf Ihres Partners, entspannen und stützen Sie sich auf seine Schultern. Legen Sie die Hände unter seinen Nacken. Verschränken Sie die Finger, und heben Sie, die Hände an der Schädelbasis, den Kopf; lehnen Sie sich mit Ihrem Körper zurück, um die Wirbelsäule zu öffnen und zu dehnen. Legen Sie den Kopf ab, und strecken Sie den Nacken, indem sie den Kopf zu sich ziehen.*

Beginnen Sie, an beiden Seiten des
Gesichts gleichzeitig zu arbeiten.
Die Symmetrie Ihres Daumen-
drucks wird so lange als angenehm
empfunden werden, wie Ihre ausgestreckten Finger an den Kopfseiten
Ihres Partners für Halt und Stütze
sorgen.

Folgen Sie mit Ihrem Daumen
zunächst dem Blasen-Meridian
vom inneren Augenbrauenwinkel
(Bl 2) über die Stirn bis zum Kopfscheitel. Folgen Sie dann der inneren Linie des Gallenblasen-Meridians von Gbl 14 nach oben und
über den Kopf. Einen Daumen über
den anderen setzend, folgen Sie
dann dem Gouverneursgefäß von
der »Stempelhalle«, dem Punkt
zwischen den Augenbrauen, hoch
bis zum Kopfscheitel.

Es ist nötig, den Meridianen
strikt zu folgen. Versuchen Sie, entlang der Augenbrauenlinie zu arbeiten, folgen Sie dann den Ge-
sichtskonturen, unter den Augen
und quer über und unter den Joch-
beinen. Arbeiten Sie zum Schluß
rund um die Linie des Kieferkno-
chens, indem Sie oben mit dem
Daumen arbeiten und unter das
Kinn die Finger haken. Alle Tsubos,
die Sie finden, gehören zu den
Yang-Meridianen des Gesichts
(S. 76-77). Konzentrieren Sie sich
auf die klassischen Punkte, die Sie
hier aufspüren – sie sind für Ihren
Partner besonders nützlich.

Arbeit am Gesicht

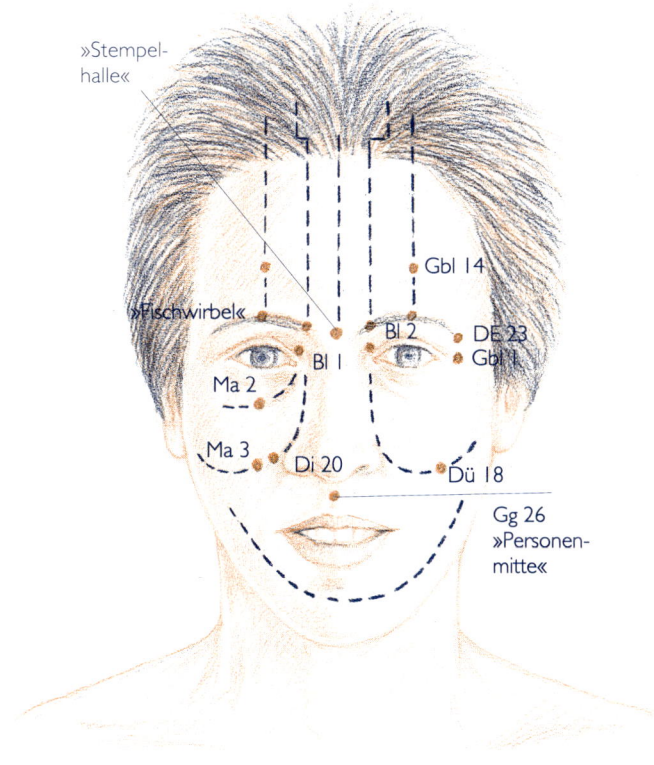

»Stempel-
halle«

»Fischwirbel«

Gbl 14

Bl 2

DE 23

Gbl 1

Bl 1

Ma 2

Ma 3

Di 20

Dü 18

Gg 26
»Personen-
mitte«

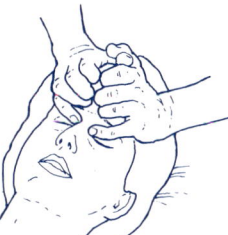

### Die Augen

Mit dem Daumen zu arbeiten ist
nicht immer einfach. Behandeln
Sie mit dem kleinen Finger Bl 1,
»Augenglanz«, der auch bei
Schlaflosigkeit hilft. Dieser Punkt
liegt 1 mm über dem Augeninnen-
winkel. Drücken Sie nach innen
und oben.

Punkte um die Augenhöhle
herum sind besonders nützlich bei
Augenstörungen. Manche helfen

auch bei Nasen- und Nebenhöhlenerkrankungen, die meisten lindern zudem Kopfschmerzen. Diese Punkte sind in der obigen Abbildung eingezeichnet, dazu gehören »Fischwirbel« in der Mitte
jeder Augenbraue, »Stempelhalle«
zwischen den Brauen auf dem
Medianlinien-Meridian und
Gbl 14 »Weißer Yang«, 2 cm über
dem »Fischwirbel«.

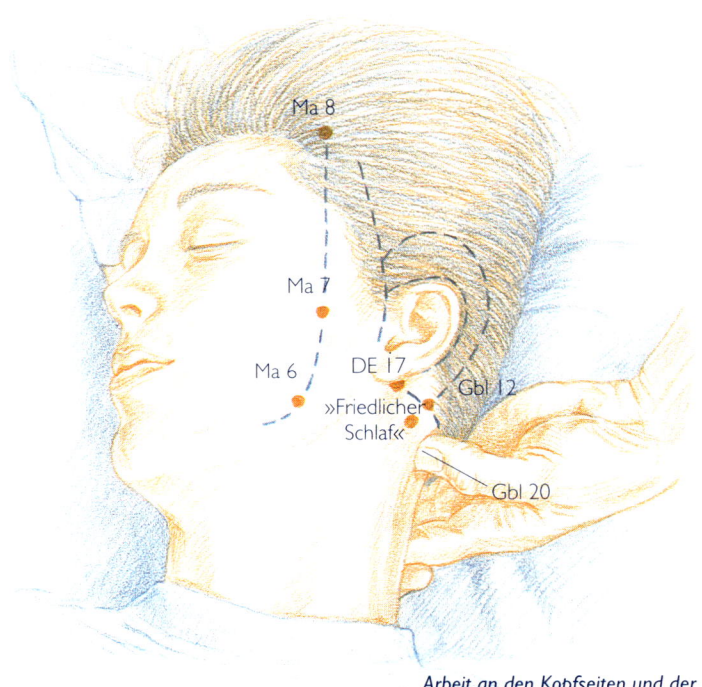

Ma 8

Ma 7

Ma 6

DE 17

»Friedlicher
Schlaf«

Gbl 12

Gbl 20

*Arbeit an den Kopfseiten und der
Schädelbasis*

Nach der Behandlung des Gesichts
drehen Sie den Kopf in Ihrer Handfläche ein wenig zur Seite. Arbeiten
Sie nun mit dem Daumen die
Kopfseiten hinunter, und folgen Sie
zunächst dem Magen-Meridian
vom Stirnwinkel vor dem Ohr hinab
zum Muskel im Kieferwinkel.
Behandeln Sie dann systematisch
die Tsubos diese Linie entlang sowie am Haaransatz und um das
Ohr herum. Enden Sie mit den
Tsubos unter der Schädelbasis
(links). Suchen Sie nach Vertiefungen, in denen Ihr Druck angenommen wird. Einige sind klassische
Punkte, deren positive Wirkung auf
Augen, Ohren und andere Sinnesorgane bekannt ist. Manche beruhigen auch den Geist und sind somit
bei Schlaflosigkeit, Nervosität oder
Reizbarkeit von Nutzen.

## Dreifachdehnung

*Sie lockert und harmonisiert den
Nacken. Drehen Sie den Nacken
Ihres Partners nach beiden Seiten,
um Widerstände zu ertasten.
Fühlen sich beide Seiten gleich an,
dann beginnen Sie mit der Seite
Ihrer Wahl. Andernfalls dehnen
Sie zuerst die leichte (Kyo-) Seite
(S. 162).*

Rollen Sie den Kopf nach rechts.
Stützen Sie sich mit der rechten
Hand auf die linke Schulter, und legen Sie die linke Handfläche an die
Kopfseite (Position 1). Dehnen Sie
den Nacken durch allmähliches
Stützen auf die Hände – die Ellbogen sind entspannt. Geben Sie
wieder nach.

Greifen Sie mit der linken Hand hin-
ter den Kopf, heben und drehen ihn
etwas mehr (Position 2). Dehnen
Sie, und geben Sie wieder nach.
Lassen Sie den Kopf dann in Ihrer
Hand zurückrollen, und dehnen Sie
erneut (Position 3). Geben Sie nach.
Wiederholen Sie auf der anderen
Seite.

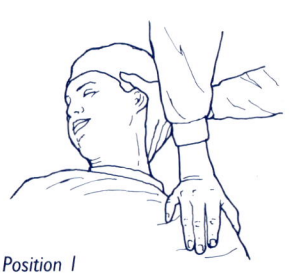

*Position 1*

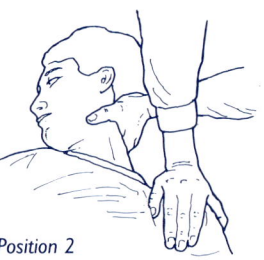

*Position 2*

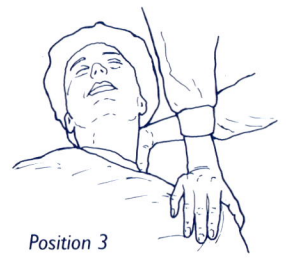

*Position 3*

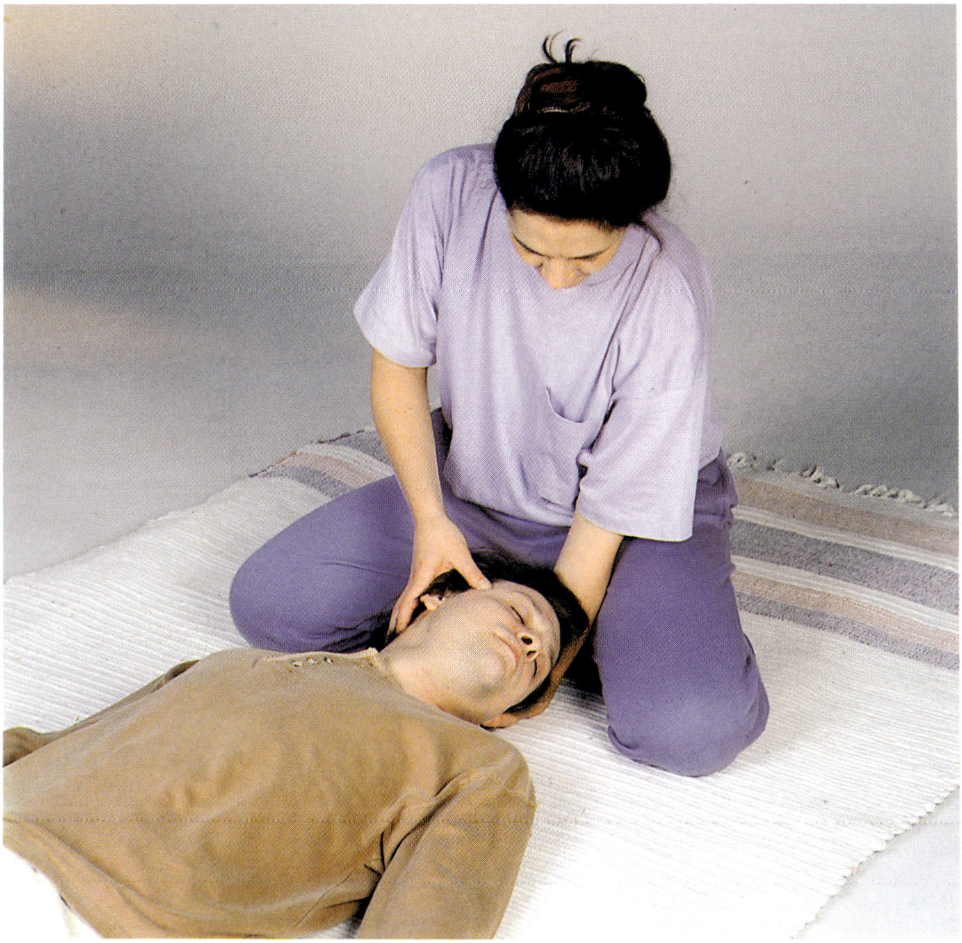

*Behandlung des Magen-Meridians an der Gesichtsseite*

Rollen Sie den Kopf in die Mitte. Haken Sie Ihre Finger unter die Schädelbasis, und ziehen Sie sie kurz sanft
zurück – die Handflächen stützen
die Kopfseiten. Suchen Sie dann mit
den Fingern nach weicherem Gewebe oder Vertiefungen (Tsubos), sinken Sie darin ein, und ziehen Sie sie
wieder nach hinten. Wiederholen Sie
zwei-, dreimal – geben Sie Ihrem
Partner jedesmal Zeit zum Zu-
rechtrücken, Atmen und Entspannen. Unterbrechen Sie zum
Schluß sanft den Kontakt, und gehen
Sie zu den Füßen.

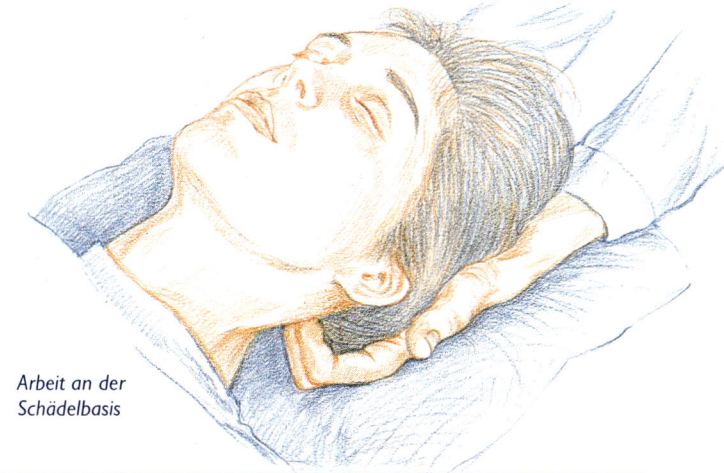

*Arbeit an der*
*Schädelbasis*

### Behandlung der Füße

*Viele von uns verbringen einen Großteil des Tages auf den Füßen. Sie zu entspannen ist von besonderem Nutzen: Die Arbeit an den Füßen kann Einfluß auf den gesamten Körper nehmen, indem sie, wie bereits dargelegt (S. 168), Yin und Yang über die Meridiane harmonisiert. Die noch relativ junge Reflexzonentherapie bestätigt das Verständnis der alten Chinesen, demzufolge jeder Teil des Körpers das Ganze widerspiegelt und beeinflußt.*

*Auch Fuß- und Knöchelbeschwerden wie Krämpfe, Rheumaschmerz, die Folgen von Verrenkungen und sonstige Verletzungen lassen sich durch vorsichtiges Shiatsu um die betroffenen Bereiche und den ihnen nahen Tsubos behandeln.*

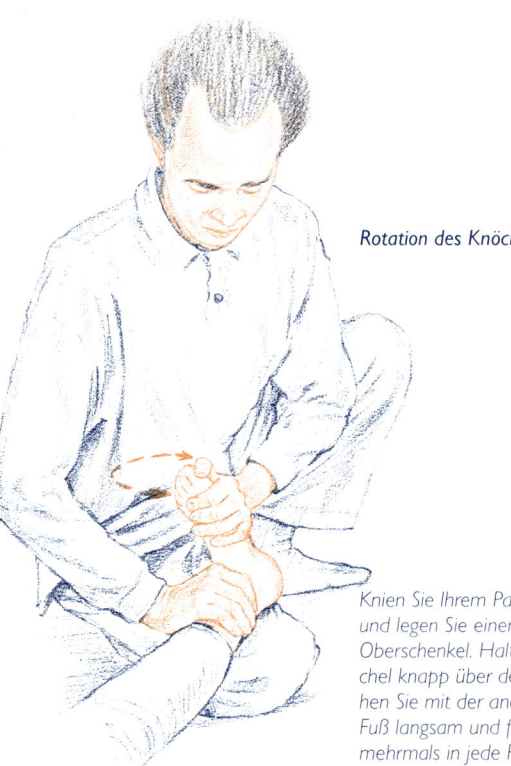

**Rotation des Knöchels**

Knien Sie Ihrem Partner zu Füßen, und legen Sie einen Fuß auf Ihren Oberschenkel. Halten Sie den Knöchel knapp über dem Gelenk. Drehen Sie mit der anderen Hand den Fuß langsam und fest im Gelenk – mehrmals in jede Richtung. Stützen Sie Ihren Arm gegen Ihr anderes Bein (oben), und arbeiten Sie kraft Ihrer Körperbewegung, nicht Ihrer Muskeln.

Ist Ihr Partner entspannt, sollte eine sanfte Bewegung wie eine Welle den Körper bis zu Schultern und Nacken durchlaufen – womit der verbesserte Ki-Fluß zwischen Kopf und Füßen bestätigt wäre.

Leber • Milz

Nieren

Behandeln Sie die Yin-Meridiane des Fußes – Nieren-, Milz- und Leber-Meridian – mit dem Daumen. Arbeiten Sie von Knöchel und Ferse aus die Innenseite des Fußes entlang. Überqueren Sie das Fußgewölbe, um dem Nieren-Meridian zu folgen; den beiden anderen folgen Sie zum Außenwinkel der Großzehe. Nehmen Sie die Zehe, und lassen Sie sie rotieren. Halten Sie den Druck bei jedem Tsubo, der offen oder empfänglich scheint.

**Daumentechnik an den Yin-Meridianen des Fußes**

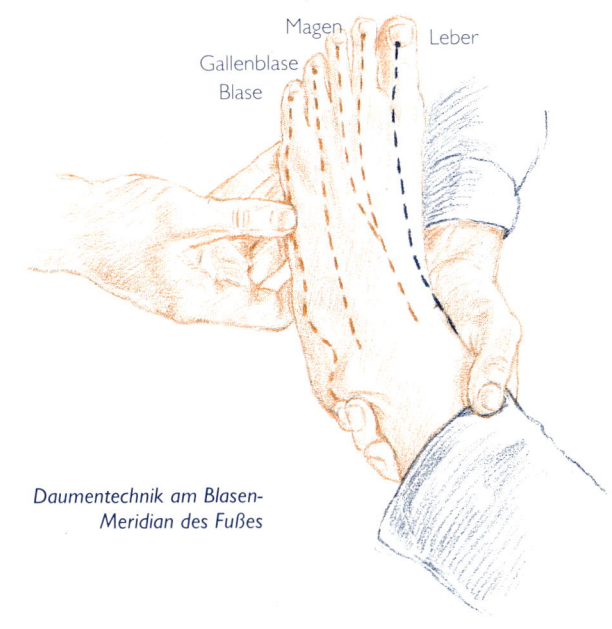

Magen
Gallenblase
Blase
Leber

Tauschen Sie nun aktive und stützende Hand, um an den Yang-
Meridianen am Außenfuß zu arbeiten. Beginnen Sie mit dem Blasen-
Meridian, und arbeiten Sie um den
Knöchel herum und die Fußkante
entlang zur Kleinzehe. Behandeln
Sie danach die anderen Meridiane
von den Knöchelpunkten an bis zu
den Zehen, wobei Sie nach der Vertiefung zwischen Knochen und Sehnen tasten. Der Gallenblasen-Meridian läuft bis zur vierten Zehe. Der
Magen-Meridian hat zwei Äste –
der Hauptast läuft zur zweiten, der
andere zur dritten Zehe. Arbeiten
Sie so zwischen allen Knochen.

    Enden Sie, indem Sie alle Zehen
strecken und rotieren lassen (unten).

*Daumentechnik am Blasen-
Meridian des Fußes*

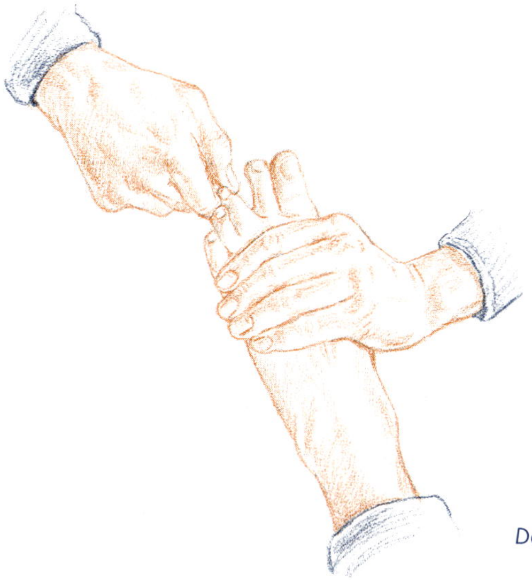

Abschließend beugen und dehnen
Sie den gesamten Fuß in alle
Richtungen: Beugen Sie Fuß und
Zehen zurück, indem Sie sich mit
Ihrem Körpergewicht nach vorn lehnen; dann nach unten, indem Sie
die Fußspitze, wie abgebildet, greifen und sich zurücklehnen. Wiederholen Sie nun sämtliche Techniken
am anderen Fuß.

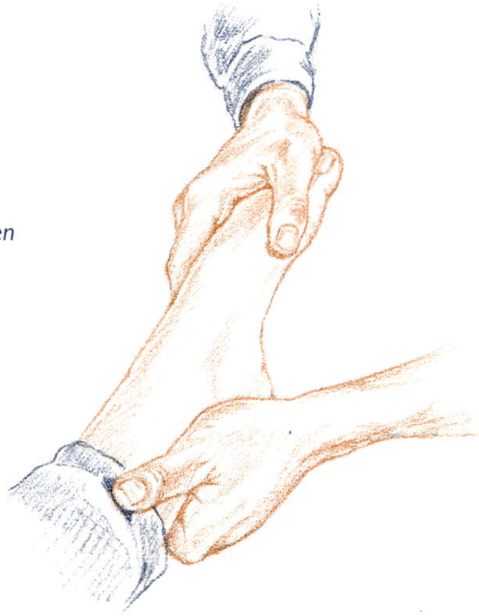

*Den Fuß dehnen*

### Merke
*Die Füße halten viel Spannung
aus, und viele Leute sind ziemlich
empfindlich an den Füßen. Fuß-
Shiatsu kann ausgesprochen befreiend wirken. Seien Sie stets bereit, Ihre Techniken und Ihr Programm umzustellen. Lassen Sie
sich von Ihrem Partner führen.*

# Shiatsu für Kinder

Shiatsu mit Kindern kann man ganz zwanglos oder formgerecht, als Ritual vor dem Zubettgehen oder zweckmäßig zu jeder Tageszeit geben. Kinder aller Altersklassen können von Shiatsu profitieren – und auch ihre Eltern. Shiatsu kann sprichwörtlich dazu beitragen, daß Kinder und Eltern miteinander in Kontakt bleiben. Es ist nicht nur ein effektives Hilfsmittel, um ihre üblichen kleineren Beschwerden zu behandeln, sondern auch eine wertvolle Methode, um sie bei Krankheit zu beruhigen, um Verantwortungsgefühl auszudrücken und ihnen dabei zu helfen, auf Sie zu vertrauen. In vielen orientalischen Ländern werden die Kinder sogar dazu ermuntert, ihre Eltern abends nach getaner Arbeit zu massieren.

Insgesamt sind Kinder mehr Yang. Sie sind anfällig für fiebrige oder Hitzeerkrankungen, doch die Krankheiten kommen und gehen schnell. Kinder sind sensibel, und ihr Ki spricht leicht auf Druck an auf Meridiane und Tsubos.

*Häufige Beschwerden*
*Bei **Fieber** streichen Sie mehrmals die Wirbelsäule hinab, den Herz-Meridian hinunter zum kleinen Finger und vom Nasenrücken nach außen zu den Stirnseiten. Bei **Verdauungsschwäche**, die oft mit **Problemen beim Zahnen** einhergeht, massieren Sie den Bauch kreisförmig, und massieren Sie auch Daumen und Zeigefinger, vor allem Di 4. Massieren Sie danach Ma 36 und die Magenlinie am Fuß. Bei **Durchfall** streichen Sie Lungen- und Dickdarm-Meridian hoch und massieren wiederholt das Kreuzbein hoch, bei **Verstopfung** massieren Sie das Kreuzbein nach unten. Ist das Kind **unruhig, reizbar** oder **aufgeregt** und **überängstlich**, massieren Sie die Handfläche langsam und fest, umgreifen jeden Finger und drücken ihn sanft bis zum Nagel. Bei **Bettnässen** und **Nachtangst** reiben Sie die Lendenregion, um das Mei Mon zu wärmen. Halten Sie das Hara, und massieren Sie Nieren- und Blasenpunkte um die Knöchel herum.*

*Massage für Kinder unter fünf*
*Bei Kleinkindern (bis zu 5 Jahren) kann es besser und wirksamer sein, die Meridiane entlangzustreichen oder zu reiben, statt zu drücken. Manchmal erweist sich auch eine Kombination der Methoden als wirksam. Als Faustregel mag gelten: Massieren Sie vom Zentrum weg und die Gliedmaßen nach unten, wenn das Kind kräftig und widerspenstig, fiebrig und ruhelos ist, einen lauten Schrei oder Husten hat. Ist das Kind schwach und teilnahmslos oder nervös, massieren Sie die Gliedmaßen hoch und zum Zentrum hin.*

*Streichen Sie die Brust – nach außen bei akutem Husten, nach innen von den Rippen aus bei geschwächter Brust.*

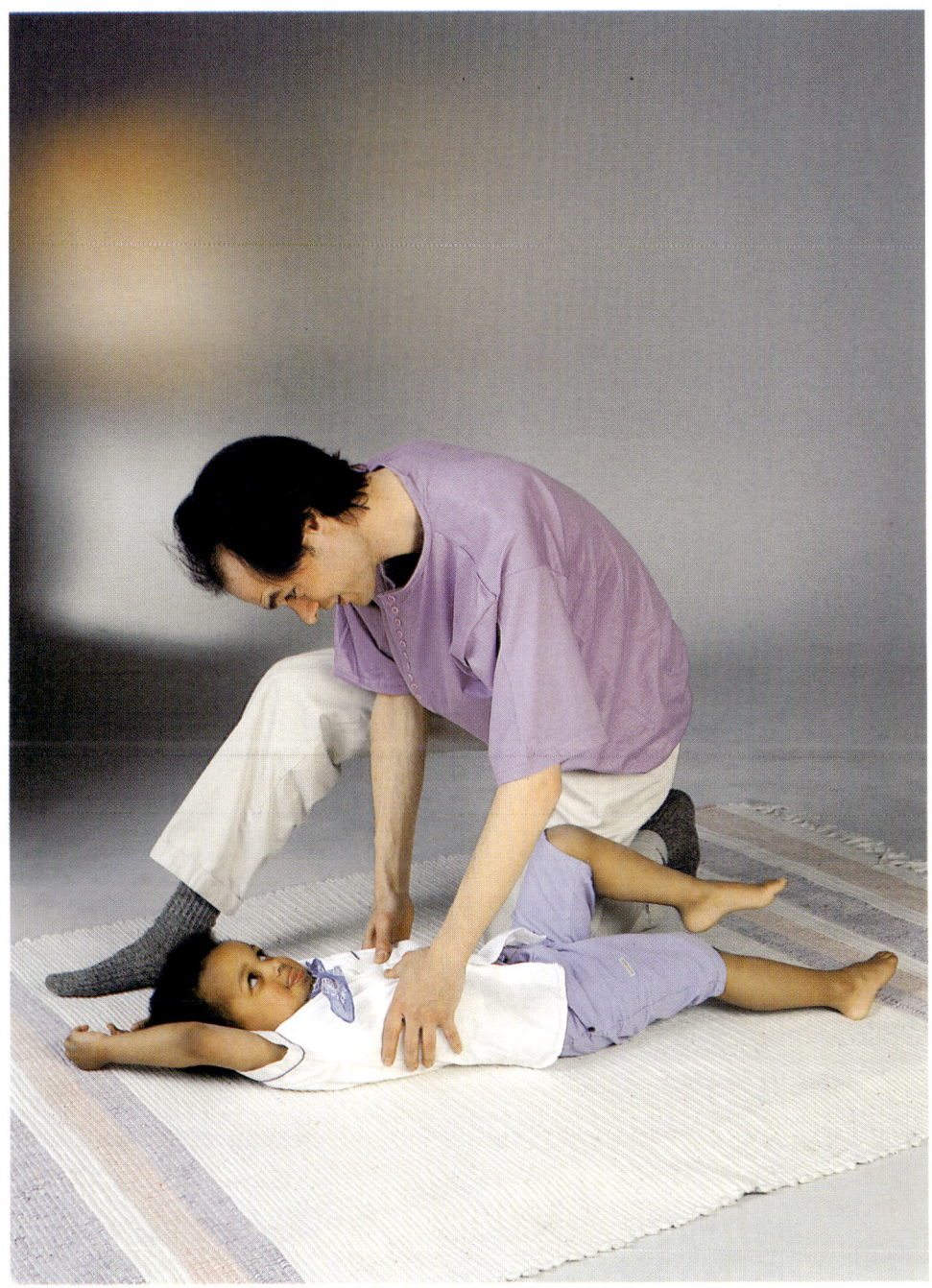

*Streichmassage der Brust*

# Shiatsu für Schwangere

Während der Schwangerschaft paßt sich der Körper der Frau den neuen Aufgaben an, den Fötus zu ernähren und zu tragen. Nieren-Ki und Grundessenz der Mutter sind Hauptnahrungsquellen für das in ihr wachsende Kind. Die Nieren sind die Wurzeln von Yin und Yang; die typischen Schwangerschaftsbeschwerden sind mit dem vorübergehenden Gleichgewichtsverlust verbunden, der durch die Umleitung der Nieren-Energien bedingt ist. Ist die Konstitution der Frau schwach, oder muß sie weiter hart arbeiten, ohne ausreichend zu ruhen, dann führt dies zu einer Belastung der Nieren (und somit anderer Organe), die Beschwerden können anhalten oder ernsthafterer Natur werden.

Körperliche Betätigung, richtige Ernährung und Ruhe sind wichtig. Shiatsu kann hier sehr hilfreich sein, vor allem in den Früh- und Spätphasen der Schwangerschaft.

*Übungen für Schwangere*
*Manchmal werden Yoga-Kurse für werdende Mütter angeboten, doch regelmäßiges Schwimmen ist ein guter Ersatz, und die in diesem Buch vorgeschlagenen Übungen sind alle unbedenklich, sofern man nicht übertreibt.*

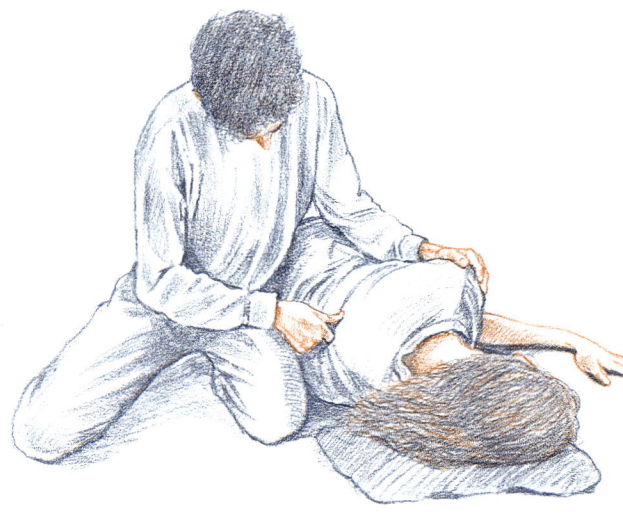

*Arbeit am Blasen-Meridian bei morgendlicher Übelkeit*
*Dieser durch »revoltierendes« Yang-Ki von Leber, Gallenblase und Magen verursachte Zustand ist durch eine Erschöpfung des Nieren-Yin in den frühen Schwangerschaftsmonaten bedingt. Drücken Sie zunächst den Blasen-Meridian mit Zeigefingerknöchel und Daumen hinab (links) – Ihre Partnerin in der Seitenlage.*

*Achtung*
*Beachten Sie die auf Seite 5 gegebenen Warnhinweise, was starken Druck auf den Gallenblasen-Meridian auf der Schulterkuppe und die Punkte Di 4 und Mi 6 betrifft. Meiden Sie auch alle Yin-Meridiane auf der Innenseite des Unterschenkels, wenn die Gefahr einer Fehlgeburt in den frühen Schwangerschaftsmonaten besteht.*

*Behandlung der morgendlichen Übelkeit*
*Der Blasen-Meridian erfordert in der Schwangerschaft eine wirklich ausgeglichene Behandlung: Er hilft den Nieren und unterstützt die anderen Organe über seine »assozïerten Punkte« (S. 123). Konzentrieren Sie sich auf die mittlere Region nahe den Punkten für Leber, Gallenblase, Milz und Magen. Schenken Sie dem Perikard-Meridian besondere Aufmerksamkeit. Punkt Pe 6 hilft bei jeder Form von Übelkeit. Behandeln Sie am Magen-Meridian Ma 36 und Ma 44. Abschließend geben Sie Le 3 gleichbleibenden Druck.*

Zu den häufigsten Beschwerden der letzten Schwangerschaftsmonate zählen Schmerzen im unteren Rücken und müde, schwere Beine. Das Gewicht des Kindes belastet die Wirbelsäule der Mutter und drückt von oben auf das Becken. Hämorrhoiden und Krampfadern sind ernsthaftere Zeichen einer solchermaßen gestörten Zirkulation.

Auch diese Symptome lassen sich alle durch die Arbeit am Blasen-Meridian behandeln. Beginnen Sie am Rücken, und arbeiten Sie – zunächst mit der Handfläche, dann mit dem Daumen – die Beine hinunter. Stützen Sie sich von hinten auf (unten).

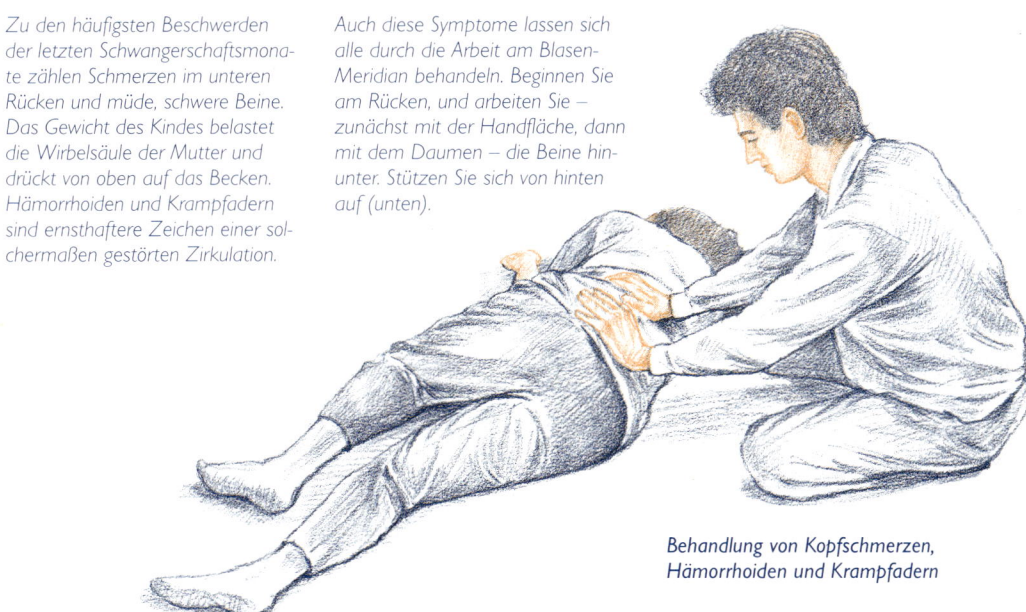

*Behandlung von Kopfschmerzen, Hämorrhoiden und Krampfadern*

Während der Geburt kann Shiatsu die Wehen beschleunigen und verstärken und Schmerzen lindern. Bei einer verspäteten Geburt kann es eine künstliche Weheneinleitung erübrigen.

Beim Shiatsu sollten Sie auf die Bedürfnisse Ihrer Partnerin achten, generell jedoch sollte Ihre Arbeit kräftig, jedem Schmerz gewachsen

sein. Alle bislang verbotenen Punkte werden nun zu Punkten der ersten Wahl. Starker Druck auf den Schultern hilft oft, überhaupt etwas in Gang zu setzen. Starker Daumendruck auf das Kreuzbein hilft oft bei starken Schmerzen. Probieren Sie Di 4, Bl 60 und Mi 6 und behandeln Sie die empfindlichen Ohrpunkte.

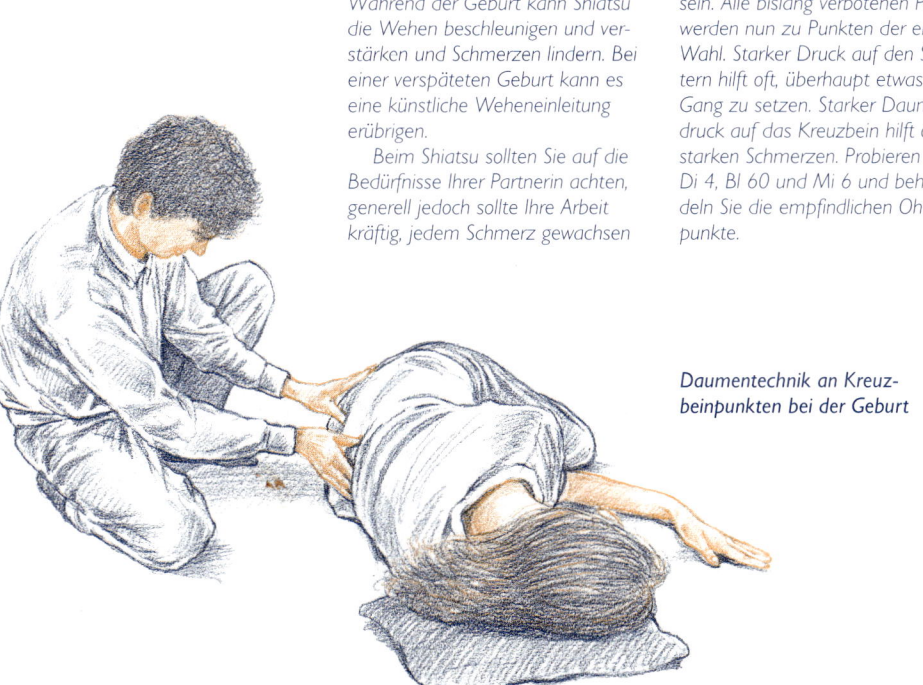

*Daumentechnik an Kreuzbeinpunkten bei der Geburt*

# Shiatsu in sitzender Position

Shiatsu ist in jeder Lebenslage praktikabel: Es bedarf keiner Vorbereitung, lediglich Ihrer Flexibilität. Shiatsu in der sitzenden Position bietet sich an, um Personen unter Alltagsbedingungen zu behandeln. Doch auch ältere Leute oder Behinderte können Probleme damit haben, sich hinzulegen, Personen mit Asthma ist eine Behandlung im Sitzen oft angenehmer, und schließlich lassen sich auch Nacken- und Schulterschmerzen oder -krämpfe in der aufrechten Haltung besser behandeln.

Das größte Problem beim Shiatsu im Sitzen ist es, den Partner während der Behandlung mit dem eigenen Körper abzustützen. Das folgende Grundprogramm dient als Basis, auf der Sie bald schon nach Ihren eigenen Vorstellungen Änderungen vornehmen und aufbauen können.

*Handflächentechnik am Rücken*

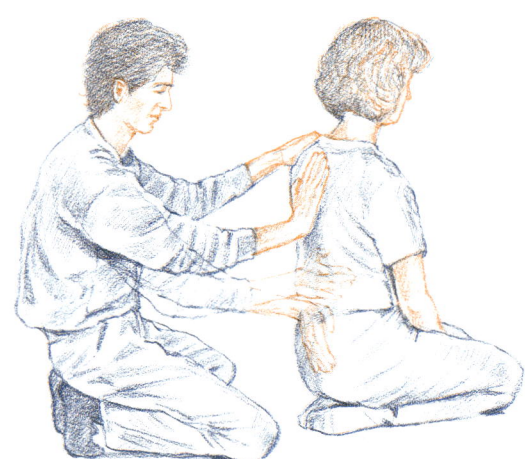

*Mit dem Grundprogramm beginnen*
*Sitzt Ihr Partner bequem auf dem Boden, dann ist dies der beste Platz zum Arbeiten. Bitten Sie ihn, sich zu knien oder den Schneidersitz einzunehmen – geben Sie ihm ein Kissen. 15, 20 Minuten kniend oder im Schneidersitz ist für den Ungeübten nicht einfach. Ermuntern Sie Ihren Partner, sich zu bewegen, wenn er sich verkrampft oder ein Taubheitsgefühl bekommt. Steigen Sie gegebenenfalls auf Stuhl oder Hocker um.*

*Halten Sie zu Beginn die Schulter Ihres Partners mit der stützenden Hand, und arbeiten Sie dann mit der Handfläche die Wirbelsäule zwischen den Schultern bis zur Lendenwirbel- und Kreuzbeinregion hinunter (oben). So können Sie die Verfassung Ihres Partners erfühlen, vor allem seine Atmung oder Versteifungen in der Wirbelsäule. Ent-*

*spannen Sie Ihre Ellbogen, und halten Sie mit beiden Händen gleichmäßigen und ausgeglichenen Druck.*
*Rücken Sie dann näher an den Partner, um seinen Rücken zu stützen, wenn Sie mit Ihren Ellbogen vom Nackenansatz an über die Schultern Druck ausüben (rechts).*

*Auf die Schultern stützen*

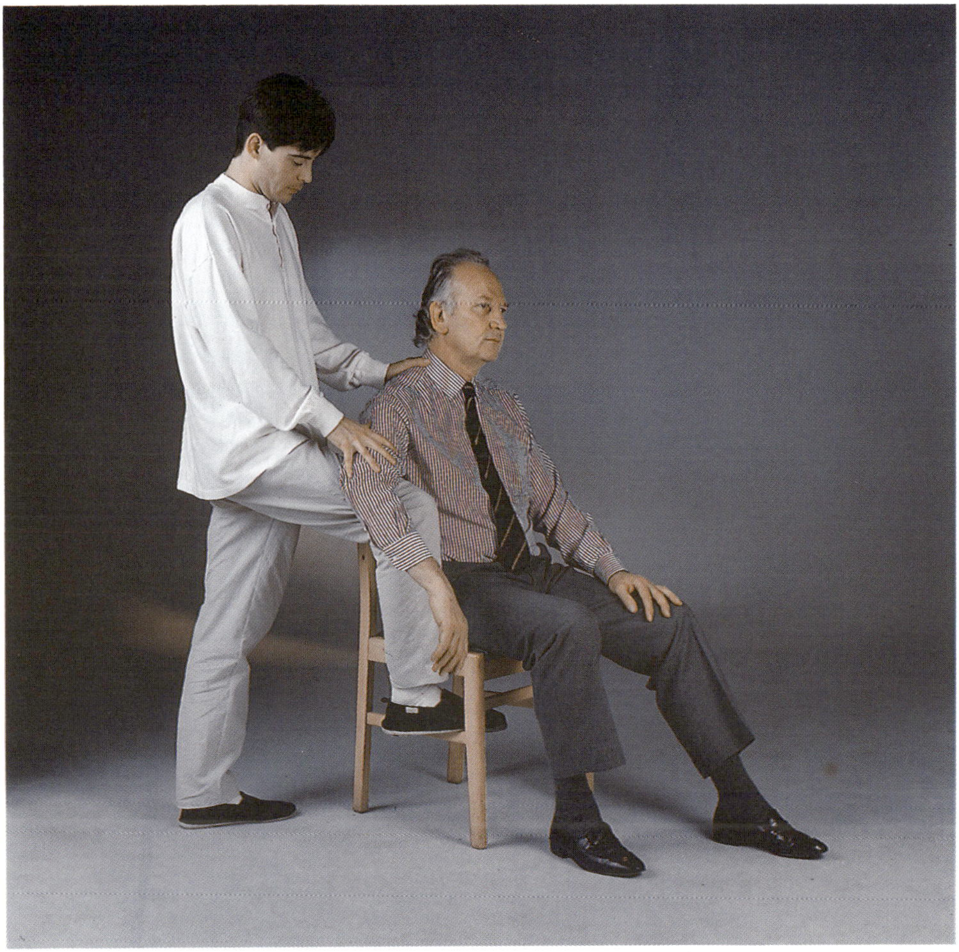

Behandlung des Dreifacherwärmers auf den Schultern

Behandeln Sie mit dem Daumen die drei Schulter-Meridiane: den Gallenblasen-Meridian auf der Schulterkuppe, den des Dreifacherwärmers hinter dem Muskel und den Dünndarm-Meridian über der Schulterblattkante. Wenn Sie sich zurücksetzen, um auf den Schulterblattbereich rechtwinkligen Druck auszuüben, versuchen Sie, mit dem Bein Ihren anderen Arm bzw. direkt den Rücken Ihres Partners abzustützen.

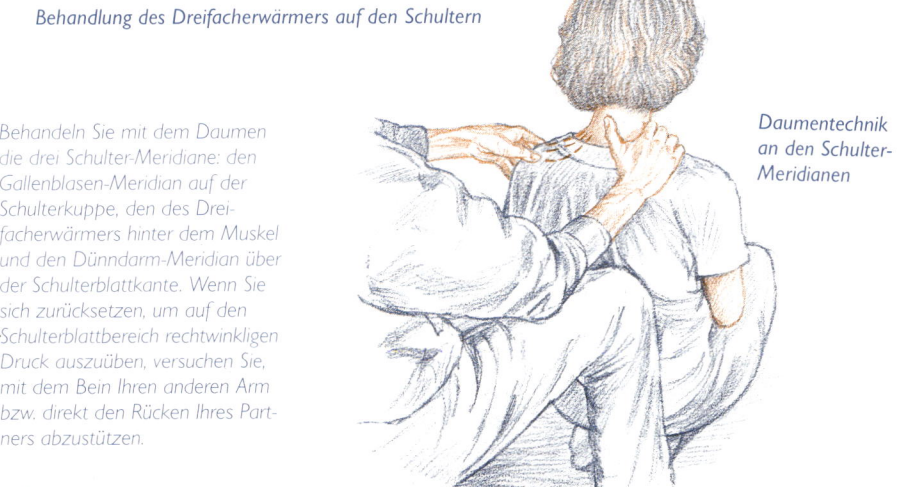

Daumentechnik an den Schulter-Meridianen

### Für einen klaren Kopf: Arbeit am Blasen- und Gallenblasen-Meridian

Bei akuter Erkrankung sind die Yang-Meridiane aufgerufen. Indem es auf Außeneinflüsse reagiert, produziert Yang-Ki starke und unangenehme Symptome im Kopf, wo sich die Meridiane treffen: Erkältungen und Nebenhöhlenerkrankungen, Heuschnupfen, Kopfschmerzen, Kater sowie Ohrenschmerzen, schmerzende und entzündete Augen sind hier häufig.

Behandeln Sie den Blasen- und Gallenblasen-Meridian vom Augenbereich bis zum Schädelscheitel. Sie sind durch ihren Verlauf und ihre Verbindungsstücke sehr wirksam, was die Auflösung von Blockierungen, die Klärung der Sinne und das Ausschalten von Klimaeinflüssen betrifft. Sorgen Sie für Ausgewogenheit zwischen dieser lokal wirksamen Behandlung und dem Shiatsu an Rücken und Extremitäten (S. 182-185).

**Den Nacken entspannen**

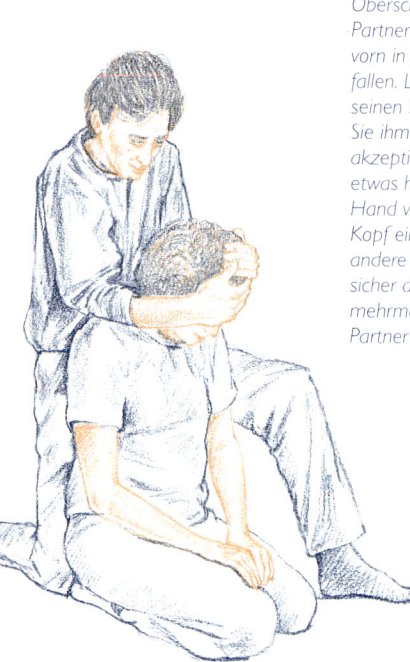

Beginnen Sie mit dieser wirksamen Lockerungsmethode für den Nacken. Rücken Sie nah an Ihren Partner, und stützen Sie ihn mit Oberschenkel oder Hüfte ab. Ihr Partner läßt nun seinen Kopf nach vorn in Ihre verschränkten Hände fallen. Lassen Sie die Ellbogen auf seinen Schultern liegen, und geben Sie ihm Zeit, Ihren Halt zu akzeptieren. Heben Sie den Kopf etwas hoch, und nehmen Sie eine Hand von der Stirn, so daß der Kopf ein ganz kurzes Stück in Ihre andere Hand fällt. Fangen Sie ihn sicher auf, und wiederholen Sie mehrmals. Ermuntern Sie Ihren Partner »loszulassen«.

**Fingerdruck auf Blasen- und Gallenblasen-Meridian**

Nach der Nackenentspannung richten Sie den Kopf Ihres Partners wieder auf und lehnen sich leicht vor, um den Kopf mit Ihrem Körper abzustützen. Drücken Sie nun mit gebeugtem Zeige- oder Mittelfinger zuerst den Blasen-, dann den Gallenblasen-Meridian hinunter, und zwar von den Augenbrauen bis zum Schädelscheitel (links). »Pressen« Sie nicht – setzen Sie das natürliche Gewicht Ihrer Arme ein.

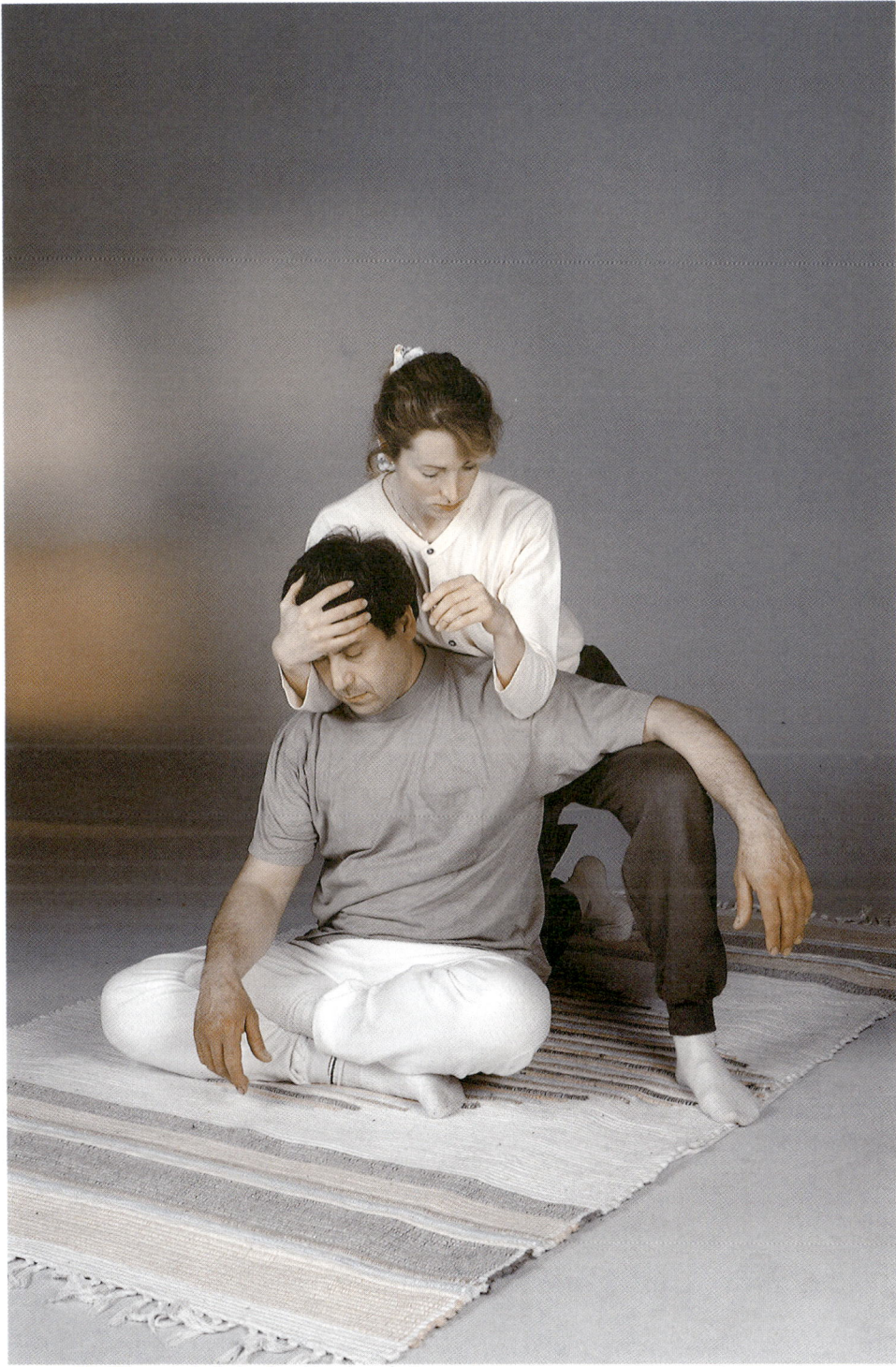

*Mit Ellbogentechnik den Arm hinunter arbeiten*

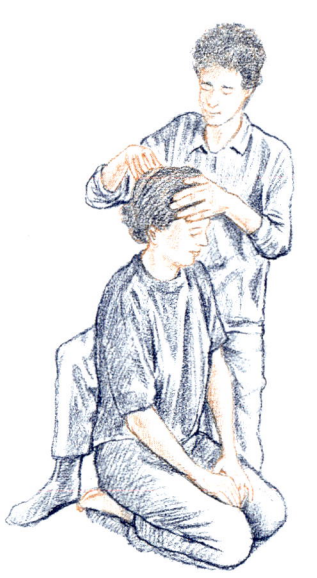

*Behandlung des Blasen- und Gallenblasen-Meridians von der Seite*

Knien Sie neben Ihrem Partner, und stellen Sie ein Bein auf, um seinen Rücken mit Ihrem Oberschenkel abzustützen. Stützen Sie mit einer Hand seine Stirn, und üben Sie mit gestrecktem Daumen und Zeigefinger der anderen Hand Druck aus. Behandeln Sie Blasen- und Gallenblasen-Meridian über die Kopfrückseite.

Lassen Sie Daumen und Zeigefinger in die Vertiefungen an der Schädelbasis einsinken. Lassen Sie mit der stützenden Hand den Kopf sanft rotieren. Ihr Daumen fungiert dabei an der Schädelbasis als Drehpunkt.

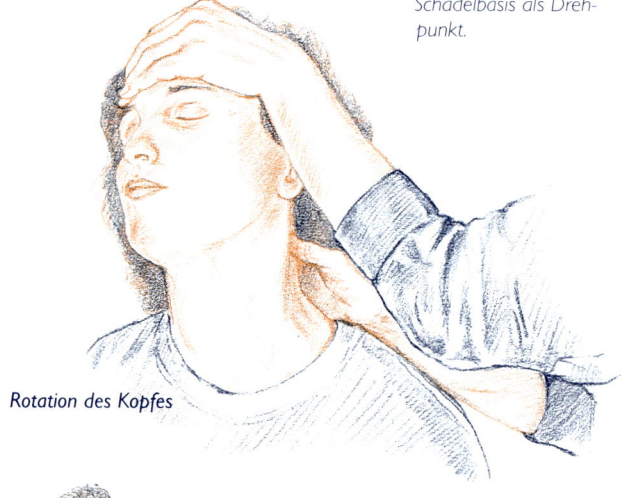

*Rotation des Kopfes*

Bevor Sie Shiatsu den Arm abwärts geben, lassen Sie ihn in der Schulter rotieren, um die Gelenke zu lockern und Ihrem Partner entspannen zu helfen. Umgreifen Sie mit der stützenden Hand die Schulter des zu behandelnden Armes. Halten Sie den Arm direkt über oder unter dem Ellbogen, und drehen Sie ihn mehrmals in immer größer werdenden Kreisbewegungen: vor, hoch, zurück und runter. Führen Sie die Bewegungen mit Ihrem gesamten Körpergewicht aus, nicht nur mit Ihrer Muskelkraft. Arbeiten Sie behutsam durch Versteifungen hindurch. Sobald Ihr Partner mithilft oder Widerstand leistet, halten Sie ihn erneut zum Entspannen an.

**Shiatsu an den Arm-Meridianen**
*Nach mehreren Rotationen legen Sie den Arm Ihres Partners auf Ihr aufgestelltes Bein. Arbeiten Sie nun den Arm mit Handfläche, Daumen oder Ellbogen hinunter. Dickdarm (S. 181) und Dreifacherwärmer (S. 179) sind die am besten erreichbaren Meridiane.*

*Rotation der Schulter*

*Mit Daumen und Zeigefinger den
Rücken hinunterarbeiten*

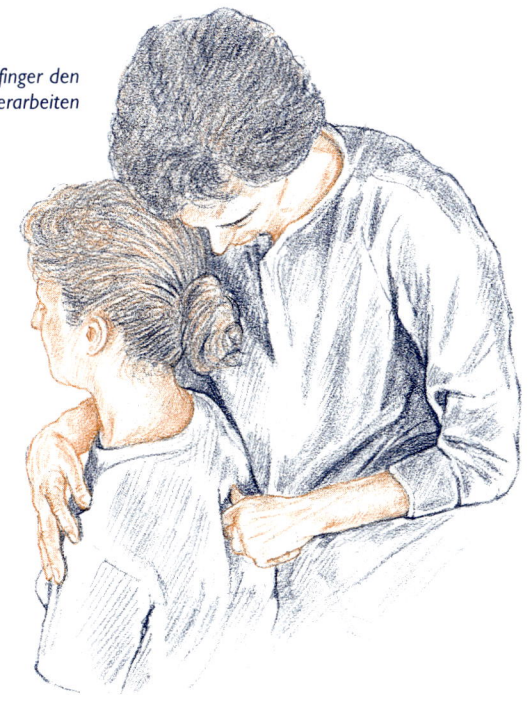

*Greifen Sie mit Ihrem Arm vor
Ihrem Partner her, und stützen Sie
seine Schultern mit Ellbogen und
Fingern (rechts). Geben Sie mit
Daumen und Knöchel des Zeigefin-
gers beidseits der Wirbelsäule
Druck. Arbeiten Sie dabei von der
Schädelbasis bis zur Lendenregion
hinunter. Diese Technik öffnet die
Brust sanft, regt die Atmung an und
entspannt den gesamten Rücken
und die Wirbelsäule.*

*Vorbereitung für die volle Rücken-
dehnung*

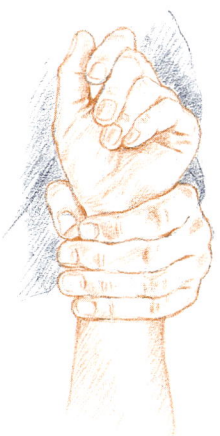

*Um die nächste Technik, eine dyna-
mische Rückendehnung (S. 185),
vorzubereiten, stehen Sie hinter
Ihrem Partner und umgreifen seine
Handgelenke (links). Durch einen
festen Griff hier vermeiden Sie es,
beim Hochheben die Haut zu
spannen.*
    *Führen Sie ein paar vorberei-
tende Rotationen aus, indem Sie
die Arme hochheben, nach hinten
und wieder zurückbewegen. Erinnern Sie Ihren Partner daran, Schultern und Ellbogen zu entspannen.*

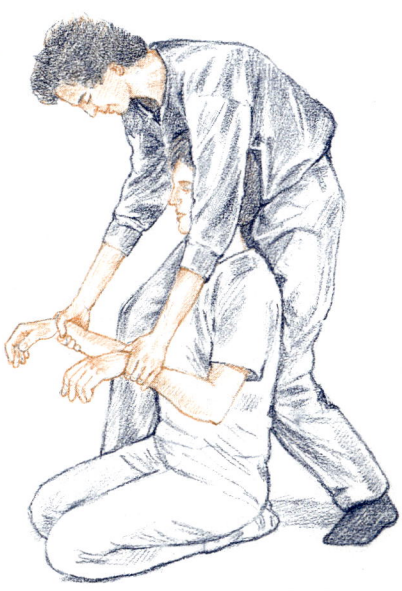

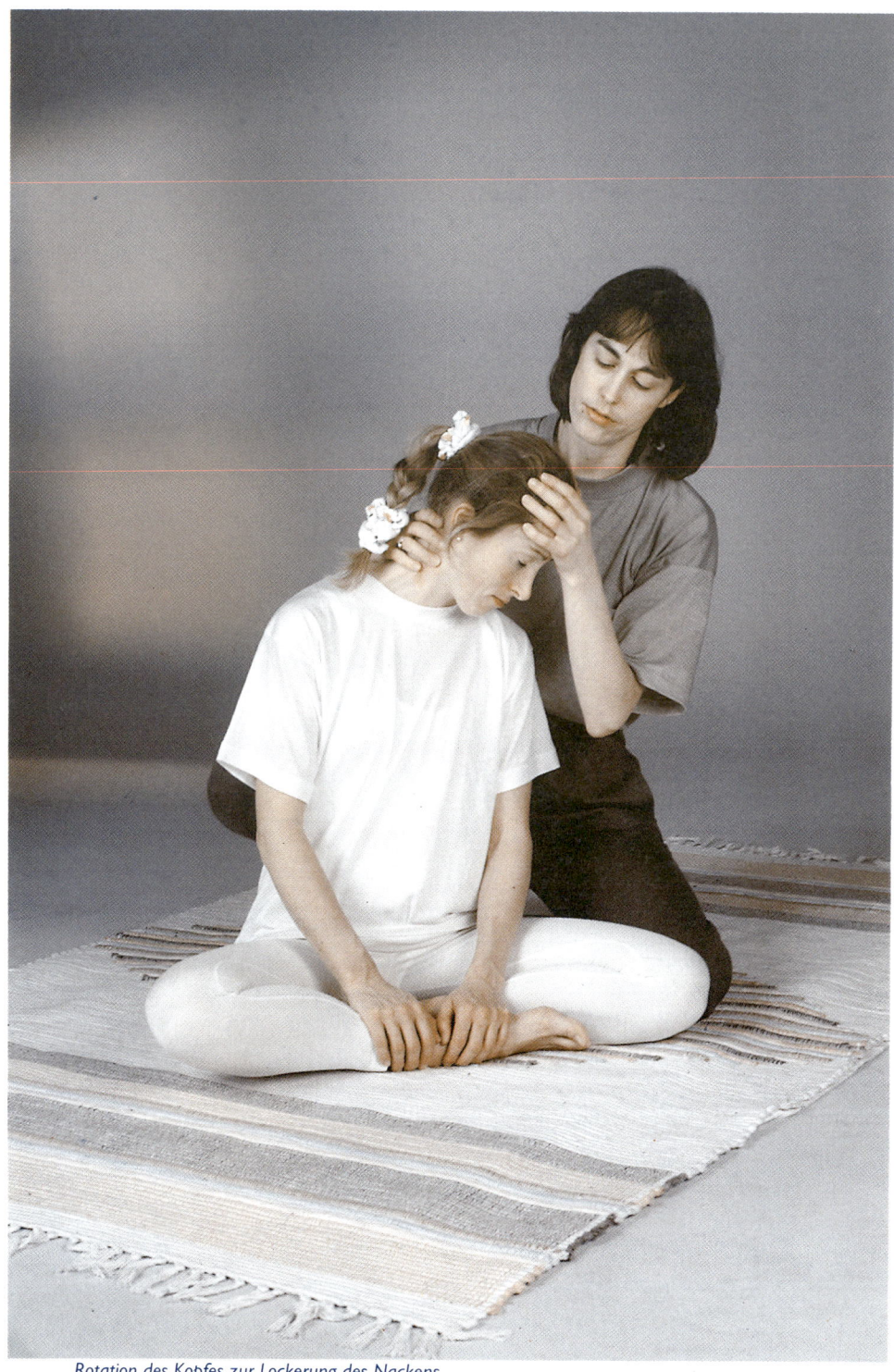

*Rotation des Kopfes zur Lockerung des Nackens*

Nach ein, zwei Rotationen zur Lockerung heben Sie die Arme Ihres Partners hoch (rechts). Stellen Sie Ihren vorderen Fuß so, daß Sie mit Knie und Oberschenkel seinen Rücken abstützen können. Wenn sich Ihr Partner dann entspannt angelehnt hat, verharren Sie kurz und fordern ihn auf, zuerst ein-, dann auszuatmen. Beim Ausatmen dehnen Sie seinen Körper nach oben und zurück, indem Sie Ihr Knie als Stützpunkt einsetzen und Ihr Gewicht auf den hinteren Fuß verlagern. Lassen Sie die Arme herunter und kreisen. Rücken Sie Ihr Knie wieder zurecht, und wiederholen Sie die Rotationen ein-, zweimal.

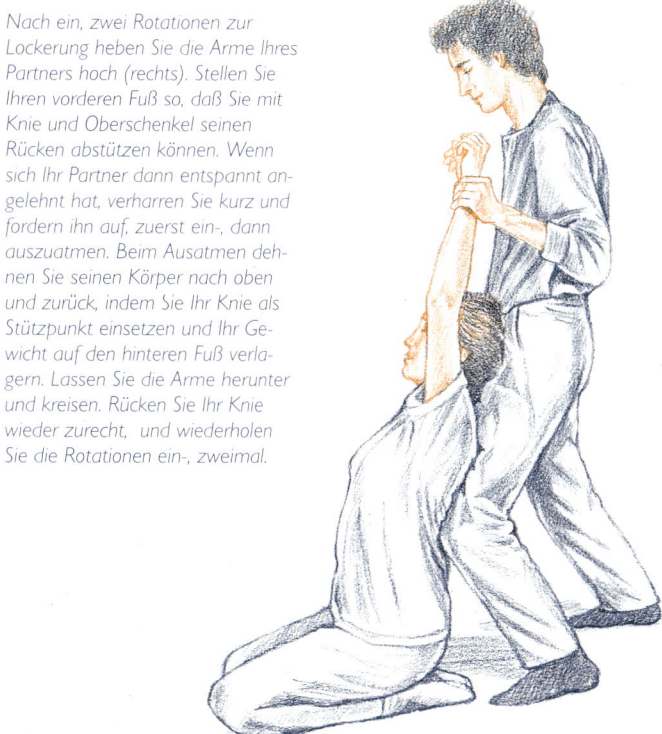

*Die volle Rückendehnung*

*Das Grundprogramm beenden*

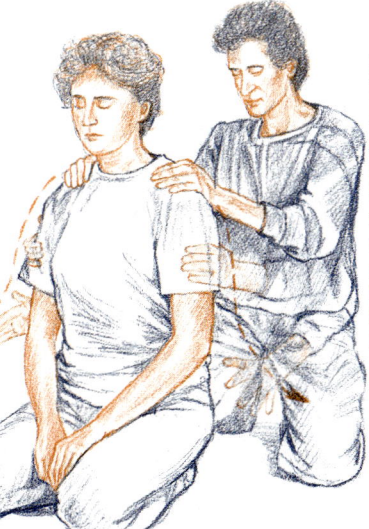

Nach der letzten Dehnung legen Sie die Arme Ihres Partners in seinen Schoß und Ihre Hände – hinter ihm kniend – kurz auf seine Schultern. Drücken Sie die Schultermuskeln mehrmals, und lassen Sie im Wechsel wieder los. Arbeiten Sie in dieser Greiftechnik in rascher Folge über die Schulter und dann den Arm hinunter. »Bürsten« Sie dann Schultern und Arme mit der Hand ab, um den Ki-Fluß zu glätten.

**Das Grundprogramm beenden**
Nachdem Sie nun Schultern und Arme gedehnt, gedrückt und »abgebürstet« haben, hören Sie, wie immer, so auf, wie sie begonnen haben: Setzen Sie sich etwas zurück, stützen Sie eine Schulter ab, und legen Sie an ein, zwei Stellen die Wirbelsäule abwärts Ihre Handfläche auf. Geben Sie Ihrem Partner zu verstehen, daß Sie am Ende angekommen sind.

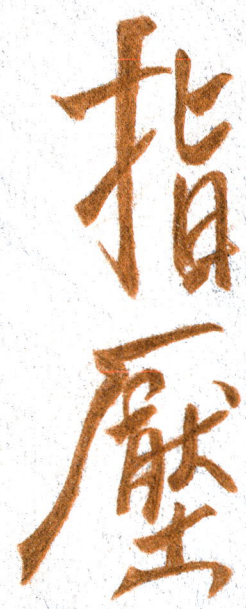

Shiatsu heißt mehr als nur »Fingerdruck« –
Shiatsu heißt auch Beziehung.
Da wir Hände haben, strecken wir sie aus, um zu nehmen,
und bringen uns in die Arbeit ein.
Da wir schwer sind, brauchen wir etwas zum Aufstützen,
die Erde gibt uns ihren Körper als Halt.
Beim Shiatsu gibt uns der Partner seinen Körper als Halt.
So ruhend und stark, können wir unsere Hand zur Hilfe anbieten.
Den göttlichen Geist atmend,
zwei Menschen,
in Wirklichkeit eins.

# REGISTER

# Das sanfte Gesun
## für Körpe
## die erfolgreich
## Mosaik

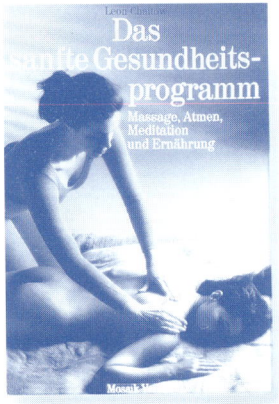

Leon Chaitow
**Das sanfte Gesundheitsprogramm**
192 Seiten, 22 Farbfotos,
153 Illustrationen
ISBN 3-576-02183-3

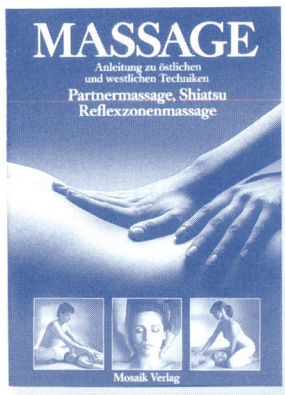

Lidell/Thomas u. a.
**Massage**
192 Seiten, 495 Abb.
ISBN 3-576-02462-X

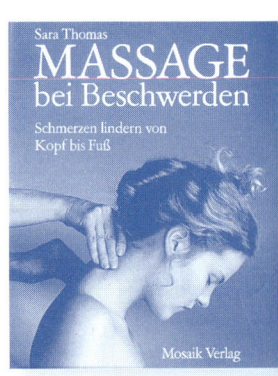

Sara Thomas
**Massage bei Beschwerden**
96 Seiten, 205 Abb.
ISBN 3-576-04639-9

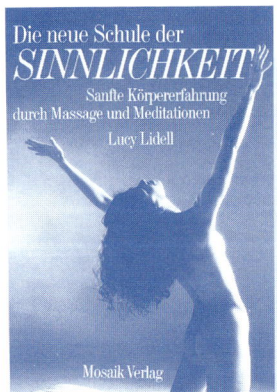

Lucy Lidell
**Die neue Schule der Sinnlichkeit**
192 Seiten, 57 Farbfotos,
286 Illustrationen
ISBN 3-576-05712-9

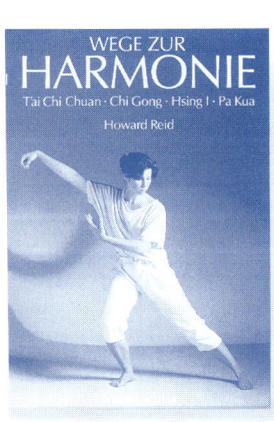

Howard Reid
**Wege zur Harmonie**
192 Seiten, 29 Farbfotos,
286 Illustrationen
ISBN 3-576-03692-X

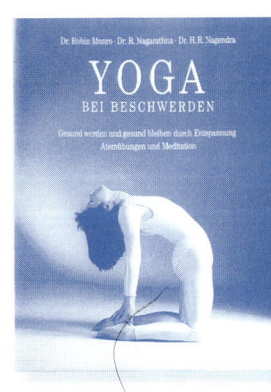

Monro/Nagarathna/Nagendra
**Yoga bei Beschwerden**
96 Seiten, 21 Farbfotos,
83 Illustrationen
ISBN 3-576-02535-9

# heits-Programm
# und Seele –
# Reihe aus dem
# Verlag

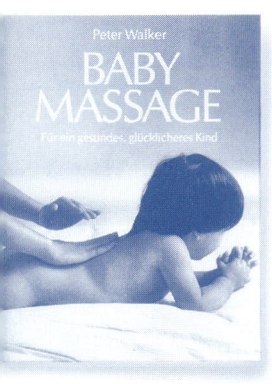

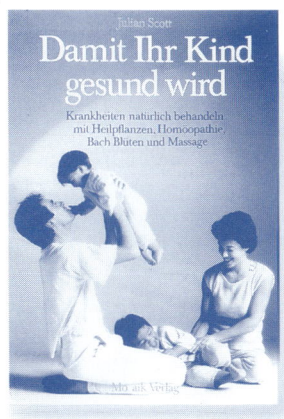

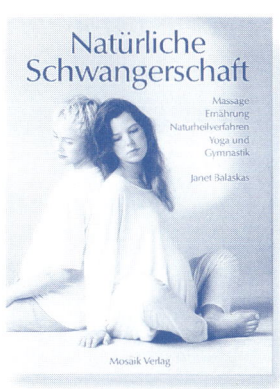

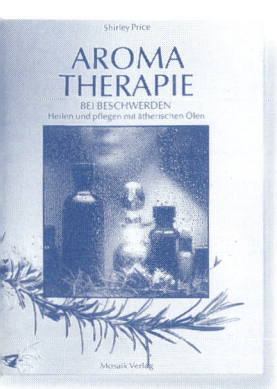

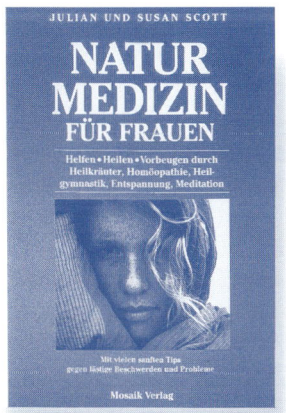

Erhältlich überall dort,
wo es Bücher gibt.

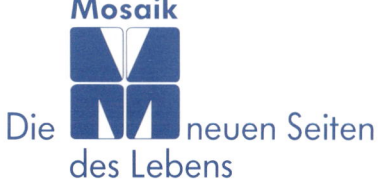

Mosaik
Die **M** neuen Seiten
des Lebens

# Danksagung des Autors

Viele Lehrer halfen mir auf meinem Weg – ihrer Begleitung und Führung gilt mein größter Dank. Allen voran danken möchte ich Bill Tara, der meine Füße (und Hände) auf den Shiatsu-Weg lenkte; Gideon Ron, der mich anspornte, und Wataru Ohashi für seine inspirierenden Seminare in London. Zu besonderem Dank verpflichtet bin ich Giovanni Maciocia, der mir ein klares Bild von den Regeln und Wundern der chinesischen Medizin entwarf.

Großen Dank schulde ich Michael Rose, Shinmei Kishi und Pauline Sasaki für ihren hervorragenden und engagierten Unterricht.

Ebenfalls danken möchte ich Helena Thomas, meiner ersten Yoga-Lehrerin; Keith und Linda Codling für ihre Anleitung; Simon Wyard, meinem Tai-Chi-Lehrer; und Fabian Maman für seine Unterweisung in Tao Yin Fa und Tama-Do.

Bei dieser Gelegenheit will ich auch meinen aufrichtigen Dank für das außerordentliche Engagement und ebensolche Unterstützung der britischen Shiatsu-Gesellschaft und meiner dortigen Freunde und Kollegen. Besonderer Dank gilt auch deren Gründungssekretärin Elaine Liechti.

Danken möchte ich ebenfalls all meinen Studenten für ihre Geduld und ihr Engagement; und auch meiner Freundin Paula Cox, deren Illustrationen zum besseren Verständnis beigetragen haben, sowie Eleanor Lines, meiner Herausgeberin, und Dave Thorp, dem Designer bei Gaia Books.

Das tägliche Leben mit einem Autor, der vorgibt, etwas über das Tao zu wissen, kann recht strapaziös sein. So gilt denn auch mein tiefster Dank meiner Familie: meinen beiden Töchtern Tamlin und Georgina, die mir mit praktischer Unterstützung beistanden, und meiner Frau Jacqueline, deren Geduld und Verständis manchmal bis aufs äußerste gefordert waren. Dank letztlich auch unseren guten Freunden, die mir Rat und Unterstützung anboten.

»Erkenne: Unsere Vorfahren sagten, daß nichts Widernatürliches existiert. Und daß, kennt man die Wahrheit, die ganze Wahrheit, man das benennen kann, was man zuvor noch für ein Geheimnis hielt. Und daß, muß man etwas wissen, ein Lehrer erscheint.«

Lakotah Indian
Hanta Yo: Clear the Way
Ruth Hill

# Danksagung des Verlegers

Gaia Books danken: Michelle Atkinson, Janine Christley, Eliza Dunlop, Lesley Gilbert, Jonathan Hilton, Libby Hoseason, Alison Jones, Danny McKenzie, Cass Pearson, Catriona Reid, Susan Walby und Mary Warren für ihre Mitarbeit bei Redaktion und Produktion. Sara Firman für die Erstellung des Registers. Susan Berry, Chris Jarmey (European Shiatsu School), Lucy Lidell,
Elaine Liechti und Pauline Sasaki für ihre Beratung. Marc Baum, Tim Crabtree, Bill Davis, Sarah Jarvis, Barbara Johnson, Jacki Jones, Evis Kleanthous, Gail Langley, Maurice Lavenant, Anamaria Lavin, Eleanor Lines, Sara Love, Georgina Lundberg, Tamlin Lundberg, Roger Newman, Veena Obrhrai, Ron Pallant, Nicholas Pole, Sam Pole, Michele Rogers, Ruth Sheldrick, Caroline Stevenson, Hedy Stute, Dave Thorp, Pam Thorpe und Peter Warren dafür, daß sie sich für die Abbildungen/Aufnahmen zur Verfügung gestellt haben. David Bruce Graphics Ltd., Tradespools Ltd. und Protocol Design Association.